合理用药·助力健康

家庭中成药使用大全

JIATING
ZHONGCHENGYAO
SHIYONGDAQUAN

戴德银 代升平 周铣 ———— 主编

U0222918

化学工业出版社
·北京·

内容简介

中成药不但在医疗机构广泛使用，城乡居民家庭自备的中成药也不少。为了使中成药安全、有效、合理、经济、可控地使用，特编写《家庭中成药使用大全》。本书以病名查询中成药的方式，对各系统常见病筛选出常用的中成药 2000 余种，每一种中成药论述了药物组成、功能与主治、用法用量，并在每一章节前有重要提示，部分中成药还论述了不良反应与注意事项。本书适于城乡家庭、社区服务中心和中医药爱好者用药参阅，也可供各级医务人员或中成药生产、研究人员以及医科院校毕业生、实习生参考。

图书在版编目（CIP）数据

家庭中成药使用大全 / 戴德银，代升平，周铣主编.
—北京：化学工业出版社，2021.7（2025.5重印）
ISBN 978-7-122-38979-4

Ⅰ. ①家…　Ⅱ. ①戴…　②代…　③周…　Ⅲ. ①中成药
-用药法　Ⅳ. ①R286

中国版本图书馆 CIP 数据核字（2021）第 072482 号

责任编辑：李少华　　　　　　　　　　装帧设计：史利平
责任校对：赵懿桐

出版发行：化学工业出版社（北京市东城区青年湖南街 13 号　邮政编码 100011）
印　　装：河北延风印务有限公司
710mm×1000mm　1/16　印张 14¾　字数 318 千字　2025 年 5 月北京第 1 版第 4 次印刷

购书咨询：010-64518888　　　　　　　售后服务：010-64518899
网　　址：http:// www.cip.com.cn
凡购买本书，如有缺损质量问题，本社销售中心负责调换。

定　　价：48.00 元　　　　　　　　　　　　　　版权所有　违者必究

编写人员名单

主　编　戴德银　代升平　周　铣
副主编　韩　璐　徐苓偀　罗利琴　贺利敏
编　委（按汉语拼音顺序排序）

　　　　曹亚玲　顾明忠　顾宣奎　何恩福

　　　　何　菱　贺美兰　胡文利　胡晓允

　　　　姜　庆　敬新蓉　李　漪　廖　东

　　　　廖　琦　林芸竹　刘春梅　刘丛丛

　　　　刘　洋　龙海月　罗　飞　罗　敏

　　　　皮儒先　唐文艳　陶　熹　魏　婕

　　　　谢智凡　熊秀艳　许群芬　薛永新

　　　　袁　江　曾小莉

主　审　张伶俐　王　尧　李　峰

编写说明

　　中医药为中华民族的健康、子孙繁衍乃至全世界的卫生事业都做出了不可磨灭的贡献。国内中医药"保基本、强基层、控费用"作用逐渐体现。目前，中医药已传播遍及百余个国家和地区，中医药事业已成为中国与世界各国开展人文交流、促进东西方文明互鉴的重要内容。

　　据有关统计资料显示，国内中成药市场流通品种已经超过 14000 种，不但在医疗机构使用，城乡居民家庭备用的中成药也不少。为了中成药能安全、有效、合理、经济、可控地使用，作者组织多位临床医师、药师联合编写此书。本书以病名查询中成药的方式，按呼吸系统、心脑血管系统、消化系统、神经与精神系统、内分泌系统、泌尿生殖系统等顺序的编写模式，筛选出常用的中成药 2000 余种，每一种中成药论述了药物组成、功能与主治、用法用量，并在每一章节前有重要提示；部分中成药还论述了不良反应与注意事项。

　　本书文字较简练，收集品种多，信息量大，临床实用性强，应用范围较广，适宜城乡家庭、社区服务中心和中医药爱好者用药参阅，也可供各级医务人员或中成药生产、研究人员以及医科院校毕业生、实习生参考。

　　生老病死，人体无穷奥秘之生命科学，其探索路途仍很漫长而遥远，但只要中医药尤其是中成药研究者、药品生产企业、临床医务人员和患者紧密结合，相互协作，中西医有机结合，取长补短，坚持不懈努力，中成药就会发挥越来越大的疾病治疗作用，走出中国，走向全世界!

　　非常欣慰本书的出版发行，但由于医药科学是不断发展的，笔者知识水平也很有限，难免疏漏，敬请广大读者及时批评指正!

中国人民解放军西部战区空军医院临床主任药师　戴德银

2021 年 3 月 31 日

目·录

第一章

呼吸系统疾病用中成药

第一节　感冒

一、风寒感冒

（一）风寒表实证

【特别提示】风热感冒及寒郁化热明显者忌用。本类中成药中部分含有麻黄，故高血压病、心脏病患者慎用。

表实感冒颗粒　由麻黄、紫苏叶、葛根、防风、白芷、桂枝、桔梗、杏仁、陈皮、生姜、甘草组成。能发汗解表，疏风散寒。有明显的解热镇痛作用，主治外感风寒所致表实感冒，喘咳。症见恶寒重发热轻、无汗、鼻塞声重、流清涕、咳喘痰白或喘咳气重、头痛、体痛、舌苔薄白、脉浮紧等。用于流行性感冒、急性支气管炎属风寒表实证者。成年人每次 1 袋，每日 3 次；小儿酌减，开水冲服，宜多饮白开水。

防风通圣丸　由防风、薄荷、麻黄、大黄、川芎、当归、白芍、连翘、芒硝、滑石、桔梗、石膏、黄芩、甘草、栀子、荆芥穗、白术组成。能解表通里，清热解毒。用于外寒内热，表里俱实，恶寒壮热、头痛咽干、小便短赤、大便秘结、瘰疬初起、风疹湿疮等。动物实验显示本品有通便、解热、抗炎、抑菌等作用。据文献报告，防风通圣丸的不良反应有过敏性皮疹。虚寒证者不适用。孕妇慎用。水丸，一次 6g，一日 2 次；浓缩丸，一次 8 丸，一日 2 次。

风寒感冒颗粒（丸）　由麻黄、桂枝、紫苏叶、白芷、陈皮、防风、葛根、桔梗、苦杏仁、干姜、甘草。能温肺散寒，祛痰止咳。用于外感风寒，肺气不宣所致的咳喘，症见头痛鼻塞、痰多咳嗽、胸闷气喘等。颗粒：每次 1 袋，每日 2 次，开水冲服。丸剂：每次 1～1.5 袋（6～9g），每日 2 次，温开水送服。

感冒清热颗粒　由荆芥穗、苦地丁、防风、薄荷、紫苏叶、桔梗、白芷、柴胡、葛根、苦杏仁、芦根组成。能疏风散寒，解表清热。用于风寒感冒，头痛发热，恶寒身痛，鼻流清涕，咳嗽咽干。开水冲服，颗粒：每次 1 袋，每日 2 次；病情较重者，首次可加倍。

感冒疏风丸　由麻黄绒、桂枝、白芍、苦杏仁、桔梗、防风、独活、紫苏叶、谷芽、生姜（捣碎）、大枣（去核）、甘草组成。能散寒解表，宣肺止咳。用于风寒感冒，症见恶寒发热、咳喘气促、头痛鼻塞、鼻流清涕、骨节酸痛、四肢倦怠。孕妇慎用。水蜜丸一次6g；大蜜丸一次1丸，一日2次。

荆防颗粒（合剂） 由荆芥、防风、羌活、独活、柴胡、前胡、川芎、枳壳、茯苓、桔梗、甘草组成。能发寒解表，散风祛湿。主治感冒风寒证，症见头痛身痛，恶寒无汗，鼻塞流涕，咳嗽。临床用于流行性感冒、轻度上呼吸道感染等。每次15g，每日3次，开水冲服。

散寒解热口服液 由葛根、麻黄、桂枝、白芍、苦杏仁、生姜、大枣、甘草组成。能散寒解表，宣肺止咳。用于感冒风寒证，症见恶寒重，发热轻，无汗，头痛，肢体酸楚，鼻塞声重，时流清涕，喉痒咳嗽，项强，舌苔薄白，脉浮或浮紧，或急性上呼吸道感染见上述症状者。每次1支，每日3次。

正柴胡饮颗粒 由柴胡、陈皮、防风、甘草、赤芍、生姜组成。能发散风寒，解热止痛。主治外感风寒初起（发热恶寒、无汗、头痛、鼻塞、喷嚏、咽痒咳嗽、四肢酸痛等症）、如流行性感冒初起、轻度上呼吸道感染等。亦用于心肌炎、肺炎、高热症获良效。开水冲服，每次1袋，每日3次，小儿酌减或遵医嘱，糖尿病者用无糖型。

（二）风寒表虚证

【特别提示】风热感冒者不宜用。表实无汗者或温病内热口渴者忌服。

表虚感冒颗粒 由桂枝、白芍、苦杏仁（炒）、生姜、大枣、葛根组成。能散风解肌，和营退热。用于风寒表虚型感冒，症见发热恶风、有汗、头痛项痛、咳嗽痰白、舌苔薄白、脉浮或浮缓等。风寒感冒，鼻鸣干呕，或咳，或嚏，急性鼻炎等症见上述证候者。每次1~2袋，每日2~3次；开水冲服，多饮水为好。

桂枝合剂（颗粒） 由桂枝、白芍、生姜、大枣、甘草组成。能解肌发表，调和营卫。有抗病毒、抗炎、镇痛、镇静、发汗等作用，主治外感风寒表虚证所致的发热头痛、汗出恶风、舌苔薄白、脉浮缓等。多用于治疗风寒型感冒、流行性感冒等疾病。尚有人用于自主神经功能紊乱、肢体麻木、面神经麻痹、神经性头痛、眩晕；阵发性心动过速的胸闷心悸、受恐后心悸等症。合剂：每次10~15ml。颗粒：冲服，每次1袋。均每日3次。

（三）风寒夹湿证

【特别提示】阴虚气虚者慎用。本方辛温发表，风热感冒者、孕妇慎用。部分成药方中含麻黄，高血压病、冠心病患者慎用或遵医嘱。饮食宜清淡，服药期间忌服滋补性中药。

柴连口服液 由麻黄、广藿香、肉桂、柴胡、连翘、桔梗组成。能解表宣肺，化湿和中。用于感冒风寒夹湿证，症见恶寒发热、头痛鼻塞，咳嗽，咽干，脘闷，恶心。具有解热、抗炎、止咳、抗菌、抗病毒作用。饭后半小时口服。一次10ml，一日3次。

藿香正气水（滴丸、片、胶囊、软胶囊、颗粒） 由广藿香油、紫苏叶油、白芷、厚朴、大腹皮、生半夏、陈皮、苍术、茯苓、甘草浸膏组成。能解表化湿，理气和中。

临床用于外感风寒，内伤湿滞或夏伤暑湿所致的感冒，症见头痛昏重、胸膈痞闷、脘腹胀痛、呕吐泄泻；胃肠型感冒见上述证候者。据文献报道藿香正气水的不良反应有药疹、紫癜、休克等变态反应及肠梗阻、上消化道出血、小儿低血糖症。水剂：一次 5～10ml，一日 2 次，用时摇匀。颗粒：开水冲服，一次 5g，一日 2 次；儿童酌减。片剂：一次 4～8 片，一日 2 次。滴丸：一次 2.5～5g，一日 2 次。胶囊：一次 4 粒，一日 2 次，小儿酌减。软胶囊：一次 2～4 粒，一日 2 次。

九味羌活丸（口服液、片、颗粒） 由羌活、防风、苍术、细辛、白芷、川芎、黄芩、地黄、甘草组成。能解表，散寒，除湿。用于外感风寒夹湿致的感冒，症见恶寒、发热、无汗、头痛而重、肢体酸痛。丸剂：每次 6～9g。颗粒：冲服，每次 15g。片剂：每次 4～5 片。口服液：每次 10ml。均每日 2～3 次。用姜葱汤或温开水送服。

调胃消滞丸 由紫苏叶、苍术（泡）、防风、白芷、薄荷、前胡、厚朴（姜汁制）、陈皮、羌活、神曲、乌药、半夏、砂仁、豆蔻、茯苓、草果、枳壳、广藿香、川芎、木香、香附（四制）、甘草组成。能疏风解表，散寒化湿，健胃消食。用于感冒属风寒夹湿，内伤食滞证，症见恶寒发热，头痛身困，食少纳呆，嗳腐吞酸，腹痛腹泻。口服：一次 2.2g，一日 2 次。

二、风热感冒

【**特别提示**】风寒感冒、脾胃虚寒者不适用。部分成药含对乙酰氨基酚、盐酸吗啉胍、马来酸氯苯那敏等西药成分，孕妇慎用，服药期间不宜驾驶车辆、车床操作及高空作业等。服药期间宜食清淡易消化之品，忌辛辣油腻食品。

白石清热颗粒 由葛根、薄荷、蝉蜕、白茅根、红花、生石膏、板蓝根、北豆根、白花蛇舌草、金银花、芦根组成。能疏风清热，解毒利咽。用于外感风热，或风寒化热，表邪尚存，咽红肿痛，口干而渴，舌苔薄白或淡黄，脉浮数；上呼吸道感染，急性扁桃体炎见上述证候者。开水冲服，一次 1 袋，每日 3 次。小儿酌减。疗程 3 天。偶见便溏、便次增多，停药后可自行消失。

风热感冒颗粒 由板蓝根、连翘、桑叶、菊花、荆芥穗、薄荷、牛蒡子、桑枝、六神曲、杏仁、芦根组成。能清热解毒，宣肺利咽。有显著的抗病毒、抗菌、解热镇痛和抗炎作用。主治外感风热或湿热所致的感冒、风热的乳蛾、痄腮等，症见发热重恶寒轻、少汗、头痛、肢体酸楚、口干咽痛、鼻塞流黄涕等。每次 1 袋，每日 3 次，开水冲服；小儿酌减。

风热清口服液 由山银花、熊胆粉、青黛、桔梗、瓜蒌皮、甘草组成。能清热解毒，宣肺透表，利咽化痰。用于外感风热所致的感冒，症见发热、微恶风寒、头痛、咳嗽、口渴、咽痛等；急性上呼吸道感染见上述证候者。动物实验显示本品有一定解热、抗炎等作用。一次 10ml，一日 3～4 次；重症加量；儿童酌减。

芙朴感冒颗粒 由芙蓉叶、牛蒡子、厚朴、陈皮组成。能清热解毒，宣肺利咽，宽中理气。用于风热或风热夹湿所致的感冒，症见发热头痛、咽痛、肢体酸痛、鼻塞、胃纳减退。开水冲服，一次 10～20g，一日 2 次。

复方穿心莲片 由穿心莲、路边清组成。能清热解毒、凉血、利湿。用于风热感冒、喉痹、疟腮、湿热泄泻等及咽喉肿痛、口舌生疮、顿咳劳嗽、热淋涩痛、痈肿疮疡、毒蛇咬伤、外伤感染等。每次 4 片，每日 3 次。偶见血清 GPT 暂时升高，停药后逐渐恢复。尚有过敏性药疹、过敏性休克（罕见）、心肌损伤、胃肠道反应等个案报道。

复方大青叶合剂 由大青叶、金银花、拳参、大黄、羌活组成。能疏风清热，解毒消肿，凉血利胆。用于感冒发热头痛、咽喉红肿、耳下肿痛、胁痛黄疸等症，及流感、腮腺炎、急性病毒性肝炎见上述症状者。一次 10～20ml，一日 2～3 次；用于急性病毒性肝炎，一次 30ml，一日 3 次。

复方感冒灵片 由金银花、五指柑、野菊花、三叉苦、南板蓝根、岗梅、对乙酰氨基酚、马来酸氯苯那敏、咖啡因组成。能辛凉解表，清热解毒。用于风热感冒之发热，微恶风寒，头痛身痛，口干而渴，鼻塞流涕，咽喉红肿疼痛，咳嗽，痰黄黏稠。每次 3 片，每日 3 次，2 天为 1 个疗程。可见困倦、嗜睡、口渴、虚弱感；偶见皮疹、荨麻疹、药物热及粒细胞减少；长期大量应用会导致肝肾功能异常甚至损害。严重肝肾功能不全者禁用。每片含对乙酰氨基酚 42mg。

复方公英片 由蒲公英、板蓝根组成。能清热解毒。主治感冒及上呼吸道感染。每次 6～8 片，每日 3 次。适用于上呼吸道感染引起的发热，微恶风，有汗，口渴，鼻流浊涕，咽喉肿痛，咳吐黄痰。有高血压病、心脏病、肝病、糖尿病、肾病者；脾胃虚寒，症见腹痛喜暖、泄泻者慎用，宜在医师指导下服用。

复方金黄连颗粒 由连翘、蒲公英、黄芩、金银花、板蓝根组成。能清热疏风，解毒利咽，有抑菌抗病毒的药理作用。用于风热感冒，症见发热、恶风、头痛、鼻塞、流浊涕、咳嗽、咽痛。开水冲服，每次 8g，每日 3 次。

复方蒲公英注射液 由蒲公英、鱼腥草、野菊花组成。能清热解毒，疏风止咳。用于风热感冒，肺卫热盛，症见发热头痛，咳嗽痰黄。肌内注射，一次 2～4ml，一日 2 次。

复方桑菊感冒片（颗粒） 由桑叶、野菊花、一枝黄花、枇杷仁、桔梗、芦根、甘草、薄荷油组成。能散风清热，利咽止咳。主治流行性感冒、上呼吸道感染、腭扁桃体炎；症见发热、头晕、头痛、咳嗽、咽喉肿痛等症。颗粒：开水冲服，每次 20g，每日 2～3 次。片剂：每次 6 片，每日 2 次。

复方双花口服液（片、颗粒） 由金银花、连翘、穿心莲、板蓝根组成。能清热解毒，利咽消肿。用于外感风热、风热乳蛾，症见发热、微恶风、头痛、鼻塞流涕，咽红而痛或咽喉干燥灼痛，吞咽则加剧，咽扁桃体红肿，舌边尖红，苔薄黄或舌红苔黄，脉浮数或数。动物实验显示本品具有解热、抗炎和抗菌、抗病毒等作用。若虚火乳蛾、素体脾胃虚寒者慎用。口服液：成人一次 20ml，一日 4 次。儿童 3 岁以下一次 10ml，一日 3 次；3～7 岁一次 10ml，一日 4 次；7 岁以上一次 20ml，一日 3 次。疗程为 3 天。片剂：成人一次 4 片，一日 4 次。儿童 3 岁以下一次 2 片，一日 3 次；3～7 岁一次 2 片，一日 4 次；7 岁以上一次 4 片，一日 3 次。疗程为 3 天。颗粒：成人一次 6g，一日 4 次。儿童 3 岁以下一次 3g，一日 3 次；3～7 岁一次 3g，一日 4 次；7 岁以上一次 6g，一日 3 次。疗程为 3 天。

感冒清片（胶囊）　由南板蓝根、大青叶、金盏银盘、岗梅、山芝麻、穿心莲叶、对乙酰氨基酚、盐酸吗啉胍、马来酸氯苯那敏组成。能疏风解表，清热解毒。用于风热感冒、发热、头晕、鼻塞流涕、喷嚏、咽喉肿痛、全身酸痛等症。片剂：每次 2～4 片，或胶囊剂每次 1～2 粒；均每日 3 次；儿童酌减。片剂：0.22g（含对乙酰氨基酚 12mg）。胶囊：0.5g（含对乙酰氨基酚 24mg）。

感冒舒颗粒　由大青叶、连翘、荆芥、防风、薄荷、白芷、牛蒡子、桔梗、甘草组成。能疏风清热，解表宣肺。用于风热感冒，头痛体困，发热恶寒，鼻塞流涕，咳嗽咽痛。风寒外感者慎用。开水冲服。一次 15g，一日 3 次；病情较重者，首次可加倍。

感冒退热颗粒　由大青叶、板蓝根、连翘、拳参组成。能清热解毒。用于防治感冒、流感及风热感冒或温毒所致发热重、恶寒轻、全身酸痛、咳嗽、咽痛咽干、鼻流浊涕、舌苔薄黄、脉浮数等。主要用于治疗风热型感冒或急性腭扁桃体炎、流行性感冒、急性咽喉炎、腮腺炎、支气管炎等。每次 1～2 袋，每日 3 次，开水冲服。6 岁以上儿童每次用 1/2 袋，每日 2 次；6 岁以下儿童每次用 1/3 袋，每日 2 次，温开水送服。

感冒消炎片　由臭灵丹、蒲公英、千里光组成。能散风清热，解毒利咽。用于感冒热毒壅盛证，症见发热咳嗽，咽喉肿痛，乳蛾，目赤肿痛。本品有一定抗菌、解热作用。孕妇慎用。一次 6 片，一日 3 次。

感冒止咳颗粒（糖浆、合剂）　由柴胡、葛根、山银花、连翘、黄芩、青蒿、桔梗、苦杏仁、薄荷脑组成。能清热解表，止咳化痰。用于外感风热所致感冒，症见发热恶风，头痛鼻塞，咽喉肿痛，咳嗽，周身不适。颗粒：开水冲服，一次 1 袋，一日 3 次。糖浆：一次 10ml，一日 3 次。合剂：一次 10ml，一日 3 次。

解热清肺糖浆　由鱼腥草、桑白皮、黄芩、土牛膝、前胡、紫苏叶、紫菀、枳壳、甘草组成。能清热解毒，宣肺利咽，祛痰止咳。用于风温感冒，发热，头痛，咽喉肿痛，咳嗽。本品有一定镇咳、祛痰、抗炎作用。温开水冲服。一次 15ml，一日 3 次。

金莲花片（颗粒、胶囊）　由金莲花组成。能清热解毒。用于感冒、喉痹、乳蛾之风热袭肺，热毒内盛症，症见发热恶风，咽喉肿痛；上呼吸道感染、咽炎、扁桃体炎见上述证候者。片剂：一次 3～4 片。胶囊：一次 4 粒。颗粒：一次 1 袋。均一日 2～3 次。

金羚感冒片　由忍冬藤、野菊花、水牛角浓缩粉、羚羊角、北豆根、阿司匹林、马来酸氯苯那敏（扑尔敏）、维生素 C 组成。能疏风解表，清热解毒。用于风热感冒，症见发热头痛，咽干口渴。每次 4～5 片，每日 3 次。孕妇，胃、十二指肠溃疡患者均慎用。

金青感冒颗粒　由金银花、大青叶、板蓝根、鱼腥草、薄荷、淡豆豉、淡竹叶、陈皮、甘草组成。能辛凉解表，清热解毒。主治感冒发热，头痛咳嗽，咽喉疼痛。临床用于普通感冒、流行性感冒、急性腭扁桃体炎、急性咽喉炎、急性上呼吸道感染、急性气管炎及肺炎初期等温热邪毒证。每次 1 袋，每日 3 次，开水冲服。

精制银翘解毒片（胶囊）　由金银花、连翘、荆芥穗、薄荷脑、淡豆豉、淡竹叶、牛蒡子、桔梗、甘草、对乙酰氨基酚组成。能清热散风，发汗解表。用于感冒风热证，症见发热恶风，四肢酸懒，头痛，咳嗽，咽喉肿痛。该药系中西药合用，由原银翘解毒加对乙酰氨基酚组方，对乙酰氨基酚用量大可致发汗过多，当予注意。片剂：一次 3～5 片，一日 2 次。胶囊：一次 3～5 粒，一日 2 次。每片（粒）含对乙酰氨基酚 44mg。

抗病毒口服液（胶囊、颗粒） 由板蓝根、广藿香、石膏、知母、石菖蒲、连翘、生地黄、芦根、郁金组成。能清热凉血，解毒祛湿。主治时行感冒，疫毒侵袭之证，风热感冒、温病发热及上呼吸道感染、流感、流行性腮腺炎、流行性出血性结膜炎（红眼病）等病毒感染。口服液，每次 1～2 支；胶囊，每次 4～6 粒；每日 2～3 次。颗粒，开水冲服，每次 1 袋，每日 3 次。

抗感颗粒（口服液） 由金银花、赤芍、绵马贯众组成。能清热解毒。用于外感风热引起的感冒，症见发热、头痛、鼻塞、喷嚏、咽痛、全身乏力、酸痛。风寒外感者慎用。孕妇慎用。颗粒：开水冲服，一次 10g，一日 3 次。口服液：一次 10ml，一日 3 次。

抗感灵片 由人工牛黄、对乙酰氨基酚、小檗根提取物、板蓝根、北豆根提取物、菊花组成。能清热镇痛，解毒消炎。治感冒引起的鼻塞、流涕、咽喉痒痛、咳嗽头痛、周身酸痛、高热不退、腭扁桃体炎等。饭后每次 3～4 片，每日 3 次。

苦甘颗粒 由金银花、薄荷、蝉蜕、黄芩、麻黄、苦杏仁、桔梗、浙贝母、甘草组成。能疏风清热，宣肺化痰，止咳平喘。用于风热感冒及风温肺热引起的恶风、发热、头痛、咽痛、咳嗽、咳痰、气喘；上呼吸道感染、流行性感冒、急性气管-支气管炎见上述证候者。风寒感冒者慎用。孕妇慎用。本品含麻黄，高血压病患者、青光眼患者慎用。开水冲服，一次 8g，一日 3 次。

羚翘解毒丸（颗粒、片） 由羚羊角粉、金银花、桔梗、赤芍、淡竹叶、淡豆豉、甘草、荆芥穗、牛蒡子、连翘、薄荷组成。能疏风清热，解表。主治风热感冒，恶寒发热、咳嗽、头晕目眩、咽痛、两腮赤肿等。临床用于流行性感冒、伤风感冒和腭扁桃体炎。蜜丸：每次 1 丸，每日 2～3 次。水丸：每次 5g，每日 2～3 次。浓缩丸：每次 8 丸，每日 3 次。颗粒：开水冲服，每次 10g，每日 2～3 次。片剂：每次 4～6 片，每日 2 次，用温开水煎鲜芦根汤送服。偶有变态反应；过量中毒反应（头晕、胸闷、恶心、呕吐、四肢麻木、发热甚至呼吸急促、血压下降、昏迷、脉微欲绝等症状）。

羚羊感冒片（胶囊） 由羚羊角粉、金银花、连翘、淡竹叶、牛蒡子、淡豆豉、桔梗、荆芥、薄荷素油、甘草组成。能清热解毒。主治外感风热、风温初起、发热头痛、咳嗽咽痛、舌苔薄黄、脉浮数等。多用于治疗多种球菌、杆菌和某些病毒引起的上呼吸道感染症。片剂：每次 4～6 片，每日 2 次。胶囊：每次 2 粒，每日 2～3 次。

羚羊清肺颗粒（丸） 由羚羊角粉、黄芩、桑白皮、熟大黄、栀子、牡丹皮、大青叶、板蓝根、金银花、苦杏仁、桔梗、陈皮、浙贝母、金果榄、薄荷、枇杷叶、前胡、地黄、玄参、石斛、天冬、麦冬、天花粉、甘草组成。能清肺利咽，清瘟止咳。用于感受时邪，肺胃热盛所致的身热头晕，四肢酸懒，咳嗽痰多，咽喉肿痛，鼻衄咯血，口舌干燥。动物实验显示本品有解热、抗炎、镇咳、祛痰等作用。孕妇慎用。颗粒：开水冲服，一次 6g，一日 3 次。丸剂：一次 1 丸，一日 3 次。

妙灵丸 由川贝母、玄参、羌活、木通、薄荷、赤芍、制天南星、地黄、葛根、桔梗、清半夏、钩藤、橘红、前胡、冰片、朱砂、羚羊角、水牛角浓缩粉组成。能清热化痰，散风镇惊。用于外感风热夹痰所致的感冒，症见咳嗽发热，头痛眩晕、咳嗽、呕吐痰涎、鼻干口燥、咽喉肿痛。每次 1 丸，每日 2 次。本品不宜久用，肝肾功能不全者慎用。

强力感冒片 由金银花、连翘、荆芥、薄荷、淡豆豉、牛蒡子、桔梗、淡竹叶、甘草、对乙酰氨基酚组成。能疏风解表，清热解毒。用于风热感冒，症见发热，头痛，口干，咳嗽，喉咙痛。一次 2 片，一日 2~3 次。

清热解毒口服液（胶囊、片） 由生石膏、金银花、玄参、地黄、连翘、栀子、甜地丁、黄芩、龙胆、板蓝根、知母、麦冬组成。能清热解毒；有一定抗炎、抗菌、抗病毒作用和退热作用。用于外感时邪、内蕴热毒所致的流感、上呼吸道感染，发热疾病如咽喉肿痛、扁桃体炎、流行性脑脊髓炎、肺炎等；症见身热汗出、头痛身痛、心烦口渴、微恶寒或高热等症。口服液：一次 10~20ml。软胶囊：一次 1.2g。片剂：一次 4 片。均每日 3 次。阳虚便溏者忌用。

清瘟解毒片（丸） 由大青叶、黄芩、葛根、连翘、防风、白芷、柴胡、羌活、川芎、玄参、天花粉、牛蒡子、赤芍、桔梗、淡竹叶、甘草组成。能清热解毒。用于外感时疫，憎寒壮热，头痛无汗，口渴咽干，疟腮，大头瘟。片剂：一次 6 片，一日 2~3 次。丸剂：一次 2 丸，一日 2 次。

热可平注射液 由北柴胡、鹅不食草组成。能退热解表。用于外感热病，症见高热面赤、头痛身楚、口干口渴；流行性感冒或其他病毒性疾病及疟疾所致的发热。动物实验显示本品有解热、镇痛作用。孕妇慎用。肌内注射：一次 2~4ml，一日 2 次。

热炎宁颗粒（片、合剂） 由蒲公英、虎杖、北败酱草、半枝莲组成。能清热解毒。用于外感风热、内郁化火所致的风热感冒、发热、咽喉肿痛、口苦咽干、咳嗽痰黄、尿黄便结；化脓性扁桃体炎、急性咽炎、急性支气管炎、单纯性肺炎见上述证候者。动物实验显示本品有抗炎作用。阴虚火旺者慎用。治疗化脓性扁桃体炎、急性咽炎时，可配合使用外用药物，以增强疗效。颗粒：开水冲服，一次 1~2 袋，一日 2~4 次。片剂：一次 3~6 片，一日 2~4 次。合剂：一次 10~20ml，一日 2~4 次。

桑姜感冒片 由桑叶、连翘、菊花、苦杏仁、紫苏叶、干姜组成。能散风清热，宣肺止咳。用于外感风热、痰浊阻肺所致的感冒，症见发热头痛、咽喉肿痛、咳嗽痰白等。风寒感冒者慎用。孕妇慎用。一次 3~4 片，一日 3 次。

桑菊感冒片（丸、合剂） 由桑叶、菊花、薄荷素油、苦杏仁、桔梗、连翘、芦根、甘草组成。能疏风清热，宣肺止咳。用于风热感冒，感冒初起，症见头痛，咳嗽，口干，咽痛。动物实验显示本品具有发汗、解毒、抗炎作用。片剂：一次 4~8 片，一日 2~3 次。丸剂：一次 25~30 丸，一日 2~3 次。合剂：一次 15~20ml，一日 3 次。用时摇匀。

桑菊银翘散 由桑叶、菊花、山银花、连翘、薄荷、荆芥、淡豆豉、牛蒡子、蝉蜕、僵蚕、绿豆、桔梗、苦杏仁、川贝母、淡竹叶、芦根、滑石、甘草组成。能疏风解表，清热解毒，宣肺止咳。用于风热感冒，症见发热恶寒，头痛，咳嗽，咽喉肿痛。孕妇慎用。一次 10g，一日 2~3 次。

少阳感冒颗粒 由柴胡、黄芩、青蒿、人参、干姜、大枣、半夏、甘草组成。能解表散热，和解少阳。用于外感病邪少阳证，症见寒热往来、胸胁苦满、食欲不振、心烦喜呕、口苦咽干等。孕妇慎用。一次 8g，一日 2 次。

双黄连口服液（颗粒、片、糖浆、合剂、胶囊） 由金银花、黄芩、连翘组成。能疏风解表，清热解毒。用于外感风热所致的感冒，症见发热，咳嗽，咽痛。双黄连胶囊（颗粒、口服液）有解热、抗炎和一定抗病原微生物作用。口服液：一次 20ml，一日 3 次。颗粒：口服或开水冲服。无糖颗粒：一次 5g，一日 3 次。片剂：一次 4 片，一日 3 次。糖浆：一次 20ml，一日 3 次。合剂：一次 10ml，一日 3 次。胶囊：一次 4 粒，一日 3 次。

双清口服液 由金银花、连翘、郁金、大青叶、石膏、广藿香、知母、地黄、桔梗、甘草组成。能疏透表邪，清热解毒。用于风温肺热，卫气同病，症见发热、微恶风寒、咳嗽、痰黄、头痛、口渴、舌红苔黄或黄白苔相兼、脉浮滑或浮数等；急性支气管炎见上述证候者。孕妇慎用。一次 20ml，一日 3 次。

四味土木香散 由土木香、苦参、悬钩子木、山柰组成。能清瘟解表。用于瘟病初期，发冷发热，头痛咳嗽，咽喉肿痛，胸胁作痛。散剂：每袋 20g。水煎服：每次 2.5～3.6g，每日 2～3 次。

天津感冒片 由金银花、连翘、羚羊角、桔梗、薄荷、竹叶、荆芥穗、淡豆豉、甘草、牛蒡子组成。能疏风解表，清热解毒。主治外感风热，发冷发热，四肢酸软，口渴，咽喉肿痛，两腮赤肿，瘟毒诸证。临床用于感冒、流行性感冒、流行性腮腺炎、急性咽炎、急性腭扁桃体炎、乙型脑炎初起见风热表证者。每次 5 片，每日 2～3 次，温开水送下。

维 C 银翘片 由山银花、连翘、薄荷素油、牛蒡子、淡豆豉、荆芥、桔梗、甘草、芦根、淡竹叶、马来酸氯苯那敏、对乙酰氨基酚、维生素 C 组成。能疏风解表，清热解毒。用于外感风热所致的流行性感冒，症见发热、头痛、咳嗽、口干、咽喉疼痛。有报道服用维 C 银翘片导致变态反应（过敏反应）和过敏性休克死亡者。孕妇慎用。片剂：一次 2 片，一日 3 次。每片含维生素 C 49.5mg，对乙酰氨基酚 105mg，马来酸氯苯那敏 1.05mg。

小柴胡颗粒（片、胶囊） 由柴胡、黄芩、党参、大枣、生姜、姜半夏、甘草组成。能解表散热，和解少阳。用于外感病，邪犯少阳证，症见寒热往来、胸胁苦满、食欲不振、心烦喜呕、口苦咽干。动物实验显示本品有保肝、解热、抗炎等作用。颗粒：开水冲服，一次 1～2 袋，一日 3 次。片剂：一次 4～6 片，一日 3 次。胶囊：口服，4～6 粒/次，一日 3 次。

银翘解毒丸（颗粒、片、胶囊） 由金银花、连翘、薄荷、荆芥、淡豆豉、牛蒡子、桔梗、淡竹叶、甘草组成。能疏风解表，清热解毒。用于风热感冒，症见发热、头痛、咳嗽、口干、喉咙疼痛。经动物实验显示本品具有解毒、抗菌、抗病毒、抗炎、镇痛作用。孕妇慎用。丸剂：用芦根汤或温开水送服，一次 1 丸，一日 2～3 次。颗粒：开水冲服，一次 15g 或 5g（含乳糖），一日 3 次；重症者加服 1 次。片剂：一次 4 片，一日 2～3 次。胶囊：一次 4 粒，一日 2～3 次。

银翘伤风胶囊 由山银花、连翘、人工牛黄、薄荷、荆芥、淡豆豉、桔梗、牛蒡子、芦根、淡竹叶、甘草组成。能疏风解表，清热解毒。用于外感风热，温病初起，发热恶寒、高热口渴、头痛目赤、咽喉肿痛。孕妇慎用。一次 4 粒，一日 3 次。

银翘双解栓 由连翘、金银花、黄芩、丁香叶组成。能疏解风热，清肺泻火。用于外感风热，肺热内盛所致的发热，微恶风寒，咽喉肿痛，咳嗽，痰白或黄，口干微渴，舌红苔白或黄，脉浮数或滑数；上呼吸道感染、扁桃体炎、急性支气管炎见上述证候者。临床应用于感冒、急乳蛾、外感咳嗽。孕妇慎用。应在排便后纳入肛门，以利药物吸收。肛门给药，一次1粒，一日3次。

治感佳胶囊　由山芝麻、穿心莲、三叉苦、板蓝根、羌活、葫芦茶、薄荷脑、对乙酰氨基酚、盐酸吗啉胍、马来酸氯苯那敏组成。能清热解毒，疏风解表。用于温病初起，风热感冒，症见发热恶风、头痛鼻塞、咽喉肿痛、咳嗽痰黄。一次2粒，一日3次；小儿酌减。每粒含对乙酰氨基酚100mg。

重感灵片　由葛根、青蒿、毛冬青、羌活、板蓝根、石膏、马鞭草、马来酸氯苯那敏、安乃近组成。能解表清热，疏风止痛。用于感冒表邪未解，入里化热所致的恶寒高热、头痛、四肢酸痛、咽痛、鼻塞咳嗽。文献资料报道重感灵片的不良反应有过敏及嗜睡、乏力等。风寒感冒者忌用。孕妇忌用。片剂：一次6~8片，一日3~4次。每片含安乃近31.25mg，马来酸氯苯那敏0.37mg。

三、秋燥表证

【特别提示】风寒感冒者忌用。脾胃虚寒者慎服。

秋燥感冒颗粒　由桑叶、菊花、苦杏仁、伊贝母、桔梗、前胡、北沙参、麦冬、山豆根、竹叶、甘草组成。能清燥退热，润肺止咳。用于感冒秋燥证，症见恶寒发热，鼻咽口唇干燥，干咳少痰，舌边尖红，苔薄白而干或薄黄少津。开水冲服，一次10~20g，一日3次。孕妇慎用。

四、暑湿感冒

【特别提示】外感燥热者不宜服用。寒湿内阻者慎用。本类成药多含有理气、利湿作用的药物，故孕妇忌用或慎用。

保济丸（口服液）　由广藿香、苍术、白芷、化橘红、厚朴、菊花、蒺藜、钩藤、薄荷、茯苓、薏苡仁、广东神曲、稻芽、木香、葛根、天花粉组成。能解表，祛湿，和中。用于暑湿感冒，症见发热头痛、腹痛腹泻、恶心呕吐、肠胃不适；亦可用于晕车晕船。孕妇忌用。丸剂：一次1.85~3.7g。口服液：每次10ml，均一日3次。

纯阳正气丸　由广藿香、木香、丁香、肉桂、麝香、朱砂、冰片、雄黄、硝石、硼砂、金礞石（煅）、陈皮、半夏、苍术、白术、茯苓组成。能温中散寒。用于暑天感寒受湿，腹痛吐泻，胸膈胀满，头痛恶寒，肢体酸重。湿热中阻证腹痛吐泻不宜。孕妇禁用。方中含有朱砂、硝石、硼砂、雄黄、金礞石，故不宜过量或久服，肝肾功能不全者慎用。一次1.5~3g，一日1~2次。

甘露消毒丸　由滑石、茵陈、黄芩、石菖蒲、豆蔻、藿香、薄荷、射干、川贝母、木通、连翘组成。能芳香化湿，清热解毒。用于暑湿蕴结，身热肢酸，胸闷腹胀，尿赤黄疸。孕妇禁用。一次6~9g，一日2次。

加味藿香正气软胶囊　由广藿香、紫苏叶、白芷、炒白术、陈皮、半夏、姜厚朴、茯苓、桔梗、甘草、大腹皮、生姜、大枣组成。能解表化湿，理气和中。用于外感风寒，内伤湿滞证，症见头痛昏重，胸膈痞闷，脘腹胀痛，呕吐泄泻；胃肠型感冒见上述证候者。每次3粒，每日2次。

六合定中丸　由广藿香、香薷、陈皮、厚朴、枳壳、木香、檀香、山楂、六神曲、麦芽、稻芽、茯苓、木瓜、白扁豆、紫苏叶、桔梗、甘草组成。能祛暑除湿，和中消食。用于夏伤暑湿，宿食停滞，寒热头痛，胸闷恶心，吐泻腹痛。实热积滞胃痛者忌服。肠炎脱水严重者可以配合适量补液。一次3～6g，一日2～3次。

六一散　由滑石粉、甘草组成。能清暑利湿。用于感受暑湿所致的发热身倦，口渴，泄泻，小便黄少；外用治痱子。小便清长者慎用。孕妇慎用。调服或包煎服。一次6～9g，一日1～2次；外用，扑撒患处。

千金茶　由广藿香、厚朴、羌活、香薷、紫苏、荆芥、陈皮、半夏、苍术、贯众、枳壳、柴胡、香附、甘草、石菖蒲、茶叶、玉叶金花、薄荷、川芎、桔梗组成。能疏风解表，利湿和中。主治四季伤风感冒，中暑发热，腹痛身酸，呕吐泄泻。临床用于胃肠型感冒、急慢性胃肠炎等。成人每次1包，每日1～2次。

清热银花糖浆　由山银花、菊花、白茅根、绿茶叶、通草、大枣、甘草组成。能清热解毒，通利小便。用于外感暑湿所致的头痛如裹、目赤口渴、小便不利。肾虚所导致的尿频、尿急等患者慎用。孕妇慎用。胃炎、胃溃疡等胃病者应慎用。一次20ml，一日3次。

清暑益气丸　由炙黄芪、人参、炒白术、葛根、苍术、升麻、当归、麦冬、五味子、泽泻、黄柏、陈皮、青皮、六神曲（麸炒）、甘草组成。能祛暑利湿，补气生津。用于中暑发热，气津两伤，症见头晕身热、四肢倦怠、自汗心烦、咽干口渴。孕妇慎用。姜汤或温开水送服。一次1丸，一日2次。

十滴水（软胶囊）　由樟脑、干姜、桉油、小茴香、肉桂、辣椒、大黄组成。能健胃，祛暑。用于因中暑所致的头晕、恶心、腹痛、胃肠不适。动物实验显示本品有抑制胃肠运动、镇痛等作用。据文献报道十滴水的不良反应有引起猩红热样药疹、接触性皮炎、误致眼损伤。孕妇忌服。十滴水：一次2～5ml。胶囊：一次1～2粒。

暑热感冒颗粒　由香薷、连翘、菊花、佩兰、荷叶、丝瓜络、生石膏、知母、竹叶、北沙参、竹茹组成。能祛暑解表，清热生津。用于外感暑热所致的感冒，症见发热重、恶寒轻、汗出热不退、心烦口渴、尿赤、苔黄、脉数。孕妇忌用。开水冲服，一次10～20g，一日3次。

暑湿感冒颗粒　由广藿香、香薷、佩兰、紫苏叶、白芷、防风、半夏、陈皮、苦杏仁、茯苓、大腹皮组成。能消暑祛湿，芳香化浊。用于暑湿感冒，症见胸闷呕吐、腹泻便溏、发热、汗出不畅。孕妇慎用。一次8g，一日3次。

四正丸　由广藿香、香薷、紫苏叶、白芷、厚朴（姜炙）、白扁豆、木瓜、大腹皮、茯苓、槟榔、白术、檀香、桔梗、枳壳、法半夏、陈皮、山楂、六神曲、麦芽、甘草组成。能祛暑解表，化湿止泻。用于内伤湿滞，外感风寒，头晕身重，恶寒发热，恶心呕吐，饮食无味，腹胀泄泻。实热泄泻，实热胃痛者忌用。肠炎脱水严重可以配合适当的禁食，补液。姜汤或温开水送服。一次2丸，一日2次。

午时茶颗粒　由广藿香、紫苏叶、羌活、苍术、陈皮、厚朴、白芷、川芎、防风、山楂、炒麦芽、六神曲、枳实、柴胡、连翘、桔梗、前胡、红茶、甘草组成。能祛风解表，化湿和中。用于外感风寒、内伤食积证，症见恶寒发热、头痛身楚、胸脘满闷、恶心呕吐、腹痛腹泻。风热感冒者不适用。孕妇慎用。开水冲服，一次6g，一日1～2次。

益元散　由滑石、朱砂、甘草组成。能清暑利湿。用于感受暑湿，身热心烦，口渴喜饮，小便短赤。小便清长者慎用。孕妇禁用。肝肾功能不全者慎用。本品不宜过量久服。调服或煎服。一次6g，一日1～2次。

五、虚证感冒

【特别提示】外感风热或风寒化热者慎用；饮食宜清淡而营养均衡，忌辛辣食物和烟酒。或遵医嘱。体质强健者忌用；寒湿证者慎用；单纯性痰热型咳嗽、气喘及风热表证者不宜用。

参苏丸（片、颗粒）　由党参、紫苏、葛根、前胡、茯苓、半夏（制）、陈皮、枳壳（炒）、桔梗、甘草、木香、生姜、大枣组成。能疏散风寒，祛痰止咳，益气解表。用于体弱受风寒、内有痰饮或老年风寒感冒；症见恶寒发热，无汗，头痛鼻塞，咳嗽痰多，胸闷呕逆，乏力气短；上呼吸道感染、急性支气管炎见上述证候者。丸剂：一次6～9g。片剂：一次5片。颗粒：一次1袋。均每日2～3次。

人参败毒丸（胶囊）　由羌活、独活、前胡、柴胡、甘草、人参、茯苓、桔梗、枳壳、川芎、生姜、薄荷组成。能发汗解表，散风祛湿。用于外感风寒湿邪，憎寒壮热，头痛项强，肢体酸痛，无汗，脉浮紧，苔白滑者。又如时疫、痢疾、疟疾、疮疡等，若有上述表证者，也可用。因具有抗炎、解热、镇痛、护肝等功效。临床上也用于急性病毒性肝炎、婴幼儿腹泻等症。丸剂：每次1丸，每日2次。胶囊：每次3粒，每日3次。小儿酌减。非夹表证不可用。

辛芩颗粒　由细辛、黄芩、荆芥、防风、白芷、苍耳子、黄芪、白术、桂枝、石菖蒲组成。能益气固表，祛风通窍；有一定抗炎、抗过敏、平喘等作用。用于肺气不足、风邪外袭所致的鼻痒、喷嚏、流清涕、易感冒；过敏性鼻炎见上述证候者。颗粒：一次20g，每日3次。因含有苍耳子、细辛等有小毒，不可过量、久服。

玉屏风口服液（颗粒、胶囊、丸、袋泡茶）　由黄芪、防风、白术组成。能益气固表，止汗。用于表虚不固，自汗恶风，面色㿠白或体虚易感风邪者；呼吸道反复感染、体虚自汗、盗汗、支气管炎、肾炎等；也可预防流感。口服液：一次10ml。颗粒、袋泡茶：一次1袋。丸剂：成人一次6～9g，儿童一次4～6g。胶囊：一次4～6粒。均每日3次。本品偶见不良反应有口干，但可自行消失。

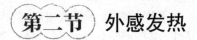

第二节　外感发热

【特别提示】本类药物无发热者不宜。

　　柴胡注射液　由柴胡组成。能清热解表。用于外感风热所致的感冒、流行性感冒及疟疾发热。症见身热面赤、头痛、周身酸楚、口干而渴。本品有解热、抗炎、抗病毒、抗惊厥、抗癫痫、保肝等作用。据文献报告，柴胡注射液不良反应有过敏反应、过敏性休克、致死及急性肺水肿等。本品为退热解表药，无发热者不宜。孕妇慎用。肌内注射：一次 2～4ml，一日 1～2 次。

　　柴黄片（口服液）　由柴胡、黄芩组成。能清热解毒。主治外感发热，用于周身不适，头痛目眩，咽喉肿痛。片剂：每次 3～5 片，每日 2 次。口服液：每次 10～20ml；每日 3 次。

　　连花清瘟胶囊（颗粒、片剂）　由连翘、金银花、炙麻黄、炒苦杏仁、石膏、板蓝根、绵马贯众、鱼腥草、广藿香、大黄、红景天、薄荷脑、甘草组成。能清瘟解毒，宣肺泄热。用于治疗流行性感冒属热毒袭肺证，症见发热或高热、恶寒、肌肉酸痛、鼻塞流涕、咳嗽、头痛、咽干咽痛、舌偏红、苔黄或黄腻等的患者。胶囊：每次 4 粒。颗粒：每次冲服 1～2 袋。片剂：每次 4 片。均每日 3 次。风寒感冒者不适用。高血压病、心脏病、孕妇、肝病、糖尿病、肾病患者、老年人和小儿用均需遵医嘱。

　　消炎退热颗粒　由大青叶、蒲公英、紫花地丁、甘草组成。能清热解毒，凉血消肿。用于外感热病、热毒壅盛证，症见发热头痛、口干口渴、咽喉肿痛，亦用于疮疖肿痛。风寒感冒者慎用。孕妇慎用。开水冲服，一次 1 袋，一日 4 次。

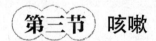

第三节　咳嗽

一、风寒咳嗽

　　【特别提示】本类药物阴虚干咳无痰者禁用；风热咳喘及正气不足的虚喘不宜用。本类中成药部分含有麻黄，心脏病、原发性高血压病患者、运动员应慎用。

　　半夏露颗粒　由生半夏、陈皮、远志、款冬花、桔梗、麻黄、枇杷叶、甘草、薄荷油组成。能化痰止咳，温肺散寒。用于感冒发热、急慢性支气管炎、风寒所致的咳嗽气逆，痰多胸闷、恶寒。冲服，每次 7g，每日 4 次。60 岁以上，15 岁以下者剂量减半。

　　复方半夏片　由姜半夏、麻黄、远志（甘草水制）、桔梗、前胡、陈皮、白前、款冬花、细辛组成。能温肺散寒，化痰止咳。主治寒痰、温痰证的咳嗽痰多、色白黏腻、发热恶寒、鼻塞流涕、苔滑腻等。用于感冒、急慢性支气管炎、支气管哮喘等上呼吸道感染性疾病。片剂：每次 4～5 片，每日 4 次。

　　苏黄止咳胶囊　由麻黄、紫苏叶、地龙、蜜枇杷叶、蝉蜕、炒紫苏子、前胡、炒牛蒡子、五味子组成。能疏风宣肺、止咳利咽。用于风邪犯肺、肺气失宣所致的咳嗽、咽痒、痒时咳嗽，或呛咳阵发性发作，气急，遇冷空气、异味等突发或加重，或夜卧晨起咳嗽，多呈反复发作，干咳无痰或少痰、舌苔薄白等。感冒后咳嗽及咳嗽变异性（型）

哮喘见上述证候者。每次 3 粒，每日 2 次。疗程 7~14 天。偶见恶心、呕吐、胃不适、便秘、咽干。孕妇忌用。

通宣理肺丸（胶囊、口服液、片、颗粒） 由紫苏叶、麻黄、前胡、苦杏仁、桔梗、陈皮、半夏、茯苓、黄芩、枳壳、甘草组成。能解表散寒，宣肺止咳。用于风寒束表，肺气不宣所致的感冒咳嗽，症见发热恶寒，咳嗽，鼻塞流涕，头痛无汗，肢体酸痛。动物实验显示本品有镇咳，祛痰，平喘，解热，抗炎作用。风热或痰热咳嗽、阴虚干咳者忌服。孕妇慎用。丸剂：水蜜丸一次 7g，大蜜丸一次 2 丸，一日 2~3 次。胶囊：一次 2 粒，一日 2~3 次。口服液：一次 20ml，一日 2~3 次。片剂：一次 4 片，一日 2~3 次。颗粒：开水冲服，一次 1 袋，一日 2 次。

小青龙合剂（颗粒） 由细辛、麻黄、白芍、干姜、炙甘草、桂枝、法半夏、五味子组成。能解表化饮，止咳平喘。主治风寒水饮，恶寒发热，无汗，喘咳痰稀；支气管哮喘、急慢性支气管炎、肺炎、百日咳、久咳、感冒、肺水肿、肺心病等。尚有人用于胸膜炎、过敏性鼻炎、眼疾等。合剂：每次 10~20ml，每日 3 次，用时摇匀。颗粒：以温开水冲服，成年人每次 1~2 块（袋），每日 2~3 次。偶见胃不适、嗳气、腹泻等消化道反应或皮肤瘙痒感等；应用中曾发现头痛如劈，心悸，汗出不止，气冲头面，出血不止者。

杏苏二陈丸 由杏仁、紫苏叶、陈皮、前胡、桔梗、茯苓、半夏、炙甘草组成。能解表化痰，宣肺调气。用于风寒感冒、咳嗽；上呼吸道感染、支气管炎。每次 6~9g，每日 1~2 次，空腹温开水送服。

杏苏止咳颗粒（糖浆） 由苦杏仁、紫苏叶、前胡、陈皮、桔梗、甘草组成。能解表化痰，宣肺散寒。用于上呼吸道感染，急性支气管炎、流行性感冒；感受风寒所致的鼻塞流涕，咽痒，咳嗽，痰稀。颗粒：每次 1 袋，每日 3 次。糖浆：每次 10~15ml，每日 3 次。

镇咳宁糖浆（胶囊、口服液） 由甘草流浸膏、桔梗、盐酸麻黄碱、桑白皮组成。能镇咳祛痰，平喘抗炎。主治咳喘证。用于风寒束肺的伤风咳嗽、支气管炎、支气管哮喘等。糖浆：每次 5~10ml。胶囊：每次 1~2 粒。口服液：每次 10ml。均每日 3 次。冠心病、心绞痛、糖尿病、前列腺肥大者及甲状腺功能亢进患者慎用。

止咳宝片 由紫菀、橘红、桔梗、枳壳、百部、五味子、陈皮、干姜、荆芥、罂粟壳浸膏、甘草、前胡、薄荷素油、氯化铵组成。能宣肺祛痰，止咳平喘。用于外感风寒咳嗽，痰多清色白而黏，咳甚而喘，或原有咳喘，因寒而发，痰多不易咳出以及慢性支气管炎等上呼吸道感染性久咳。每次 2 片，每日 3 次。7 天为 1 个疗程，可连服 3~5 个疗程。孕妇、哺乳期妇女及婴儿忌用；肺热、肺癌之干咳及咳痰带血者慎用；服药期间不宜再受风寒。

止咳丸 由川贝母、紫苏子、白果、罂粟壳、硼砂、枳壳、陈皮、紫苏叶、桑叶、薄荷、甘草、桔梗、白前、麻黄、法半夏、葶苈子、南沙参、防风、前胡、黄芩、厚朴、茯苓组成。能降气化痰，止咳定喘。用于支气管炎或慢性支气管炎急性发作，感冒风寒，咳嗽痰多，周身酸痛，四肢无力。每次 6 丸，每日 2 次。

二、痰湿咳嗽

【特别提示】本类药物阴虚咳嗽、痰黄稠者禁用。

半贝丸 由半夏、川贝母组成。能化痰止咳，开郁散结。主治咳嗽痰多，咳痰不爽，吐痰黏腻，舌苔厚腻，脉弦滑；瘰疬、痰核等。用于慢性支气管炎、慢性支气管哮喘及淋巴结肿大或淋巴结结核等。口服，成人每服 3～6g，每日 2～3 次，空腹温开水或姜汤送服；7 岁以上儿童服成人 1/2 量每次，3～7 岁服成人 1/3 量每次。孕妇慎用。

二陈丸（合剂） 由姜半夏、陈皮、茯苓、甘草、生姜（榨汁泛水丸用）组成。能燥湿化痰，理气和中，止咳。用于痰湿内停引起的咳嗽痰多、胸脘痞闷、恶心呕吐、舌苔白腻、脉滑等症。由于试用于妊娠恶阻、迁延性肝炎、糖尿病等病症获得一定效果，亦可用于梅尼埃病、癫痫等。丸剂：每次 9～15g，每日 2 次，温开水送服。合剂：每次 10～15ml，每日 3 次，用时摇匀。

复方贝母氯化铵片 由远志流浸膏、贝母粉、桔梗粉、氯化铵、甘草粉、桉叶油、八角茴香油组成。能镇咳祛痰。用于急慢性支气管炎、感冒引起的频繁咳嗽、多痰。一次 1～2 片，每日 3～4 次。肝肾功能不全者禁用。少数患者服用后可引起恶心、呕吐、胃痛等；可引起轻微皮炎，停药后症状可消失。

华山参片（气雾剂） 由华山参浸膏组成。能定喘，止咳，祛痰。主治痰多咳喘肺胀气满等症；对咳、喘、痰有良效。用于慢性支气管炎、喘息型支气管炎。气雾剂：1 次喷吸 3 下，每日 3 次，于喘息发作时立即使用。片剂：每次 1～2 片，每日 3 次，极量每次 4 片，每日 3 次。偶有口干舌燥、语言障碍、平衡失调、瞳孔散大以及视物模糊等中毒反应。青光眼患者忌服；前列腺极度肥大者慎用。孕妇慎用；一定不要过量使用。

桔梗冬花片 由桔梗、款冬花、远志、甘草组成。能止咳祛痰。用于痰浊阻肺所致的咳嗽痰多；支气管炎见上述证候者。一次 6～8 片，一日 3 次。

橘贝半夏颗粒 由橘红、川贝母、枇杷叶、半夏、桔梗、远志、紫菀、款冬花、前胡、苦杏仁霜、麻黄、紫苏子、木香、肉桂、天花粉、甘草组成。能化痰止咳，宽中下气。用于痰气阻肺所致的咳嗽痰多，胸闷气急；痰多黏稠，色白或微黄，胸脘满闷，苔白或黄腻，脉弦滑；支气管炎见上述证候者。每次 3～6g，每日 2 次，开水冲服。孕妇慎用；心脏病、高血压病患者慎用。

橘红化痰丸（片） 由化橘红、苦杏仁、川贝母、白矾、锦灯笼、罂粟壳、五味子、甘草组成。能敛肺化痰，止咳平喘。用于肺气不敛，痰浊内阻，咳嗽、咳痰，喘促，胸膈满闷；咳声低微，痰黏白色或微黄，乏力自汗，舌质淡红，苔薄白或微黄，脉弦滑；或咳嗽气喘，动则喘咳不已，乏力自汗；慢性支气管炎、喘息型支气管炎见上述证候者。片剂：每次 3 片，每日 3 次。丸剂：每次 1 丸，每日 2 次。外感咳喘忌用；方中含罂粟壳，不宜过量、久服。

橘红痰咳颗粒（口服液） 由化橘红、百部、苦杏仁、茯苓、水半夏、五味子、白前、甘草组成。能理气祛痰，止咳平喘。用于感冒、支气管炎、咽喉炎引起的痰多咳嗽、气喘等。口服液：每次 10～20ml，每日 3 次。颗粒：每次 1～2 袋，用开水冲服，每日

3 次。风热证者忌用。

祛痰止咳颗粒 由党参、水半夏、芫花、甘遂、紫花杜鹃、明矾组成。能健脾燥湿，祛痰止咳。用于慢性支气管炎及支气管合并肺气肿、肺源性心脏病所引起的痰多、咳嗽、喘息等症。每次 6g，每日 2 次，温开水送服。孕妇慎用；对本品任何成分过敏者忌用。

蛇胆陈皮胶囊（片、口服液、散） 由蛇胆汁、陈皮组成。能理气化痰，祛风和胃。用于痰浊阻肺，胃失和降，咳嗽，呕逆。胶囊：一次 1～2 粒，一日 2～3 次。片剂：一次 2～4 片，一日 3 次。口服液：一次 10ml，一日 2～3 次。散剂：一次 0.3～0.6g，一日 2～3 次。

痰咳净片（散） 由桔梗、苦杏仁、冰片、炙甘草、远志、五倍子、咖啡因组成。能通窍顺气，消炎镇咳，促进排痰。主治咳嗽痰多；胸闷、气促、喘息；急慢性支气管炎、咽喉炎、肺气肿见上述证候者。片剂：含服，一次 1 片，一日 3～6 次。散剂：含服，一次 0.2g（一小药匙），一日 3～6 次。

痰饮丸 由附子、肉桂、干姜、白术、苍术、芥子、紫苏子、莱菔子、甘草组成。能温补脾肾，助阳化饮，止咳平喘。治脾肾阳虚、痰饮阻肺引起的虚寒性咳嗽、痰多气喘等证。一次 14 丸，一日 2 次。偶见头晕、口干、恶心、便秘等副作用，多数可自行消失。热性咳嗽、阴虚咳嗽、痰黄稠者禁用。孕妇禁用。

杏仁止咳糖浆 由杏仁水、桔梗流浸膏、百部流浸膏、远志流浸膏、陈皮流浸膏、甘草流浸膏组成。能化痰止咳。用于上呼吸道感染及急、慢性支气管炎，咳嗽痰多。每次 15ml，每日 3～4 次。

三、肺热咳嗽

【**特别提示**】虚寒性咳嗽者、风寒咳嗽者、体弱便溏者忌用。

百咳静糖浆 由黄芩、陈皮、桑白皮、瓜蒌子、清半夏、天南星、麻黄、苦杏仁、紫苏子、桔梗、前胡、葶苈子、黄柏、百部、麦冬、甘草组成。能清热化痰，止咳平喘；有镇咳、祛痰、平喘和抗炎等作用。用于外感风热所致的咳嗽、咳痰、顿咳；症见咳嗽频剧，气粗，喉燥口渴，痰黏稠或黄，身热，头痛；或发热咳嗽，咳声亢扬，鼻流浊涕，面色或红；舌苔薄黄或舌尖红，舌苔可黄腻；急慢性支气管炎、百日咳见上述证候者。1～2 岁，每次 5ml；3～5 岁，每次 10ml；成年人，每次 20～25ml；均每日 3 次。孕妇及糖尿病、高血压、心脏病患者等慎用。

贝羚胶囊（散） 由川贝母、羚羊角、猪胆汁、麝香、沉香、青礞石、硼砂、天竺黄组成。能清热化痰。主治痰热喘咳。用于小儿肺炎咳喘，喘息型支气管炎引起的痰壅气急；也可用于成人慢性支气管炎引起的痰壅气急。胶囊：每次 0.6g，每日 3 次；小儿每次 0.15～0.6g，周岁以内酌减，每日 2 次。散剂：每次 1～2 瓶，每日 3 次，温开水送服，儿童酌减。

参麦止咳糖浆 由买麻藤、北沙参、麦冬、枇杷叶、鱼腥草组成。能清热化痰，润肺止咳。用于肺燥咳嗽及急慢性支气管炎、肺炎、肺结核。每次 15ml，每日 3 次。

除痰止嗽丸 由黄芩、栀子、海浮石、黄柏、熟大黄、前胡、桔梗、防风、枳实、法半夏、六神曲、陈皮、白术、甘草、知母、天花粉、冰片、薄荷脑组成。能清肺降火，除痰止嗽。用于肺热痰盛引起的咳嗽气逆，痰黄黏稠，咽喉疼痛，便秘；肺脓肿、支气管炎、肺炎或慢性支气管炎、支气管炎急性发作等。每次2丸，每日2次。孕妇忌用。

川贝枇杷糖浆（颗粒、口服液） 由川贝母流浸膏、枇杷叶、桔梗、薄荷脑组成。能清热宣肺，化痰止咳；有止咳、平喘、祛痰和抗炎作用。用于风热犯肺，痰热内阻所致的咳嗽痰黄或咳痰不爽，咽喉肿痛，胸闷胀痛；口渴咽干，舌苔薄黄，脉浮数；感冒，急慢性支气管炎见上述证候者。糖浆：每次10ml。颗粒：开水冲服，每次3g。口服液：每次10ml；均每日3次。

川贝清肺糖浆 由川贝母、枇杷叶、麦冬、生地黄、薄荷、苦杏仁、桔梗、甘草组成。能清肺润燥，止咳化痰。主治风热感冒引起的燥咳、咽干、咽痛。用于急性支气管炎、肺结核等。每次15～30ml，每日3次。

黛蛤散 由青黛、蛤壳组成。能清热化痰，清肝利肺，降逆除烦。用于肝火犯肺、湿热所致的头昏耳鸣、咳嗽吐衄，肺痿肺痈，咽膈不利，口渴心烦；急性支气管炎、肺部感染等属肝肺火热证者；胃炎、胃及十二指肠溃疡病属胃热证者；盆腔炎、阴道滴虫病等属肝经湿热证者；咯血。布包水煎汤服用，一次6g，每日1次。也可直接用开水冲服，一次1.5～3g，每日1～2次。高热者应对症综合治疗。

涤痰丸 由大黄、牵牛子、黄芩组成。能清热化痰，开瘀化痞。用于痰火瘀结，湿热咳嗽，喘满胸闷，痰涎壅盛，大便燥结，面红目赤，癫狂惊悸，舌苔黄腻，脉滑数有力及精神分裂症、癫狂、头晕目眩及有机农药中毒后遗症等。每次6g，每日1次。孕妇忌用。

二母宁嗽丸 由川贝母、知母、石膏、炒栀子、黄芩、蜜桑白皮、茯苓、炒瓜蒌子、陈皮、麸炒枳实、炙甘草、五味子组成。能清肺润燥，化痰止咳。用于燥热蕴肺所致的咳嗽，痰黄而黏不易咳出，胸闷气促，久咳不止、声哑喉痛；急性、亚急性气管炎见上述证候者。大蜜丸：每次1丸。水蜜丸：每次6g。均每日2次。

肺力咳胶囊 由梧桐根、红花龙胆、红管药、白花蛇舌草、前胡、百部、黄芩组成。能止咳平喘，清热解毒，降气祛痰。主治咳喘证。用于咳喘痰多、呼吸不畅及急慢性支气管炎、肺气肿见上述症状者。每次3～4粒，每日3次。孕妇慎服。

风热咳嗽胶囊 由桑叶、菊花、薄荷、连翘、黄芩、苦杏仁霜、桔梗、枇杷叶、浙贝母、前胡、甘草组成。能疏风散热，化痰止咳。用于风热犯肺所致的咳嗽痰多，痰稠而黄，难以咳出，喘促气急，口渴咽痛，胸闷心烦，鼻流浊涕，发热头晕，咽干舌燥，舌边尖红，脉浮数；感冒、急性支气管炎见上述证候者。早3粒，中4粒，晚3粒，每日3次。

复方百部止咳颗粒（糖浆） 由百部、黄芩、陈皮、苦杏仁、桔梗、桑白皮、枳壳、麦冬、知母、甘草、天南星组成。能清肺止咳。主治肺热咳嗽、痰黄黏稠，百日咳；急、慢性支气管炎等。颗粒：开水冲服，每次10～20g，每日2～3次。糖浆：每次10～20ml，每日2～3次；小儿酌减。

复方蛇胆陈皮末 由蛇胆汁、陈皮、地龙、僵蚕、朱砂、琥珀组成。能清热化痰，祛风解痉。用于风痰内盛所致的痰多咳嗽、惊风抽搐，症见咳嗽、痰多黄稠或痰中带血，胸痛，口渴，舌红苔黄，脉滑数；急性支气管炎见上述证候者；或痰热壅盛，蒙闭心窍，引动肝风所致的发热、烦躁、神昏、惊厥的惊风患者。每次半瓶，4岁以下小儿减半。肝肾功能异常者慎用；含有朱砂，不可过量、久服。

复方鲜竹沥液 由鲜竹沥、鱼腥草、生半夏、生姜、枇杷叶、桔梗、薄荷素油组成。能清热化痰，止咳。用于痰热咳嗽、痰黄黏稠。每次20ml，每日2～3次。

化痰消咳片 由紫花杜鹃、板栗壳、鱼腥草素钠、亚硫酸氢钾苯丙酮组成。能肃肺化痰，消炎止咳。用于感冒咳嗽，痰多气喘；上呼吸道感染、急性支气管炎。每次4片，每日3次。

急支糖浆（颗粒） 由金荞麦、四季青、鱼腥草、麻黄、紫菀、前胡、枳壳、甘草组成。能清热化痰，宣肺止咳。主治咳嗽痰多；风热犯肺或痰热壅肺所致的咳嗽痰黄，发热面赤，胸闷，口渴引饮，小便短赤；上呼吸道感染、急性支气管炎、支气管扩张、肺脓肿、肺炎、感冒后咳嗽、慢性支气管炎急性发作等呼吸系统疾病见上述症状者。糖浆：每次20～30ml。颗粒：每次1袋。均每日3～4次，小儿酌减。

金贝痰咳清颗粒 由浙贝母、金银花、前胡、桑白皮、射干、桔梗、麻黄、炒苦杏仁、川芎、甘草组成。能清肺止咳，化痰平喘。用于痰热壅肺所致的咳嗽咳痰、痰黄黏稠、喘息，或兼发热，口渴，便干，舌红苔黄，脉弦滑数；慢性支气管炎，喘息型支气管炎见上述证候者。开水冲服，每次7g，每日3次。孕妇，高血压病、心脏病患者均慎用。

金荞麦片（胶囊） 由金荞麦组成。能清热解毒，排脓祛瘀，祛痰，止咳平喘。用于急性肺脓肿、急慢性气管炎、喘息型慢性支气管炎，支气管哮喘及细菌性痢疾，症见咳吐腥臭脓血痰液或咳嗽痰多，喘息痰鸣及大便泻下赤白脓血。每次4～5片（粒），每日3次。

羚羊清肺丸（颗粒） 由羚羊角粉、浙贝母、蜜桑白皮、前胡、麦冬、天冬、炒苦杏仁、金果榄、大青叶、黄芩、板蓝根、牡丹皮、薄荷、熟大黄、天花粉、地黄、玄参、石斛、桔梗、蜜枇杷叶、金银花、栀子、甘草、陈皮组成。能清肺利咽，清瘟止嗽，润肺化痰。主治肺热咳嗽，咽喉肿痛，口干舌燥。用于肺胃热盛，感受时邪，身热头晕，四肢酸懒，咳嗽痰壅，咽喉肿痛，鼻出血，咯血，口干舌燥；如支气管炎、急性腭扁桃体炎、咽喉炎以及多种急性传染性疾病见前述症状者。丸剂：每次1丸。颗粒：每次6g。均每日3次。

芒果止咳片 由芒果叶干浸膏、合成鱼腥草素、马来酸氯苯那敏组成。能宣肺化痰，止咳平喘。用于痰热阻肺所致的咳嗽、气喘、痰多，或有身热，胸满，舌红苔黄或腻，脉滑数；支气管炎、喘息型支气管炎见上述证候者。每次3～5片，每日2～3次。本品含氯苯那敏，服药期间不得驾驶车、船或高空作业、操纵机器及精细作业；孕妇忌服；老年人宜减量；对氯苯那敏过敏者忌用。有文献报道服用本品致猩红热样药疹1例。

牛黄蛇胆川贝液（滴丸、散） 由人工牛黄、蛇胆汁、川贝母、薄荷脑组成。能清热化痰止咳。用于急慢性支气管炎、上呼吸道感染、支气管肺炎、小儿肺炎引起的热痰咳嗽。散剂：每次1～2瓶。口服液：每次10ml。均每日2～3次。滴丸：口服或舌下含服，每次10丸，每日3次。孕妇忌用。

枇杷止咳颗粒 由枇杷叶、罂粟壳、百部、桑白皮、桔梗、薄荷脑组成。能止嗽化痰。用于痰热蕴肺所致的咳嗽、咳痰；支气管炎见上述证候者。有文献报道服用枇杷止咳冲剂后出现恶心、心慌、头晕、全身发冷的过敏反应及过敏性哮喘。外感咳嗽者慎用。孕妇慎用。本品中含罂粟壳，不宜过量、久服。开水冲服，一次3g，一日3次；小儿酌减。

千金化痰丸 由天麻、知母、黄芩、黄柏、熟大黄、枳实、当归、白术、陈皮、茯苓、白附子、法半夏、胆南星、天花粉、防风、甘草、浮海石组成。能清热化痰，止咳平喘。用于咳嗽痰多色黄，胸膈痞满，喘促不安及急性支气管炎、咽喉炎等咳嗽痰多、头晕目眩、口渴咽干、大便燥结等。每次6g，每日2次。体虚便溏者忌用。孕妇忌用。

强力止咳宁胶囊 由金银忍冬叶干膏粉、满山红油组成。能清热化痰，止咳平喘。用于痰热壅肺所致的咳嗽、痰黄黏稠；发热恶寒，咽喉疼痛，咽燥口渴，或胸中烦热，咳引胸痛，面赤；舌苔薄黄或黄腻；脉浮数或滑数；急、慢性支气管炎，上呼吸道感染见上述证候者。每次4～5粒，每日3次。

清肺抑火丸（胶囊、片） 由黄芩、苦参、知母、前胡、黄柏、桔梗、栀子、天花粉、大黄组成。能清肺止咳，化痰通便。主治肺热咳嗽，痰黄黏稠，口干咽痛，大便干燥。每次6g，每日2～3次。孕妇禁用。

清气化痰丸 由半夏（制）、胆南星、酒黄芩、瓜蒌子霜、陈皮、苦杏仁、枳实、茯苓组成。能清肺化痰。主治肺热咳嗽，痰多黄稠，胸脘满闷；上呼吸道感染、支气管炎、咽炎、肺炎、鼻炎、鼻出血、肺脓肿、肺结核见上述症状者。水丸：每次6～9g，每日2次。浓缩丸，每次6丸，每日3次。孕妇忌用。

清热镇咳糖浆 由鱼腥草、板栗壳、浮海石、荆芥、前胡、葶苈子、矮地茶、知母组成。能清热镇咳祛痰。用于痰热蕴肺所致的感冒、咽炎，症见咳嗽痰多，痰稠色黄，难咳，或胸胁胀满，咳吐血痰，身热面赤，咽燥口渴；苔白微黄，或舌红苔薄黄腻，脉浮数或滑数；上呼吸道感染、支气管炎见上述证候者。每次15～20ml，每日3次。孕妇、糖尿病患者慎用。

祛痰灵口服液 由鲜竹沥、鱼腥草组成。能清肺化痰。有祛痰镇咳、抗炎等作用。用于痰热壅肺所致的咳嗽，痰多，喘促，苔薄白，脉滑数；急慢性支气管炎见上述证候者。每次30ml，每日3次。2岁以下，每次15ml；2～6岁，每次30ml；均每日2次。6岁以上每次30ml，每日2～3次。

三号蛇胆川贝片 由蛇胆（干）、川贝母、法半夏、黄连、甘草组成。能清热，祛痰，止咳。用于邪热蕴肺或痰热阻肺、肺失宣降所致的咳嗽痰黄，或久咳痰多，咳吐不利；或咳嗽阵作，痰稠难咳，或身热头痛，舌苔薄黄，脉浮数；或咳嗽气粗，喉中痰声，发热纳呆，苔黄腻，脉弦滑；支气管炎见上述证候者。每次3～4片，每日2～3次。孕妇慎用。

三蛇胆陈皮末 由眼镜蛇胆汁、金环蛇胆汁、过树榕蛇胆汁、陈皮组成。能清热祛风，化痰止咳。治新久肺热咳嗽，尤对小儿风热咳嗽、流感、支气管炎、急性腭扁桃体炎、肺炎、小儿肺炎、百日咳、小儿急性支气管炎等有效。每次1～2瓶，每日2～3次；小儿酌减。

三蛇胆川贝末 由眼镜蛇胆汁、金环蛇胆汁、过树榕蛇胆汁、川贝母组成。能清肺止咳，祛痰。用于肺热咳嗽，痰多及感冒，流行性感冒，急性腭扁桃体炎，急性支气管炎，肺炎，百日咳。每次 0.3～0.6g，每日 2～3 次；开水冲服，小儿酌减。

蛇胆川贝胶囊（口服液、散、软胶囊）　由蛇胆汁、川贝母组成。能清肺，止咳，祛痰。用于肺热咳嗽、痰多。胶囊：每次 1～2 粒，每日 1～2 次。口服液：10ml/次，每日 2 次。软胶囊：每次 1～2 粒，每日 2～3 次。散剂：每次 0.3～0.6g，每日 2～3 次。支气管扩张、肺脓肿、肺源性心脏病、肺结核患者应该在医师指导下服用；服用 1 周症状无改善，应停止服用，去医院就诊；服药期间，若出现高热、体温超过 38℃，或是出现喘促气急者，或咳嗽加重、痰量明显增多者应到医院就诊；孕妇、体质虚弱者、过敏体质者慎用。

蛇胆川贝枇杷膏　由蛇胆汁、川贝母、枇杷叶、桔梗、半夏、薄荷脑组成。能润肺止咳，祛痰定喘。用于外感风热引起的咳嗽痰多、胸闷、气喘等症。每次 15ml，每日 3 次。

痰咳清片　由暴马子皮、满山红、黄芩、盐酸麻黄碱、氯化铵组成。能清肺化痰，止咳平喘。用于痰热阻肺、肺气不利所致的咳喘胸闷，痰多黄稠，不易咳出，舌红苔黄，脉滑数；急慢性支气管炎，支气管哮喘见上述证候者。每次 6 片，每日 3 次。心脏病、高血压病患者慎用；不宜过量服、久服。

岩果止咳液　由石吊兰、果上叶、甘草流浸膏组成。能清热化痰，润肺止咳。用于痰热阻肺所致的咳嗽，咳痰不爽或痰多黄稠，舌红苔黄腻，脉滑数；急、慢性支气管炎见上述证候者，有镇咳、祛痰之效。每次 15～20ml，每日 3 次。用时摇匀。

止咳橘红口服液（丸、胶囊、颗粒）　由化橘红、陈皮、茯苓、瓜蒌皮、麦冬、地黄、石膏、苦杏仁、法半夏、紫菀、桔梗、紫苏子、款冬花、甘草、知母组成。能清肺，止咳，化痰。用于痰热阻肺引起的咳嗽痰多，胸满气短，咽干喉痒。口服液：每次 10ml，每日 2～3 次。丸剂：一次 2 丸，一日 2 次。胶囊：一次 3 粒，一日 2～3 次。颗粒：开水冲服，一次 1 袋，一日 2～3 次。

止咳枇杷颗粒（糖浆）　由枇杷叶、桑白皮、白前、百部、桔梗、薄荷脑组成。能清肺，止咳，化痰。用于痰热阻肺所致的咳嗽痰多、黏稠、色白或微黄，身无大热，或伴气喘，胸闷，舌苔白或黄，脉滑数；急、慢性支气管炎见上述证候者。颗粒：开水冲服，每次 10g，每日 3 次。糖浆：每次 15ml，每日 3～4 次。小儿酌减。

治咳川贝枇杷露（滴丸）　由枇杷叶、川贝母流浸膏、水半夏、桔梗、薄荷脑组成。能清热化痰止咳。用于痰热阻肺所致的咳嗽，痰黏或黄，咽喉肿痛，胸满气逆，苔薄黄或黄腻，脉滑数；上呼吸道感染，支气管炎见上述证候者。口服液：每次 10～20ml，每日 3 次。滴丸：口服或含服。一次 3～6 丸，一日 3 次。

竹沥达痰丸　半夏、黄芩、大黄、生姜、橘红、甘草、沉香、鲜竹沥、硝石组成。能豁除顽痰，清火顺气。主治痰热咳喘，顽痰胶结，咳喘痰多，大便干燥。每次 6～9g，每日 2 次。孕妇慎用或忌用。

四、肺虚咳嗽

【特别提示】外感咳嗽，咳嗽痰多、舌苔厚腻者慎用。

百合固金口服液（丸） 由百合、川贝母、当归、白芍、甘草、生地黄、熟地黄、麦冬、玄参、桔梗组成。能养阴润肺，化痰止咳。用于肺肾阴虚，燥咳少痰，痰中带血，咽干喉痛。口服液：每次 10～20ml，每日 3 次。蜜丸，每次 1 丸；浓缩丸，每次 8g；均每日 3 次。

贝母二冬膏 由川贝母、天冬、麦冬组成。能润燥化痰，止咳。用于肺阴虚损之咳嗽，干咳少痰，舌红无苔或少苔，脉细数；气管炎、支气管扩张、肺结核等。每次 20g，每日 2 次。肺寒咳嗽禁用。

补肺丸 由党参、黄芪、五味子、熟地黄、桑白皮、紫菀等组成。能滋肺补肾，止咳平喘。用于支气管炎、喘息型支气管炎、肺气肿；肺肾两虚之咳嗽气短，气无所主，肾阴亏虚，虚火上炎，阴不敛阳，气不摄纳之虚喘。每次 6～12g，每日 2～3 次；小儿酌减。

二母安嗽丸 由知母、玄参、罂粟壳、麦冬、款冬花、紫菀、苦杏仁、百合、浙贝母组成。能清肺化痰，止嗽定喘。用于虚劳久嗽，咳嗽痰喘，骨蒸潮热，音哑声重，口燥舌干，痰涎壅盛；慢性气管炎见上述证候者。每次 1 丸，每日 2 次。孕妇遵医嘱用。

橘红梨膏 由梨、麦冬、天冬、化橘红、苦杏仁、枇杷叶、川贝母、五味子组成。能养阴清肺，止咳化痰。用于肺胃阴虚所致的久咳痰少，口干咽燥，舌红少苔，脉细，慢性支气管炎见上述证候者。每次 10～15g，每日 2～3 次。

蜜炼川贝枇杷膏 由川贝母、枇杷叶、南沙参、茯苓、化橘红、桔梗、法半夏、五味子、瓜蒌子、款冬花、远志、苦杏仁、生姜、甘草、杏仁水、薄荷脑组成。能润肺化痰，止咳平喘，护喉利咽，清热养阴。主治伤风咳嗽，痰多痰稠，气喘不适，咽喉干痒，声音沙哑。每次 1 汤匙（15ml），每日 3 次。

宁嗽太平丸 由天冬、茯苓、前胡、款冬花、桑白皮、川贝母、五味子、百合、麦冬、紫菀、桔梗、白芍、阿胶、当归组成。能镇咳祛痰。用于年久咳嗽、慢性支气管炎。每次 1 丸，每日 2 次。

枇杷叶膏 由枇杷叶组成。能清肺润燥，止咳化痰。用于肺热燥咳，痰少咽干。一次 9～15g，一日 2 次。

强力枇杷露（无糖型） 由枇杷叶、罂粟壳、百部、白前、桑白皮、桔梗、薄荷脑组成。能养阴敛肺，止咳祛痰。用于支气管炎咳嗽少痰，久咳劳嗽。每次 15ml，每日 3 次。儿童、孕妇、哺乳期妇女禁用。

如意定喘片（丸） 由蛤蚧、制蟾酥、黄芪、地龙、麻黄、党参、苦杏仁、白果、枳实、天冬、南五味子、麦冬、紫菀、百部、枸杞子、熟地黄、远志、葶苈子、洋金花、石膏、炙甘草组成。能宣肺定喘，止咳化痰，益气养阴。用于气阴两虚所致的久咳气喘，体弱痰多；支气管哮喘、肺气肿、肺源性心脏病见上述证候者。片剂：每次 2～4 片，每日 3 次。丸剂：每次 2～4 丸，每日 3 次。孕妇禁（忌）服。

润肺止嗽丸 由生地黄、天冬、知母、天花粉、黄芩、蜜桑白皮、浙贝母、前胡、炒苦杏仁、紫菀、炒紫苏子、款冬花、醋青皮、陈皮、炙黄芪、五味子、炒酸枣仁、瓜蒌子（蜜炙）、淡竹叶、桔梗、炙甘草组成。能润肺定喘，止嗽化痰。用于肺气虚弱引起的咳喘、痰壅、失音；慢性气管炎、肺结核等。每次 2 丸，每日 2 次。寒痰咳嗽者禁用。

雪梨止咳糖浆　由梨清膏、枇杷叶、紫菀、款冬花、桔梗、苦杏仁、前胡组成。能润肺止咳化痰。用于燥痰阻肺所致的咳嗽、痰少、痰中带血，咽干口渴，声音嘶哑，舌红而干，苔薄黄，脉细数或弦细数；支气管炎见上述证候者。每次 10～15ml，每日 3～4 次。小儿酌减。痰湿阻肺者慎用。

养阴清肺膏（丸、口服液、糖浆）　由地黄、麦冬、玄参、川贝母、白芍、牡丹皮、薄荷、甘草组成。能养阴润燥，清肺利咽。用于肺虚肺燥，咽喉干痛，干咳少痰，或痰中带血；肺阴不足，热毒偏盛的白喉、腭扁桃体炎、慢性咽炎、口腔溃疡、鹅口疮、颈淋巴结核、牙周炎、地图舌等。水丸：每次 2 丸。膏剂：每次 10～20ml。糖浆：每次 10～20ml。口服液：每次 10ml。均每日 2 次。咳嗽痰多，舌苔厚腻者慎用。

玉竹颗粒　由玉竹组成。能补中益气，润肺生津。用于热病伤津，咽干口渴，肺痿干咳，气虚食少。每次 20g，每日 3 次，开水冲服。中寒便溏、痰湿内盛者忌用。

五、其他止咳化痰中成药

复方甘草片　每片含甘草浸膏粉、阿片粉、樟脑、八角茴香油、苯甲酸钠。能镇咳祛痰。用于各种原因引起的咳嗽、痰稠量多。每次 3～4 片。每日 3 次。

黄花杜鹃油滴丸　由烈香杜鹃（即藏药达里）挥发油组成。能镇咳祛痰、平喘。用于气管炎。每次 1～2 粒，每日 3 次，饭后服或遵医嘱。不宜嚼服。偶见口干、恶心。

咳速停糖浆　由吉祥草、黄精、百尾参、桔梗、虎耳草、枇杷叶、麻黄、桑白皮、罂粟壳组成。能补气养阴，润肺止咳，益胃生津。用于感冒及慢性支气管炎引起的咳嗽，咽干，咳痰，气喘。一次 10～20ml，一日 3 次。儿童、孕妇、哺乳期妇女禁用；糖尿病患者禁服。

咳特灵胶囊　由小叶榕干浸膏、马来酸氯苯那敏组成。能镇咳，祛痰，平喘，消炎。用于咳喘及慢性支气管炎。每次 1 粒，每日 3 次。用药期间不宜驾驶车辆、管理机器及高空作业等。每粒含马来酸氯苯那敏 1.4mg。

克咳胶囊　由麻黄、苦杏仁、甘草、石膏、桔梗、莱菔子、罂粟壳组成。能止咳，平喘，祛痰。用于各种原因引起的咳嗽、气喘；尤其适用于干咳少痰，久咳不止。每次 3 粒，每日 2 次。高血压病及冠状动脉病患者忌服。心动过速者及小儿慎用；孕妇忌服。

牡荆油胶丸　由牡荆油与短油组成。能祛痰，止咳，平喘。用于慢性支气管炎。每次 1～2 丸，每日 3 次，温开水送服，有明显的祛痰镇咳疗效。服药初期偶有轻度口干咽燥感，少数有胃部不适、头晕、嗳气等，可自行消失。

第四节　哮喘

【特别提示】需辨证分型后对症使用。本类中成药部分含有麻黄，高血压病、心脏病患者和运动员慎用。

一、实喘

百咳静糖浆 由黄芩、陈皮、桑白皮、瓜蒌子、清半夏、炒天南星、蜜麻黄、炒苦杏仁、炒紫苏子、桔梗、前胡、炒葶苈子、黄柏、蜜百部、麦冬、甘草组成。清热化痰，止咳平喘；有镇咳、祛痰、平喘和抗炎等作用。用于外感风热所致的咳嗽、咳痰，顿咳；症见咳嗽频剧，气粗，喉燥口渴，痰黏稠或黄，身热，头痛，或发热咳嗽，咳声亢扬，鼻流浊涕，面色或红；舌苔薄黄或舌尖红，舌苔可黄腻；急慢性支气管炎、百日咳见上述证候者。1～2岁，每次5ml；3～5岁，每次10ml；成年人，每次20～25ml；均每日3次。风寒咳嗽者，孕妇，糖尿病患者，高血压病、心脏病患者等慎用。

喘咳宁口服液 由麻黄、石膏、苦杏仁、桔梗、百部、罂粟壳、甘草组成。能宣通肺气，止咳平喘。用于久咳、痰喘属痰热证候者，症见咳嗽频作，咳痰色黄，喘促胸闷，气促烦热，口干舌红，苔黄腻，脉滑数；气管炎、喘息型支气管炎见上述证候者。每次10ml，每日2次。寒痰咳喘及正虚邪恋者忌服；孕妇，高血压病、心脏病患者慎服。

定喘膏 由血余炭、洋葱、附子、生川乌、制天南星、干姜组成。能止咳定喘。用于气喘症，冬季加重，胸膈满闷，咳嗽痰盛等症。外用前湿热软化，外贴肺俞穴。避风寒，忌心冷。

风茄平喘膏 由洋金花、吴茱萸、干姜、芥子、生川乌、生半夏、花椒、麻黄、丁香、樟脑、冰片、桂皮醛、二甲亚砜等组成。能止咳，祛痰，平喘。用于单纯性、喘息型慢性支气管炎和支气管哮喘。穴位贴敷：主穴取天突、大椎、定喘（双）、命门、肾俞（双）、足三里。辅穴取肺俞、丰隆、涌泉、膻中。每次主、辅穴各一穴位，交替轮换贴。

复方川贝精片（胶囊） 由麻黄浸膏、五味子、川贝母、远志、陈皮、法半夏、桔梗、甘草浸膏组成。能化痰止咳，宣肺平喘。治痰涎壅肺，肺失宣降所致的急慢性支气管炎、支气管扩张、咳嗽、痰喘。片剂：每次3～6片，每日3次。胶囊：一次2～3粒，一日3次。高血压病、心脏病、冠心病患者忌服或遵医嘱。孕妇慎用。

桂龙咳喘宁胶囊 由桂枝、龙骨、法半夏、黄连、炙甘草、白芍、生姜、大枣、牡蛎、瓜蒌皮、炒苦杏仁组成。能止咳化痰，降气平喘。用于外感风寒、痰湿阻肺所致的咳嗽、气喘、痰涎壅盛；急、慢性支气管炎见上述证候者。动物实验显示本品有一定镇咳、祛痰、平喘、抗炎作用。外感风热者慎服。孕妇慎用。胶囊：一次5粒，一日3次。

海珠喘息定片 由珍珠层粉、胡颓子叶、天花粉、蝉蜕、防风、冰片、甘草、盐酸氯喘、盐酸去氯羟嗪组成。能平喘镇咳，祛痰安神。治支气管哮喘、慢性支气管炎、喘息型支气管炎等咳喘痰多症。每次3～4片，每日3次。甲亢、心律不齐或高血压合并症患者慎用。

寒喘丸 由射干、麻黄、细辛、干姜、款冬花、清半夏、紫菀、五味子、大枣组成。能发散风寒，止咳平喘。用于气管炎、支气管哮喘、喘息型支气管炎、老年性肺气肿及感冒等外感风寒、内有痰饮证。水泛丸：每次3～6g，每日2次。

降气定喘丸（颗粒）　由麻黄、芥子、紫苏子、葶苈子、陈皮、桑白皮组成。能降气定喘，止咳祛痰。用于慢性支气管炎、哮喘等；咳嗽痰多、气逆喘促等。颗粒：冲服，每次1袋。丸剂：每次7g。均每日2次。

咳喘静糖浆　由桔梗、紫菀、地龙、知母、蒲公英、黄芩、瓜蒌、麦冬、苦杏仁、款冬花、百部、甘草、赤芍、丹参组成。能镇咳平喘，祛痰消炎。用于慢性支气管炎、哮喘、急性咽炎、小儿肺炎等。每次40ml，每日3次。

咳喘顺丸　由紫苏子、瓜蒌子、茯苓、鱼腥草、苦杏仁、半夏、款冬花、桑白皮、前胡、紫菀、陈皮、甘草组成。能宣肺化痰，止咳平喘。用于痰浊壅肺、肺气失宣所致的咳嗽，气喘痰多，胸闷；慢性支气管炎、支气管哮喘、肺气肿见上述证候者。气虚久嗽者慎用。一次5g，一日3次。7天为1个疗程。

咳喘丸　由麻黄、苦杏仁、荆芥、桑白皮、紫苏子、甘草组成。能止咳平喘。用于咳嗽、慢性支气管炎、肺气肿、肺源性心脏病、肺炎、支气管扩张引起的咳嗽、气喘等。每次3g，每日3次。

麻杏石甘颗粒（胶囊、丸、合剂）　由麻黄、杏仁、甘草、石膏组成。能辛凉宣泄，清肺平喘。用于感冒、百日咳、气管炎、肺炎、白喉、发热等属外感风邪，表有寒邪，里有邪热之热邪迫肺证。颗粒：每次1～2袋。胶囊：每次2粒。丸剂：每次0.5～1袋。合剂：每次10～20ml。均每日2～3次。

麻杏止咳糖浆（糖丸）　由麻黄、苦杏仁、生石膏、甘草组成。能清肺泄热，宣肺平喘。用于流行性感冒、气管炎、肺炎、百日咳等属风寒入里化热证。糖浆：每次5ml。糖丸：每次1丸（3g）。均每日3次。

芩暴红止咳片（颗粒、口服液、胶囊）　由满山红、暴马子皮、黄芩组成。能清热化痰，止咳平喘。用于痰热壅肺所致的咳嗽、痰多、喘证，痰黄黏稠，或咳吐血痰，咳时引痛，口渴便干；舌红苔薄黄或黄腻，脉弦数或滑数；急、慢性支气管炎，喘息型支气管炎见上述证候者。片剂：每次3～4片。颗粒：开水冲服，每次4g。口服液：每次10ml。胶囊：每次2粒。均每日3次。

苓桂咳喘宁胶囊　由茯苓、桂枝、桔梗、苦杏仁、白术、陈皮、法半夏、龙骨、牡蛎、生姜、大枣、甘草组成。能温肺化痰，止咳平喘。用于外感风寒、痰湿阻肺所致的咳嗽痰多，咳痰稀白，喘息胸闷，咳嗽声重，急促气紧，咽痒，可伴有鼻塞，流涕，头痛，肢体酸楚，恶寒发热，有汗或无汗，舌苔薄白，脉浮或弦；或脾虚失运，痰湿蕴肺所致的咳嗽、咳声重浊，痰黏腻或稠厚、量多易咳，胸闷脘痞，食少纳差，舌苔白腻，脉濡滑；或胸满窒闷，咳嗽痰多；或痰多稀薄起沫；急慢性支气管炎，喘息型支气管炎证候者。每次5粒，每日3次。10天为1个疗程。外感风热，痰热蕴肺，阴虚燥咳者忌用；孕妇慎用。

苏子降气丸　由炒紫苏子、姜半夏、厚朴、前胡、陈皮、沉香、当归、甘草组成。能降气化痰，温肾纳气。用于气逆痰盛，咳嗽，喘息，胸膈痞塞。外感痰热咳喘者忌服。孕妇慎服。一次6g，一日1～2次。

消喘膏　由细辛、芥子、延胡索、甘遂、鲜姜组成。能化痰止咳，降气除湿，解痉平喘。用于哮喘、喘息型支气管炎、支气管哮喘、肺气肿等。外用：将药丸放于橡皮膏中央，然后贴于背部肺俞、心俞、膈俞（即第3、5、7胸椎下，左、右旁开1.5寸处），一般贴4~16小时，5~10天贴治1次。

消咳喘胶囊（糖浆） 由满山红组成。能止咳，祛痰，平喘。用于寒痰咳喘、慢性支气管炎。胶囊：每次2粒。糖浆：每次10ml。均每日3次。偶见口干、恶心、呕吐及头晕等，一般1~3天后自行消失。

哮喘片 由罂粟壳、桔梗、麻黄、甘草组成。能宣肺定喘，化痰止咳。用于支气管炎、哮喘、小儿肺炎、百日咳、嗜酸细胞增多性肺炎，上呼吸道感染属风热感冒引起的咳嗽、气喘、多痰。每次3~4片，每日3次，小儿酌减。

止咳定喘丸（口服液） 由麻黄、杏仁、石膏、炒紫苏子、厚朴、陈皮、罂粟壳、茶叶、甘草组成。能镇咳平喘，通宣理肺。治风邪化热、热壅于肺引起的咳嗽痰喘，胸满作喘，呼吸急促，喉中作响，咽干口渴，发热，有汗或无汗；急性支气管炎、肺炎、喘息型支气管炎、支气管哮喘及某些过敏性哮喘见上述证候者。丸剂：每次6g。口服液：每次10ml。均每日2~3次。

止嗽青果丸（口服液） 由白果、麻黄、西青果、桑白皮（蜜制）、款冬花、半夏、苦杏仁、浙贝母、冰片、黄芩、甘草、石膏、紫苏子、紫苏叶组成。能止咳平喘，宣肺化痰。用于风寒犯肺、肺失宣降所致的气喘，咳吐白痰伴恶寒发热，头痛无汗，鼻塞流涕者及急慢性支气管炎、哮喘、喘息性支气管炎、上呼吸道感染、肺部感染、肺炎等。丸剂：每次2丸。每日2次。口服液：每次20ml，每日3次。孕妇忌服；肺虚久咳、气虚作喘者，高血压病、心脏病、青光眼患者慎用。

二、虚喘

补肾防喘片 由附子片、菟丝子、淫羊藿、补骨脂、山药、生地黄、熟地黄、陈皮等组成。能温阳补肾。用于肺肾两虚所致的久病体弱，咳嗽气喘；慢性支气管炎见上述证候者。阴虚阳亢及外感痰热者禁用。孕妇忌用。口服。一次4~6片，一日3次。三个月为一个疗程。

定喘丸 由桑白皮、生地黄、知母、紫苏梗、紫苏子、百合、莱菔子、款冬花、芥子、苦杏仁、川贝母、紫菀、陈皮、法半夏、茯苓、天冬、麦冬、黄芪、白术、当归、阿胶（蛤粉烫）、何首乌、紫苏叶组成。能宣肺平喘，化痰止咳。用于外感风寒，咳嗽哮喘，劳伤久咳，胸闷气短，呼吸急促，口渴咽干及老年性慢性支气管炎、肺气肿、咳嗽等。每次1丸，每日2~3次。

复方蛤青片 由黄芪、紫菀、苦杏仁、干蟾、白果、前胡、南五味子、附片、黑胡椒组成。能补气敛肺，止咳平喘，温化痰饮。用于肺虚咳嗽，气喘痰多；或咳嗽声微，气短无力，有痰咳不出；或喘促咳嗽有痰，动则加剧；自汗，舌淡苔薄白或腻，脉弱（沉）无力；老年慢性气管炎、阻塞性肺气肿、喘息型支气管炎见上述证候者。每次3片，每日3次。外感发热咳嗽忌用；孕妇慎用。

蛤蚧定喘丸（胶囊） 由蛤蚧、瓜蒌子、醋鳖甲、黄芩、甘草、麦冬、炒苦杏仁、紫菀、百合、麻黄、黄连、炒紫苏子、石膏、煅石膏组成。能滋阴清肺，止咳平喘。用于肺肾两虚、阴虚肺热所致虚劳久咳、年老哮喘、气短烦热、胸满郁闷、自汗盗汗、不思饮食等；单纯性支气管炎、喘息型慢性支气管炎、支气管哮喘、心源性哮喘、肺气肿、肺结核等属阴虚肺热证哮喘见上述证候者。水蜜丸：每次 5~6g。小蜜丸：每次 9g。大蜜丸：每次 1 丸。胶囊：每次 3 粒。均每日 2 次。

蛤蚧养肺丸 由蛤蚧、北沙参、天冬、麦冬、党参、黄芪、山药、天花粉、白扁豆、薏苡仁、莲子、化橘红、半夏、川贝母、苦杏仁、桑白皮、前胡、白前、瓜蒌子、芥子、莱菔子、紫苏子、桔梗、甘草、白及、茯苓组成。能补虚润肺，健脾化湿，止咳平喘。主治肺气虚衰，脾肾不足，夹有燥痰所致的咳嗽少痰，咳痰不爽，喘急气短，消瘦乏力；慢性支气管炎、肺结核、喘息型及过敏性支气管炎、肺气肿、肺不张等见上述证候者。每次 1 丸，每日 2 次。

黑锡丹 由黑锡、硫黄、川楝子、木香、肉桂、茴香、肉豆蔻、附子、沉香、胡芦巴、阳起石组成。能助肾扶阳，祛痰定喘。用于肾阳亏损，上盛下虚引起的痰壅气喘，胸腹冷痛。外用治疗疮疡等。每次 6g；小儿，每次 2~3g；温开水送服。

黄龙咳喘胶囊（颗粒） 由黄芪、地龙、淫羊藿、生山楂、桔梗、鱼腥草、射干、麻黄、葶苈子组成。能益气补肾，宣肺化痰，止咳平喘。用于肺肾气虚、痰热郁肺之咳喘，以及慢性支气管炎见上述证候者。胶囊：每次 4 粒，每日 3 次。颗粒：用开水冲服，3 岁以下每次 3g；4~7 岁每次 6g；8~14 岁每次 10g；成人每次 10~20g；均每日 3 次。孕妇禁用。高血压病、心脏病患者和运动员慎用。

理气定喘丸 由紫苏子、紫苏梗、紫苏叶、陈皮、法半夏、芥子、莱菔子、苦杏仁、川贝母、桑白皮、款冬花、紫菀、炙黄芪、茯苓、白术、百合、知母、麦冬、天冬、地黄、当归、何首乌（黑豆酒炙）、阿胶组成。能祛痰止咳，补肾平喘。用于肺虚痰盛所致的咳嗽痰喘，胸膈满闷，心悸气短，口渴咽干；或咳痰量多，气短乏力，心悸；急慢性支气管炎、喘息型支气管炎、阻塞性肺气肿见上述证候者。小蜜丸，每次 6g；大蜜丸，每次 1 丸；均每日 2 次。外感咳嗽者和孕妇均慎用。

益肺胶囊 由红参、蛤蚧、苦杏仁、桑白皮、川贝母、茯苓、知母、甘草组成。能补肾益肺，清热化痰，止咳平喘。用于久病咳喘，胸满痰多。每次 4 粒，每日 3 次。

第五节　肺结核

【特别提示】本类中成药宜与抗结核药联合应用。

白百抗痨颗粒 由白及、浙贝母、百部、薏苡仁、三七、红大戟组成。能敛肺止咳，养阴清热。用于肺痨引起的咳嗽，痰中带血。一次 15g，一日 2~3 次，开水冲服，一月为 1 个疗程。

百花膏 由百部、款冬花组成。能润肺止咳。用于咳嗽喘急，痰中带血，津少咽干，虚烦潮热；寒热错杂、肺津不足之咳嗽及秋燥（温燥、凉燥）之咳嗽，如肺痨、燥咳及肺虚喘促声低，伴见轻微咳嗽，烦热口干，手足心热，夜寐不安，脉细数，舌红无苔者。每次9g，每日2～3次。

利肺片 由百部、白及、蛤蚧、牡蛎、枇杷叶、五味子、百合、冬虫夏草、甘草组成。能抗痨补肺，镇咳祛痰。用于肺痨咳嗽、咳痰咯血、气喘、慢性气管炎。每次5片，每日3次。

第二章

心脑血管系统疾病用中成药

第一节 冠心病

【特别提示】本类中成药多含有具活血化瘀作用的药物，故孕妇慎用，有出血倾向者慎用。在服用本品治疗期间，心绞痛持续发作、剧烈心绞痛者，应及时就地急救，然后住院治疗。

保心片　由三七、丹参、川芎、山楂、制何首乌、何首乌组成。能滋补肝肾，活血化瘀。用于肝肾不足、瘀血内停所致的胸痹，症见胸闷，心前区刺痛；冠心病心绞痛见上述证候者。每次4～6片，每日3次。

参芍胶囊（片）　由人参茎叶皂苷、白芍组成。能益气活血，宣痹止痛，有抗心肌缺血、缺氧作用。用于心气不足、血行不畅、胸阳失宣所致胸痹，症见胸闷、心痛、心悸、气短、脉细弦涩、苔薄舌紫；冠心病心绞痛见上述证候者。胶囊：一次4粒，一日2次。片剂：每次4片，每日2次。

丹参舒心胶囊　由丹参提取物组成。能活血化瘀，镇静安神。主治冠心病引起的心绞痛、胸闷及心悸等。每次1～2粒，每日3次。

丹红注射液　由丹参、红花组成。能活血化瘀，通脉舒络。用于瘀血闭阻所致的胸痹及中风、冠心病心绞痛、心肌梗死、瘀血型肺心病、缺血性脑病、脑血栓。症见胸痛、胸闷、心悸、口眼㖞斜、言语謇涩、肢体麻木、活动不利等症。肌内注射：每次2～4ml，每日1～2次。或静脉注射：每次4ml，加入5%葡萄糖注射液20ml稀释后缓慢滴注，每日1～2次。或静脉滴注：每次20～40ml，加入5%葡萄糖注射液100～500ml稀释后缓慢滴注，每日1～2次。伴有糖尿病者，宜改用0.9%氯化钠注射液稀释后使用。或遵医嘱。偶有过敏反应。可见皮疹、瘙痒、头痛、头晕、心悸、寒战、发热、面潮红、恶心、呕吐、腹泻、胸闷、呼吸困难、喉头水肿、抽搐等。停药后可恢复正常。罕见过敏性休克。有出血倾向者、孕妇、哺乳期妇女、对本品过敏者应慎用。

丹七片　由三七、丹参组成。具有活血化瘀，通脉止痛之功效。用于瘀血闭阻所致的胸痹心痛，眩晕头痛，经期腹痛。每次3～5片，日3次。

丹芎通脉颗粒　由丹参、红花、川芎、赤芍、延胡索、枸杞子、制何首乌、香附组成。能活血理气，滋补肾阴。用于冠心病心绞痛、气滞血瘀兼肾阴不足，症见胸闷，胸痛，心悸，头晕，失眠，耳鸣，腰膝酸软。每次5g，每日3次，4周为1个疗程。个别患者服药后可能出现上腹不适、恶心嗳气、便溏等消化道症状。孕妇慎用；有出血倾向者慎用；本品有轻度降血压作用，服药期间请注意血压变化。

盾叶冠心宁片 由盾叶薯蓣组成。能活血化瘀，理气止痛。用于气滞血瘀所致的胸痹，症见胸闷而痛，或胸痛隐隐，痛有定处，时欲叹息，脘胀憋气，舌暗红或边有齿痕，脉弦或弦涩，冠心病、心绞痛见上述证候者。每次 2 片，每日 3 次，3 个月为 1 个疗程。孕妇禁用。

复方川芎胶囊（片） 由当归、川芎等组成。能活血化瘀，理气止痛。用于冠心病稳定型心绞痛证属心血瘀阻者。胶囊：1 次 4 粒，1 日 3 次。片剂：一次 4 粒，一日 3 次。均饭后服用。孕妇与哺乳期妇女慎用。

复方丹参滴丸（胶囊、片、颗粒） 由丹参、三七、冰片组成。能活血化瘀，理气止痛。主治胸中憋闷、冠心病心绞痛等。滴丸：口服或舌下含服，每次 10 粒，每日 3 次。颗粒：每次 1g。片剂：每次 2～3 片。胶囊：每次 2～3 粒。均每日 3 次。孕妇禁用。

复方血栓通胶囊 由三七、黄芪、丹参、玄参组成。能活血化瘀，益气养阴。用于治疗血瘀兼气阴两虚证的视网膜阻塞，症见视力下降或视觉异常、眼底瘀血征象、神疲乏力、咽干、口干等；以及用于血瘀兼气阴两虚的稳定性劳累型心绞痛，症见胸闷痛，心悸，心慌，气短乏力，心烦口干者。每次 2～3 粒，每日 3 次。个别用药前谷丙转氨酶异常的患者服药过程中出现谷丙转氨酶增高，是否与服用药物有关，尚无结论。孕妇慎用。

冠脉宁片 由丹参、没药、鸡血藤、血竭、醋延胡索、当归、郁金、制何首乌、炒桃仁、酒黄精、红花、葛根、乳香、冰片组成。能活血化瘀，行气止痛。用于胸部刺痛固定不移、入夜更甚、心悸不宁、舌质紫暗、脉沉弦为主症的冠心病心绞痛、冠状动脉供血不足。每次 5 片，每日 3 次。孕妇忌服。哺乳期妇女慎用。

冠心安口服液 由川芎、三七、延胡索、牛膝、降香、珍珠母、野菊花、柴胡、桂枝、半夏（炙）、首乌藤、茯苓、大枣、冰片、炙甘草组成。能活血行瘀，宽胸散结。用于气滞血瘀、脉络瘀阻所致的胸痹，症见胸闷而痛，气机不畅，气短，烦躁不安，舌紫暗或有瘀斑，脉沉涩；冠心病心绞痛见上述证候者。每次 10ml，每日 2～3 次。气阴不足，胸痹心痛者，不宜单用。孕妇禁用。

冠心丹参片（胶囊、颗粒、滴丸） 由丹参、三七、降香油组成。能活血化瘀，理气止痛。用于气滞血瘀所致的胸痹，症见心脉痹阻，胸闷憋气，心胸隐痛，甚或猝痛、如刺如绞，心悸气短，舌暗红或有瘀斑，舌下脉络青紫，脉弦涩或结代；冠心病心绞痛见上述证候者。片剂：每次 3 片。胶囊：每次 3 粒。颗粒：每次 1.5g。滴丸：舌下含服，每次 10 粒。均每日 3 次。寒凝血瘀、气虚血瘀、阴虚血瘀之胸痹心痛者不宜单用本品；孕妇慎用，月经期及有出血倾向者禁用。

冠心二号片（冠心片） 由丹参、赤芍、红花、川芎、降香组成。有扩张冠状动脉、增加血流量、耐缺氧、增强心肌收缩力、减慢心率、改善心脏功能、抑制凝血、促进组织修复、降低血脂及弱抑菌等作用。用于缓解心绞痛。每次 6～8 片，每日 3 次。

冠心静片 由丹参、三七、赤芍、川芎、红花、人参、玉竹、苏合香、冰片组成。

能益气通脉，活血化瘀，宣痹止痛。用于心气不足、气虚血瘀、瘀阻心脉所致的胸痹；症见胸闷，胸痛隐隐，烦躁易怒，气短，心悸，自汗，乏力，舌暗淡胖，脉沉或细涩；冠心病心绞痛见上述证候者。每次 4 片，每日 3 次。寒凝血瘀胸痹心痛，不宜单独使用。

冠心生脉口服液　由人参、麦冬、醋五味子、丹参、赤芍、郁金、三七组成。能益气生津，活血通脉。用于气阴不足、心脉瘀阻所致的心悸气短，胸闷作痛，自汗乏力，脉微结代。每次 10～20ml，每日 2 次。孕妇慎用。

冠心舒通胶囊　由广枣、丹参、丁香、冰片、天竺黄组成。能活血化瘀，通经活络，行气止痛。用于胸痹心血瘀阻证，症见胸痛、胸闷、心慌、气短；冠心病、心绞痛见上述证候者。一次 3 粒，每日 3 次，4 周为一个疗程。孕妇禁用。个别患者用药后出现恶心、胃部不适、胃中嘈杂不安等反应。

冠心苏合丸（胶囊/软胶囊）　由苏合香、冰片、乳香、檀香、土木香组成。能理气宽胸，止痛。用于冠心病心绞痛、胸闷憋气等。胶囊：一次 2 粒，每日 3 次，急性重症可咀嚼服用。软胶囊：一次 2 粒，每日 1～2 次。大蜜丸：一次 1 丸，每日 1～3 次。或在医生指导下服用。个别患者服用后可能出现恶心、胃部不适等。孕妇禁用。

黄杨宁片　由黄杨木提取物组成。能行气活血，通络止痛。用于气滞血瘀型胸痹心痛，脉结代；冠心病、心律失常见上述症状者。每次 1～2mg（2～4 片），每日 2～3 次。服用初期出现的轻度四肢麻木感、头晕、胃肠不适，可在短期内自行消失，无须停药。肝肾功能不全者慎用。

活心丸　由人工麝香、蟾酥、人参、牛黄、冰片、附子、红花、熊胆、珍珠、灵芝组成。能益气活血，芳香开窍，宣痹止痛。用于气虚血瘀、胸阳失展所致的胸痹，症见胸闷、心痛、气短、乏力；冠心病及其他心脏病之心绞痛、心肌缺血、心功能不全见上述证候者。每次 1～2 丸，每日 1～3 次。偶见颜面水肿，孕妇及妇女经期禁用。

活血通脉片（胶囊）　由鸡血藤、桃仁、丹参、赤芍、红花、降香、郁金、三七、川芎、陈皮、木香、石菖蒲、枸杞子、酒黄精、人参、麦冬、冰片组成。能活血通脉，强心镇痛。用于冠状动脉粥样硬化引起的心绞痛、胸闷气短、心气不足、瘀血作痛；气滞血瘀所致的胸闷、胸痹、心悸气短；冠心病见上述症状者。片剂：每次 5 片，每日 3～4 次。胶囊：一次 2～4 粒，一日 3 次。

精制冠心片　由丹参、赤芍、川芎、降香组成。能活血化瘀。用于心血瘀阻之冠心病心绞痛。每次 6～8 片，每日 3 次。

康尔心胶囊　由人参、麦冬、三七、丹参、山楂、枸杞子、何首乌组成。能益气养血，活血止痛。用于因气阴亏虚，血瘀阻络，血脉失养所致的胸痹，症见胸闷不适、心前区疼痛或隐痛刺痛，心悸不安，腰膝酸软，耳鸣眩晕；舌淡红或有瘀点，脉细无力；冠心病心绞痛见上述证候者。一次 4 粒，每日 3 次。

苦碟子注射液（碟脉灵）　由抱茎苦荬菜组成。能活血止痛，清热祛瘀。用于瘀血闭阻的胸痹，症见胸闷、心痛、口苦、舌暗红或有瘀斑等；冠心病心绞痛见上述症状者，亦可用于脑梗死。静脉滴注：每次 10～40ml，每日 1 次，用 0.9%氯化钠或 5%葡萄糖注射液稀释至 250～500ml 后应用。14 天为 1 个疗程。

宽胸气雾剂 由细辛油、檀香油、高良姜油、荜茇油、冰片组成。能理气止痛。用于胸闷气滞，缓解心绞痛。心绞痛发作时，将瓶倒置，喷口对准口腔，喷 2～3 次。忌寒凉、气恼。

乐脉颗粒 由丹参、川芎、赤芍、红花、香附、木香、山楂组成。能行气活血，化瘀通脉。用于气滞血瘀所致的头痛、眩晕、胸痛、心悸、冠心病心绞痛、多发性脑梗死。每次 1～2 袋，开水冲服，每日 3 次。

利脑心胶囊 由丹参、川芎、粉葛、地龙、赤芍、红花、郁金、制何首乌、泽泻、枸杞子、炒酸枣仁、远志、九节菖蒲、牛膝、甘草组成。能活血祛瘀，行气化瘀，通络止痛。用于气滞血瘀、痰浊阻络所致的胸痹刺痛、绞痛、固定不移、入夜更甚，心悸不宁，头晕头痛；冠心病、心肌梗死、脑动脉硬化、脑血栓见上述证候者。每次 4 粒，每日 3 次。饭后服用。

灵宝护心丹 由红参、人工麝香、冰片、三七、丹参、蟾酥、人工牛黄、苏合香、琥珀组成。能强心益气，通阳复脉，芳香开窍，活血镇痛。用于气虚血瘀所致的胸痹、心悸；症见胸闷气短、心前区疼痛、脉结代；心动过缓型病态窦房结综合征及冠心病、心绞痛、心律失常见上述证候者。每次 3～4 丸，每日 3～4 次；饭后服用。①蟾蜍有毒，不可过量久服，忌与洋地黄类药物同用。②月经期妇女，有出血倾向者禁用；孕妇禁用。③服药治疗期间，心绞痛持续发作，宜加服硝酸酯类药；若出现剧烈心绞痛、心肌梗死，或见有气促、汗出、面色苍白者，应及时就地急救，然后住院治疗。④偶有服本品后出现轻度腹胀、口干，继续服药后可自行消失，无须停药。

脉络通颗粒 由党参、当归、丹参、红花、川芎、槐花、山楂、地龙、木贼、葛根、维生素 C、柠檬酸、碳酸氢钠组成。能益气活血，化瘀止痛。用于气虚血瘀所致胸痹，症见心胸疼痛，胸闷气短，头痛眩晕；冠心病心绞痛见上述证候者，及中风所致肢体麻木、半身不遂。开水冲服，每次 6g，每日 3 次。

诺迪康胶囊（口服液） 由圣地红景天组成。能益气活血，通脉止痛。用于气虚血瘀所致的胸痹，表现为胸闷、刺痛或隐痛、心悸气短、神疲乏力、少气懒言、头晕目眩等症。冠心病、心绞痛见以上表现者。胶囊：每次 1～2 粒，每日 3 次。口服液：每次 1 支，每日 3 次。

七味广枣丸 由广枣、肉豆蔻、丁香、木香、枫香脂、沉香、牛心粉组成。能养心益气，安神。主治心脑血管疾病、冠心病，症见胸闷疼痛，心慌气短，心神不安，失眠健忘。每次 1 丸，每日 1～2 次。

芪参益气滴丸 由黄芪、丹参、三七、降香油组成。能益气通脉、活血止痛。用于气虚血瘀型胸痹，症见胸闷胸痛，气短乏力，心悸，面色少华，自汗，舌体胖有齿痕，舌质暗淡或紫暗或有瘀斑，脉沉或沉弦；冠心病心绞痛见上述证候者。饭后半小时服，每次 1 袋，每日 3 次。孕妇慎用。

强力脑心康口服液 由蜂王浆、丹参、蜜环菌提取液组成。能补益肝肾，活血化瘀。用于肝肾不足、瘀血阻滞所致的胸痹、眩晕，症见胸闷、心前区疼痛、刺痛、头痛、头晕；冠心病心绞痛、神经衰弱见上述证候者。每次 10ml，每日 2 次。

山玫胶囊 由山楂叶、刺玫果组成。能益气化瘀。用于气虚血瘀所致的胸痹及气虚血瘀、瘀阻清窍、脑失所养所致的眩晕，症见胸痛、痛有定处，胸闷憋气或眩晕、心悸、气短、乏力、舌质紫暗；冠心病心绞痛、脑动脉硬化见上述证候者。每次 3 粒，每日 3 次。

麝香保心丸　由人工麝香、人参提取物、人工牛黄、肉桂、苏合香、蟾酥、冰片组成。能益气强心。用于心肌缺血引起的心绞痛、胸闷及心肌梗死。一次 1～2 丸，一日 3 次；或症状发作时服用。不良反应有轻度上腹不适、恶心、唇舌麻木感，轻度上腹不适可以选择饭后服用或舌下含服，唇舌麻木感可以选择口服。

神香苏合丸　由人工麝香、冰片、水牛角浓缩粉、乳香、安息香、白术、香附、木香、沉香、丁香、苏合香组成。能温通宣痹，行气化浊。用于寒凝心脉、气机不畅所致的胸痹，症见心痛、胸闷、胀满、遇寒加重；冠心病心绞痛见上述证候者。每次 1 瓶，每日 1～2 次。

生脉胶囊（口服液）　由红参、麦冬、五味子组成。能益气养阴生津，活血健脑。用于气阴两亏，心悸气短，自汗；也用于气阴两虚、瘀阻脑络引起的胸痹心痛、中风等病。胶囊：一次 3 粒，一日 3 次。口服液：一次 10ml，每日 3 次。凡脾胃虚弱，呕吐泄泻，腹胀便溏，咳嗽痰多者慎用；感冒患者不宜服用；小儿、孕妇、高血压病、糖尿病患者应在医师指导下服用；本品宜饭前服用。服用本品同时不宜用藜芦、五灵脂、皂荚或其制剂；不宜喝茶和吃萝卜，以免影响药效。服药 2 周或服药期间症状无改善，或症状加重，或出现新的严重症状，应立即停药并去医院就诊。

舒心口服液　由党参、黄芪、红花、当归、川芎、三棱、蒲黄组成。能补益心气，活血化瘀。用于心气不足、瘀血内阻所致的胸痹，症见胸闷憋气，心前区刺痛，气短乏力；冠心病心绞痛见上述证候者。每次 20ml，每日 2 次。孕妇慎用。

舒胸片（胶囊）　由三七、红花、川芎组成。能活血，祛瘀及止痛。用于跌打损伤、瘀血肿痛、软组织挫伤；冠心病心绞痛、心律失常、肺心病、心肌炎、脑血栓（出血）以及糖尿病的辅助治疗。片剂：每次 5 片。胶囊：每次 3 粒。均每日 3 次。

双丹口服液　由丹参、牡丹皮组成。能活血化瘀，通脉止痛。用于瘀血痹阻所致的胸痹，症见心胸疼痛，痛处固定，入夜尤甚，甚或痛引肩背，时或胸闷、心悸、舌质紫暗或有瘀斑；冠心病心绞痛见上述证候者，有一定抗心肌缺血、抗血小板凝聚之效。胶囊：每次 4 粒，每日 2 次。颗粒：开水冲服，每次 5g，每日 2 次。口服液：每次 20ml，每日 3 次。

速效救心丸　由川芎、冰片组成。能行气活血，祛瘀止痛。用于气滞血瘀型冠心病心绞痛。含服，每次 4～6 粒，每日 3 次。急性发作时每次 10～15 粒。

通心络胶囊（片）　由人参、水蛭、全蝎、赤芍、蝉蜕、土鳖虫、蜈蚣、檀香、降香、乳香、酸枣仁、冰片组成。能益气活血，通络止痛。用于冠心病心绞痛属心气虚乏、血络瘀阻证，症见胸部憋闷，刺痛、绞痛，固定不移，心悸自汗，气短乏力，舌质紫暗或有瘀斑，脉细涩或结代。亦用于气虚血瘀络阻型中风病，症见半身不遂或偏身麻木，口舌㖞斜，言语不利。胶囊：一次 2～4 粒，一日 3 次。片剂：一次 2～4 片，一日 3 次。个别患者用药后可出现胃部不适。出血性疾患，孕妇及妇女经期及阴虚火旺型中风禁用。服药后胃部不适者宜改为饭后服用。

心可宁胶囊　由丹参、三七、红花、水牛角浓缩粉、人工牛黄、冰片、蟾酥、人参须组成。能益气活血，通脉止痛。用于气虚血瘀，痹阻心脉所致的心痹，症见胸闷心痛，痛处固定，心悸气短，动则喘息，倦怠乏力，或少气懒言，面色无华，或易出汗，舌淡红胖、有齿痕，脉细弱无力或结代；冠心病心绞痛见上述证候者。每次2粒，每日3次。

心可舒片（胶囊）　由山楂、丹参、葛根、三七、木香组成。能活血化瘀，行气止痛。主治气滞血瘀引起的胸闷、头晕、头痛、颈痛；冠状动脉供血不足、心功能不全引起的高血压、高脂血症、冠心病心绞痛；糖尿病性脑梗死等。片剂：每次4片。胶囊：每次4粒。均每日3次。偶见尿潴留。心阳虚者勿用。

心灵丸　由人参、人工麝香、冰片、蟾酥、水牛角干浸膏、人工牛黄、熊胆、珍珠、三七组成。能活血化瘀，益气通脉，宁心安神。用于冠心病、心功能不全、心律失常、伴高脂血症、高血压者；心悸气短，头痛目眩。每次2丸，每日1～3次，舌下含化或咀嚼后咽服，亦可在睡前或发病时含服。

心脉通片　由当归、决明子、钩藤、丹参、葛根、槐花、毛冬青、夏枯草、三七、牛膝组成。能活血化瘀，通脉养心，降压降脂。用于心前区疼痛、胸闷气短、心情急躁、头晕项强、舌质紫暗、脉涩结等胸痹心痛诸证及高血压、高脂血症、冠心病心绞痛等见上述症状者。每次4片，每日3次。虚证忌用。孕妇、月经过多者慎用。

心脑康胶囊　由丹参、赤芍、川芎、红花、九节菖蒲、郁金、远志、地龙、葛根、泽泻、制何首乌、枸杞子、鹿心粉、牛膝、炒酸枣仁、甘草组成。能活血化瘀，通窍止痛。用于瘀血阻络所致的胸痹、眩晕，症见胸闷、心前区刺痛、眩晕、头痛；冠心病心绞痛、脑动脉硬化见上述证候者。一次4粒，一日3次。本品含活血化瘀药，孕妇慎用。方中活血化瘀之品久服伤及脾胃，一般宜饭后服用。若出现剧烈心绞痛，心肌梗死，并伴有气促、汗出、面色苍白者，应及时急诊救治。

心脑联通胶囊　由灯盏细辛、虎杖、野山楂、柿叶、刺五加、葛根、丹参组成。能活血化瘀，通络止痛。用于瘀血闭阻引起的胸痹、眩晕；症见胸闷胸痛、心悸头晕、头痛耳鸣等，以及冠心病心绞痛、脑动脉硬化、高脂血症见上述症状者。每次4～5粒，每日3次，20天为1个疗程。

心脑舒通胶囊　由蒺藜组成。能活血化瘀，舒利血脉。用于瘀血阻络所致的胸痹心痛、中风半身不遂、言语障碍；冠心病、心绞痛、中风恢复期及血液高黏症见上述证候者。每次2～3粒，每日3次，饭后服用。

心荣口服液　由黄芪、地黄、赤芍、麦冬、五味子、桂枝组成。能助阳，益气，养阴。用于心阳不振、气阴两虚所致胸痹，症见胸闷隐痛、心悸气短、头晕目眩、倦怠懒言、面色少华；冠心病见上述证候者。每次20ml，每日3次；6周为1个疗程。在治疗期间，心绞痛持续发作，应及时就诊。

心通口服液（颗粒）　由黄芪、党参、葛根、麦冬、丹参、当归、何首乌、淫羊藿、海藻、昆布、牡蛎、皂角刺、枳实组成。能益气活血，化痰通络。用于气阴两虚，痰瘀阻痹所致的胸痹，症见心痛、胸闷、气短、呕恶纳呆等；冠心病心绞痛见上述证候者。口服液：一次10～20ml，每日2～3次。颗粒：开水冲服，一次1～2袋，一日2～3次。

寒凝血瘀胸痹心痛，不宜单用本品；因含有活血破血、软坚散结之品，有碍胎气，孕妇禁用；如有服后泛酸者，可于饭后服用；过敏体质者慎服；在治疗期间，心绞痛持续发作，宜加用硝酸酯类药；若出现剧烈心绞痛，心肌梗死，见有气促、汗出、面色苍白者，应及时急诊救治；服药期间忌食油腻、高脂高糖食品。

心痛康胶囊　由白芍、红参、淫羊藿、北山楂组成。能益气活血，温阳养阴，散结止痛。用于气滞血瘀所致的胸痹，症见心胸刺痛、闷痛，痛有定处，心悸气短，或兼有神疲自汗、咽干心烦；冠心病、心绞痛见上述证候者。每次 3～4 粒，每日 3 次。

心痛舒喷雾剂　由牡丹皮、川芎、冰片组成。能活血化瘀，凉血止痛。用于缓解或改善心血瘀阻所致冠心病心绞痛急性发作的临床症状和心电图异常，症见心胸闷痛、绞痛发作，痛处常固定不移，胸闷，心悸，面晦唇青，口苦或口干，时或心悸不宁，舌紫暗或暗红，舌下脉络迂曲，脉沉弦涩或结代。心绞痛发作时，将喷嘴对准口腔舌下，一次喷 3 下，每日 3 次；1 周为 1 个疗程。

心血宁片　由葛根提取物、山楂提取物组成。能活血化瘀，通络止痛。用于心血瘀阻引起的胸痹、眩晕以及冠心病、高血压、心绞痛、高脂血症。每次 4 片，每日 3 次。

心元胶囊　由制何首乌、丹参、麦冬、地黄等组成。能滋肾养心，活血化瘀。用于胸痹心肾阴虚、心血瘀阻证，症见胸闷不适、胸部刺痛或绞痛，或胸痛彻背、固定不移、入夜更甚、心悸盗汗、心烦不寐、腰酸膝软、耳鸣头晕等，冠心病稳定型劳累性心绞痛、高脂血症见上述症状者。每次 3～4 粒，每日 3 次。

血府逐瘀胶囊（丸、口服液、片）　由炒桃仁、红花、赤芍、川芎、麸炒枳壳、柴胡、桔梗、当归、地黄、牛膝、甘草组成。能活血祛瘀，行气止痛。用于瘀血内阻，胸痛或头痛、内热瞀闷，失眠多梦，心悸怔忡，急躁善怒；冠心病心绞痛、血管及外伤性头痛，属上述证候者。胶囊：一次 6 粒，一日 2 次。蜜丸：每次 1～2 丸，每日 2 次，空腹用红糖水送服。口服液：一次 1 支，一日 3 次。片剂：一次 6 片，一日 2 次。

养心氏片　由黄芪、党参、丹参、葛根、淫羊藿、山楂、地黄、当归、黄连、醋延胡索、灵芝、人参、炙甘草组成。能益心养血，化瘀止痛。用于气虚血瘀所致的胸痹，症见心悸气短、胸闷、心前区刺痛；冠心病心绞痛见上述证候者。每次 2～3 片，每日 3 次。孕妇慎用。

益心复脉颗粒　由生晒参、黄芪、丹参、麦冬、五味子、川芎组成。能益气养阴，活血复脉。用于气阴两虚、瘀血阻脉所致的胸痹，症见胸痛胸闷，心悸气短，脉结代；冠心病心绞痛、心律失常见上述证候者。开水冲服，每次 15g，每日 2～3 次。寒凝血瘀胸痹心痛者不宜单独使用。痰湿壅滞，舌苔腻者慎用。

益心康泰胶囊　由唐古特铁线莲、大黄、黄芪、多腺悬钩子、锁阳、甘草组成。能益气行滞，化瘀通脉，通腑降浊。用于气虚血瘀所致胸痹心痛，心悸气短，倦怠乏力，大便秘结；冠心病心绞痛、高脂血症见上述症状者。每次 2 粒，每日 3 次。疗程 1～2 个月，必要时可服 2～3 个疗程。孕妇忌用。

益心舒胶囊（片）　由人参、麦冬、黄芪、山楂、五味子、川芎、丹参组成。能益气复脉，活血化瘀，养阴生津。用于气阴两虚、瘀血阻脉所致胸痹，症见胸痛胸闷，心悸气短，脉结代，冠心病心绞痛见上述证候者。每次 3 粒（片），每日 3 次。

益心丸 由红参、人工麝香、人工牛黄、蟾酥、珍珠、冰片、三七、红花、附片、安息香组成。能益心强心，芳香开窍，活血化瘀。主治冠心病心绞痛、心律不齐、心功能不全、心肌缺血、胸闷、心悸气促等。舌下含服：每次1～2丸，每日1～2次。孕妇忌用；月经期慎用。

银丹心脑通软胶囊 由银杏叶、灯盏细辛、绞股蓝、山楂、大蒜、三七、艾叶、丹参组成。能活血化瘀，行气止痛，消食化滞。用于气滞血瘀引起的胸痹，症见胸痛、胸闷、气短、心悸等；冠心病心绞痛、高脂血症、脑动脉硬化、中风后遗症见上述症状者。每次2～4粒，每日3次。

镇心痛口服液 由党参、三七、醋延胡索、地龙、薤白、炒葶苈子、肉桂、冰片、薄荷脑组成。能益气活血，通络化瘀。用于气虚血瘀、痰阻脉络所致的胸痹，症见胸痛、胸闷、心悸、气短、乏力、肢冷；冠心病心绞痛见上述证候者。每次20ml，每日3次。

正心泰胶囊（片） 由黄芪、丹参、川芎、槲寄生、山楂、葛根组成。能补气活血，化瘀通络。用于心气不足、心血瘀滞、心脉痹阻所致的胸痹；症见胸闷心痛、心悸、气短、自汗、乏力、脉细涩、舌质淡紫；冠心病、心绞痛见上述证候者。胶囊：每次4粒。片剂：每次4片。均每日3次。

滋心阴颗粒（胶囊、口服液） 由麦冬、赤芍、北沙参、三七组成。能滋养心阴，活血止痛。用于阴虚血瘀所致的胸痹，症见胸闷胸痛，心悸怔忡，五心烦热，夜眠不安，舌红少苔；冠心病心绞痛见上述证候者。颗粒：开水冲服，每次1袋。胶囊：每次2粒。口服液：每次10ml。均每日3次。

第二节 病毒性心肌炎

黄芪注射液 本品益气养元，扶正祛邪，养心通脉，健脾利湿。用于心气虚损、血脉瘀阻之病毒性心肌炎、心功能不全及脾虚湿困之肝炎。肌内注射，一次2～4ml，一日1～2次；静脉滴注，一次10～20ml，一日1次。本品为温养之品，心肝热盛，脾胃湿热者禁用。新生儿、婴幼儿禁用。

芪冬颐心口服液 由黄芪、麦冬、人参、茯苓、地黄、龟甲（烫）、煅紫石英、丹参、郁金、桂枝、淫羊藿、金银花、枳壳组成。能益气养心，安神止悸。用于病毒性心肌炎、冠心病心绞痛所致的心悸、胸闷、胸痛、气短乏力、失眠多梦、自汗、盗汗、心烦等气阴两虚证。饭后每次20ml，每日3次。1个疗程28天。偶见服药胃部不适。孕妇忌服。

荣心丸 由玉竹、五味子、丹参、降香、山楂、蓼大青叶、苦参、炙甘草组成。能益气养阴，活血解毒。用于气阴两虚或兼心脉瘀阻所致的胸闷、心悸、气短、乏力、头晕、多汗、心前区不适或疼痛；轻、中型小儿病毒性心肌炎见上述证候者。1～2岁，每次2丸，3～6岁，每次3丸，6岁以上，每次4丸；每日3次。心胆气虚、水饮不振之心悸者不宜服用。

第三节　心律失常

【特别提示】本类中成药部分含有具活血化瘀功效的中药组分，故有出血倾向者、孕妇、哺乳期妇女均应慎用或禁用。使用本类中成药应注意配合原发性疾病的治疗。

步长稳心颗粒　由党参、黄精、三七、琥珀、甘松组成。能益气养阴，定悸复脉，活血化瘀。适用于心律失常、室性期前收缩、房性期前收缩等。开水冲服，每次 9g，每日 3 次，疗程 4 周。偶见轻度头晕、恶心，一般不影响用药。孕妇慎用。

参松养心胶囊（颗粒）　由人参、麦冬、山茱萸、丹参、酸枣仁、桑寄生、赤芍、土鳖虫、甘松、黄连、南五味子、龙骨组成。能益气养阴，活血通络，清心安神。用于治疗冠心病室性早搏属气阴两虚，心络瘀阻证，症见心悸不安，气短乏力，动则加剧，胸部闷痛，失眠多梦，盗汗，神倦懒言。每次 2～4 粒（或 1 袋），每日 3 次。个别患者服后有腹胀感。

定心丸　由生地黄、石菖蒲、柏子仁、当归、党参、茯苓、五味子、麦冬、酸枣仁、甘草、远志、黄芩、琥珀、朱砂、虫白蜡、牡丹皮组成。能益气养血，宁心安神。主治气血不足、心失所养、心神浮越不宁所致的早泄、梦遗、心悸怔忡、失眠多梦、烦躁、小便短赤、脉细弱等症；对风湿性心脏病、心动过速、心律不齐、心力衰竭等有效。一次 1 丸，每日 2 次。孕妇忌服。

复脉定胶囊　由党参、黄芪、远志、川芎、桑椹组成。能补气活血，宁心安神。用于气虚血虚所致的怔忡、心悸、脉结代；轻中度房、室性早搏见有上述证候者。每次 3 粒，每日 3 次。多源性室性早搏，R 在 T 上的室性期前收缩及其他严重心律失常者非本品的适应证；长期应用西药而不能停药者，非本品的适应证。

生脉注射液　由红参、麦冬、五味子组成。能益气养阴，复脉固脱。加强心肌供血，调节血压，改善微循环。用于气阴两亏，脉虚欲脱的心悸、气短、四肢厥冷，汗出，脉欲绝及心肌梗死、心源性休克、感染性休克等具有上述证候者。肌内注射：每次 2～4ml，每日 1～2 次。静脉滴注：每次 20～60ml，用 5%葡萄糖注射液 250～500ml 稀释使用。高血压病患者在大剂量使用本品时需谨慎；患者用药时如出现血压波动，应密切观察、对症处理；忌与其他药物在同一容器混合使用。

稳心颗粒　由黄精、党参、三七、琥珀、甘松组成。能益气养阴，活血化瘀。用于气阴两虚、心脉瘀阻所致的心悸不宁，气短乏力，胸闷胸痛；窦性期前收缩、房性期前收缩等见上述证候者。开水冲服，每次 9g，每日 3 次。痰热内盛者禁用。孕妇及月经期妇女慎用。偶见轻度头晕恶心，一般不影响用药。

养心定悸口服液（颗粒、胶囊、膏）　由地黄、麦冬、红参、大枣、阿胶、黑芝麻、桂枝、生姜、炙甘草组成。能养血益气，复脉定悸。用于气虚血少，心悸气短，心律不齐，盗汗失眠，咽干舌燥，大便干结。口服液：每次 20ml。颗粒：每次 1 袋。胶囊：每次 6～8 粒。膏剂：每次 15～20g。均每日 2 次。腹胀便溏，食少苔腻者忌服。

第四节 高血压

【**特别提示**】血压明显升高，或服用本类中成药后血压不降者，应遵医嘱配合其他降压药使用。

安宫降压丸 由郁金、黄连、栀子、人工牛黄、水牛角浓缩粉、黄芩、黄芪、白芍、麦冬、川芎、天麻、珍珠母、党参、醋五味子、冰片组成。能清热镇惊，平肝降压潜阳。用于肝阳上亢、肝火上炎所引起的头晕目眩、项强脑涨、心悸多梦、烦躁易急，高血压症。每次 1～2 丸，每日 2 次。凡血压不高、无肝阳上亢、心肝火旺者停用；阳虚、气虚者忌用。

全杜仲胶囊（颗粒） 由杜仲叶组成。能降血压，补肝肾，强筋骨，安胎。主治高血压，腰膝酸软，肾虚腰痛，腰膝无力，妊娠胎动不安。胶囊：每次 2～3 粒。颗粒：每次 1 袋。均每日 2 次。

杜仲双降袋泡剂 由杜仲叶、苦丁茶组成。能平肝清热。用于肝阳上亢所致的头痛、耳鸣、心烦易怒、目赤、口苦、夜寐不安、舌红少苔、脉弦细数；原发性高血压病，上述症状伴眩晕、腰膝酸软、少寐多梦、心烦胸闷等高脂血症患者。开水冲泡，每次 1 袋，每日 2～3 次。外感发热头痛者不宜服用。

复方羚角降压片 由羚羊角、夏枯草、黄芩、槲寄生组成。能平肝泄热。用于肝火上炎、肝阳上亢所致的头晕、头胀、头痛、耳鸣、眩晕的高血压病患者，神经性头痛、顽固性偏头痛见上述证候者。每次 4 片，每日 2～3 次。脾胃虚寒者忌用；体弱年迈者慎服；中病即止，不可过服、久服。

降压平片 由夏枯草、菊花、葛根、地龙、珍珠母、地黄、槲寄生、薄荷脑、黄芩、淡竹叶、芦丁组成。能清热平肝潜阳。用于肝火上扰所致的头晕、目眩、耳鸣、口苦咽干；高血压病（眩晕）见上述证候者。每次 4 片，每日 3 次。气血虚所致的眩晕者忌用，孕妇慎用。

罗黄降压片 由罗布麻叶、菊花、决明子、熟大黄、丹参、当归、川芎、槐花、葛根、山楂、牛膝、地黄、人工牛黄、冰片组成。能清肝降火，活血化瘀。主治肝火上炎引起的头晕目眩，心烦少眠，大便秘结及高血压。每次 4～6 片，每日 2 次。孕妇忌服。

脉君安片 由钩藤、葛根、氢氯噻嗪组成。能平肝息风，解肌止痛。用于高血压病，头痛眩晕、颈项强直或强痛，失眠心悸及冠心病。每次 4～6 片，每日 3～4 次。

脑立清丸（片、胶囊） 由磁石、清半夏、酒曲、牛膝、珍珠母、薄荷脑、赭石、冰片、猪胆汁（或猪胆膏、粉）组成。能平肝潜阳，醒脑安神。用于高血压、梅尼埃病、脑血管意外导致的半身不遂属肝阳上亢者。水丸：每次 10 粒。片剂：每次 5 片。胶囊：每次 3 粒。均每日 2 次，空腹温开水送服。体弱虚寒者忌服。孕妇忌用。

牛黄降压丸（片、胶囊） 由羚羊角、珍珠、水牛角浓缩粉、人工牛黄、冰片、决明子、党参、黄芪、白芍、川芎、黄芩提取物、甘松、薄荷、郁金组成。能清心化痰，镇静降压。主治肝火亢盛，头晕目眩，烦躁不安，痰火壅盛及高血压症。小蜜丸：每次

20～40 丸，每日 3 次。大蜜丸：每次 1～2 丸，每日 1 次。胶囊：每次 2～4 粒，每日 1 次。片剂：一次 2～4 片，一日 1 次。偶致腹泻、便溏。腹泻者忌服。

强力定眩片 由天麻、杜仲、野菊花、杜仲叶、川芎组成。能降压，降脂，定眩。用于高血压、动脉硬化、高脂血症以及上述诸病引起的头痛、头晕、目眩、耳鸣、失眠等症。每次 4～6 片，每日 3 次。

清肝降压胶囊 由制何首乌、桑寄生、夏枯草、槐花、小蓟、丹参、葛根、川牛膝、泽泻、远志组成。能清热平肝，补益肝肾。用于因肝肾阴虚、肝火上炎所致的眩晕、耳鸣、口苦咽干、烦躁易怒、腰膝酸软、便秘、尿黄、舌质红、苔薄黄、脉弦细；原发性高血压见上述证候者，伴有上述症状的头痛患者。每次 3 粒，每日 3 次。气血不足之眩晕患者忌服。

清脑降压颗粒（胶囊、片） 由黄芩、当归、决明子、夏枯草、槐花、煅磁石、牛膝、钩藤、地黄、丹参、珍珠母、水蛭、地龙组成。能平阳潜阳。用于肝阳上亢所致的眩晕；症见头晕、头痛、项强、血压偏高。颗粒：开水冲服，每次 2～3g。胶囊：每次 3～5 粒。片剂：每次 4～6 片。均每日 3 次。气血不足性头晕、头痛者，有出血倾向者均慎用；孕妇慎用；血压明显升高，或服用本品后血压不降者，应遵医嘱配合其他降压药使用。

山菊降压片 由山楂、炒决明子、菊花、夏枯草、盐泽泻、小蓟组成。能平肝潜阳。用于阴虚阳亢所致的头痛、眩晕、耳鸣健忘、腰膝酸软、五心烦热、心悸失眠、目赤口苦、便秘尿赤、舌暗红、苔薄黄、脉弦；高血压、高脂血症见上述证候者。每次 5 片，每日 3 次。气血两虚眩晕者忌服。

山绿茶降压片 由山绿茶组成。能清热泻火，平肝潜阳。用于眩晕耳鸣，头痛头胀，心烦易怒，少寐多梦；高血压、高脂血症见上述证候者。每次 2～4 片，每日 3 次。

松龄血脉康胶囊 由鲜松叶、葛根、珍珠层粉组成。能平肝潜阳，镇心安神，活血化瘀。主治肝阳上亢或阴虚阳亢、气滞血瘀等所致的头痛眩晕、心悸失眠、颈项强痛、口苦舌干、耳鸣健忘、中风等；高血压病及原发性高脂血症见上述证候者。每次 3 粒，每日 3 次，可酌情增减。偶有轻度腹泻、胃脘胀满等，饭后服用可减轻。

天麻钩藤颗粒 由天麻、钩藤、石决明、栀子、黄芩、川牛膝、盐杜仲、益母草、桑寄生、首乌藤、茯苓组成。能平肝息风，清热安神。主治高血压、肝阳上亢所致的头痛、眩晕、耳鸣、眼花、震颤、失眠。开水冲服，每次 10g，每日 3 次。

心脉通胶囊 由当归、决明子、钩藤、牛膝、丹参、粉葛、槐花、毛冬青、夏枯草、三七组成。能活血化瘀，通脉养心，降压降脂。用于高血压、高脂血症等。一次 3 粒，每日 3 次。

醒脑降压丸 由黄芩、黄连、栀子、郁金、玄精石、冰片、朱砂、珍珠母、辛夷、零陵香、雄黄组成。能通窍醒脑，清心镇静。用于火热上扰阻窍所致眩晕头痛、言语不利、痰涎壅盛、烦躁不安、肢体麻木、胸闷痰多、口苦口渴；原发性高血压病见上述证候者。每次 10～15 粒，每日 1～2 次。阴虚阳亢者，体虚者慎用；孕妇、胃肠溃疡者忌服；含朱砂、雄黄，中病即止，不宜过量、久服。

养阴降压胶囊 由龟甲、白芍、天麻、钩藤、珍珠层粉、夏枯草、槐花、人工牛黄、冰片、赭石、人参、五味子、大黄、石膏、土木香、吴茱萸组成。能滋阴潜阳，平肝安神。用于肝肾阴虚、肝阳上亢所致的眩晕，症见头晕、头痛、颈项不适、目眩、耳鸣、烦躁易怒、失眠多梦；高血压病见上述证候者。每次4～6粒；每日2～3次。痰湿阻滞、肾虚所致的头痛、眩晕者忌用；平素脾虚便溏者慎用。

益龄精 由制何首乌、桑椹、女贞子、豨莶草、菟丝子、金樱子肉、川牛膝组成。能滋补肝肾。用于肝肾亏虚所致的头晕目眩、耳鸣、心悸失眠、腰膝酸软；原发性高血压见上述证候者。每次10ml，每日2～3次。痰湿中阻、清阳不升者，脾虚便溏者不宜服用。

俞风宁心片（口服液、胶囊） 由葛根组成。能解痉止痛，活血通脉，增强脑及冠状动脉血流量。用于头晕头痛、颈项疼痛等以及耳鸣、冠心病、心绞痛；高血压头晕头痛、颈项疼痛、肢体麻木、神经性头痛、早期突发性耳聋等。片剂：每次5片。口服液：每次10ml。胶囊：每次4粒。均每日3次。本品性凉，胃寒者慎用；少数人用药后有头胀感；偶见服药第1周内有轻度腹胀及上腹部不适感。

第五节 肺源性心脏病

补肺活血胶囊 由黄芪、赤芍、补骨脂组成。能益气活血，补肺固肾。临床用于肺心病（缓解型）属气虚血瘀证，症见咳嗽气促，或咳喘胸闷、心悸气短、肢冷乏力、腰膝酸软、口唇发绀、白淡苔白或舌紫暗等。每次4粒，每日3次。

补金片（胶囊） 由陈皮、乌梢蛇、桔梗、浙贝母、黄精、麦冬、哈蟆油、紫河车、龟甲胶、红参、茯苓、核桃仁、鹿角胶、鸡蛋黄油、百部、白及、蛤蚧、当归组成。能补肾益肺，健脾化痰，止咳平喘。用于肺结核，慢性支气管炎，肺气肿，肺心病缓解期。一次5～6片（粒），一日2次。运动员慎用。

丹红滴注液 由丹参、红花组成。能活血化瘀，通脉舒络。用于瘀血闭阻所致的胸痹及中风，症见胸痛、胸闷、心悸、口眼㖞斜、言语謇涩、肢体麻木、活动不利等症；冠心病心绞痛，心肌梗死，瘀血型肺心病，缺血性脑病、脑血栓。静脉滴注：一次200～350ml，一日1次。孕妇忌用。

丹葶肺心颗粒 由麻黄、石膏、鱼腥草、前胡、苦杏仁、浙贝母、葶苈子、桑白皮、枳壳、丹参、川芎、太子参、甘草组成。能清热化痰，止咳平喘。用于肺心病（发作期）属痰热证，症见咳嗽喘促、痰黄黏稠或胸闷、心悸、发热、口唇发绀、便干、舌红、苔黄或黄腻等。温开水冲服，每次10g，一日3次，4周为一个疗程。素体虚寒者慎用。

肺心夏治胶囊 由西洋参、地黄、柏子仁、丹参、苦杏仁、川贝母、麦冬、知母、露蜂房、蛤蚧、葶苈子、茯苓等22味组成。能补肺肾之阴，温肾纳气，化痰通络宁心。用于肺肾两虚型肺心病的辅助治疗。一次3～4粒，一日3次。咳喘兼外感患者禁用。肺心病的急性期应配合其他的治疗手段；痰热壅肺者慎用；服药期间忌辛辣生冷油腻食品。

祛痰止咳胶囊（颗粒） 由紫花杜鹃、党参、甘遂（醋制）、水半夏、芫花（醋制）、明矾组成。能健脾燥湿，祛痰止咳。主要用于慢性支气管炎及支气管炎合并肺气肿、肺心病所引起的痰多、咳嗽、喘息等症。胶囊：一次4粒，一日2次。颗粒：温开水冲服，一次6g（2袋），一日2次。孕妇慎用。本品不宜与含有甘草的制剂合用。运动员慎用。心动过速者慎用。支气管扩张、肺脓疡、肺心病、肺结核患者出现咳嗽时应去医院就诊。

如意定喘片（丸）　由蛤蚧、制蟾酥、黄芪、地龙、党参、苦杏仁、白果、枳实、麻黄、天冬、南五味子、麦冬、紫菀、百部、枸杞子、熟地黄、远志、葶苈子、洋金花、石膏、炙甘草组成。宣肺定喘，止咳化痰，益气养阴。用于肺气阴两虚所致的支气管哮喘，虚劳久咳，肺气肿，肺心病。片剂：一次2～4片，一日3次。丸剂：一次2～4丸，一日3次。孕妇忌用，忌烟酒辛辣食物。

第六节　心力衰竭

【**特别提示**】如果患者正在服用其他治疗心衰的药物，不宜突然停用。

芪苈强心胶囊　由黄芪、人参、附子、丹参、葶苈子、泽泻、玉竹、桂枝、红花、香加皮、陈皮组成。能益气温阳，活血通络，利水消肿。用于冠心病、高血压所致轻、中度充血性心力衰竭证属阳气虚乏、络瘀水停者，症见心慌气短、动则加剧、夜间不能平卧、下肢水肿、倦怠乏力、小便短少、口唇青紫、畏寒肢冷、咳吐稀白痰等。每次4粒，每日3次。

心宝丸　由洋金花、人参、肉桂、附子、鹿茸、冰片、人工麝香、三七、蟾酥组成。能温补心肾、益气助阳、活血通脉。用于治疗心肾阳虚、心脉瘀阻引起的慢性心功能不全：窦房结功能不全性心动过缓，病窦综合征及缺血性心脏病性心绞痛及心电图缺血性改变。慢性心功能不全按心功能1、2、3级分别服用2丸、4丸、6丸，均每日3次。2个月为1个疗程。在心功能正常后每天1～2丸为维持量。病窦综合征重症者每次5～10丸，每日3次，3～6个为1个疗程。其他心律失常（期外收缩）及房颤、心肌缺血或心绞痛每次2～4丸，每日3次；2～4个月为1个疗程。阴虚内热，肝阳上亢、痰火内盛者以及孕妇、青光眼患者忌服。服药后口干者可饮淡盐开水或每日用生地黄10g水煎送服。运动员慎用。

第七节　脑卒中、脑血栓形成及后遗症

【**特别提示**】本类中成药大多含有具活血化瘀功效的中药组成，故脑出血急性期、有出血倾向者、孕妇、哺乳期妇女均应慎用或禁用。

冰蛹通脉含片　由葛根、冰片、柞蚕蛹组成。能活血，通脉，化浊。用于脑动脉硬化、高脂血症引起的脑供血不足症，如头沉、头闷、头晕、头痛、健忘等症。舌下含服，每次1片，每日3次。

步长脑心通胶囊　由黄芪、赤芍、丹参、当归、川芎、桃仁、红花、醋、醋没药、

鸡血藤、牛膝、桂枝、桑枝、水蛭、乳香、地龙、全蝎组成。能益气活血，化瘀通络。用于脑卒中（脑血栓、脑出血、脑栓塞）所致半身不遂、肢体麻木、口眼㖞斜、舌强语謇及胸痹（冠心病）所致胸闷、心悸气短等症。每次 4 粒，每日 3 次。

灯盏花颗粒（片、胶囊） 由灯盏细辛组成。能活血化瘀，通经活络。用于脑络瘀阻，中风偏瘫，心脉痹阻，胸痹心痛；缺血性脑卒中、冠心病心绞痛、胸出血后遗症见上述证候者。颗粒：每次 5～10g，每日 3 次，温开水冲服。胶囊：每次 2～3 粒，每日 3 次。片剂：每次 2～3 片，每日 3 次。脑出血急性期及有出血倾向者不宜服用；孕妇慎用；心痛剧烈及持续时间长者，应做心电图及心肌酶学检查，对症治疗。

灯盏生脉胶囊 由灯盏细辛、人参、五味子、麦冬组成。能益气养阴，活血健脑。用于气阴两虚、瘀阻脑络引起的胸痹心痛，中风后遗症，症见痴呆、健忘、手足麻痹（木）症；冠心病心绞痛、缺血性心脑血管疾病、高脂血症见上述证候者。每次 2 粒，每日 3 次，饭后服。2 个月为 1 个疗程，疗程可连续。巩固疗效或预防复发，每次 1 粒，每日 3 次。脑出血急性期禁用。

灯盏细辛胶囊 由灯盏细辛精制而成。能活血化瘀，通经活络。用于脑络瘀阻，中风偏瘫，血脉痹阻，胸痹心痛；半身不遂、肢体无力、半身麻木、言语謇涩；或胸部憋闷疼痛、甚则胸痛彻背、痛处固定不移、入夜尤甚、心悸气短；舌质暗红、紫暗或有瘀点瘀斑、脉弦细、涩或结代。缺血性脑卒中及脑出血（后遗症）、冠心病、心绞痛见上述证候者。一次 2～3 粒，每日 3 次。

灯盏细辛注射液 由灯盏红素（灯盏黄酮）组成。能活血化瘀，通经活络，止痛。用于脑血管意外后遗症偏瘫失语等、风湿痛、冠心病、脑梗死等。穴位注射：每穴 0.5～1ml，多穴总量 2～4ml。静脉滴注：5～20ml/d，加入 5%～10%葡萄糖注射液 250～500ml 中稀释。静脉推注：6～12ml/d，用 5%或 10%葡萄糖注射液 50ml 稀释混匀后缓慢推注。偶见皮肤瘙痒、皮疹、口干、乏力、心悸等，停药或对症处理后可消失。

华佗再造丸 由川芎、红花、吴茱萸、冰片等组成。能活血化瘀，化痰通络，行气止痛。用于瘀血或痰湿阻络之中风瘫痪、拘挛麻木、口眼㖞斜、言语不清、胸闷憋气、心前区疼痛等。每次 8g（48～50 粒），早、晚各服 1 次。连服 10 天，停药 1 天，3 天为 1 个疗程，可连服 3 个疗程。预防量与维持量每次 4g，早、晚各服 1 次。重症每次 8～16g。少数人可出现口干、舌燥、恶心、食欲减退、胃脘不适及皮肤瘙痒等过敏症状。肝阳上亢，痰热壅盛者忌用；服药期间如有燥热感，可用白菊花蜜糖水送服，或减半服用，必要时可停服 1～2 天。

抗栓保荣胶囊 由丹参、当归尾、蜈蚣、麝香、延胡索、水蛭、僵蚕、虻虫等组成。能活血化瘀，抗栓通脉。用于血栓闭塞性脉管炎、脑血栓、心肌梗死、血栓性静脉炎、胸痹、中风后遗症等。症见患肢暗红，疼痛，肌肉萎缩的血栓闭塞性脉管炎；或胸痛如刺，痛有定处的冠心病心绞痛；或半身不遂，患肢痿软无力的脑血栓后遗症。每次 10 丸，每日 1 次。

抗栓再造丸 由水蛭（烫）、丹参、三七、地龙、牛膝、大黄、桃仁、红花、土鳖虫、葛根、人工麝香、冰片、苏合香、人工牛黄、胆南星、全蝎、乌梢蛇、天麻、细辛、威灵仙、红参、黄芪、当归、何首乌、朱砂、草豆蔻、甘草组成。能活血化瘀，舒筋通络，息风镇痛。用于瘀血阻窍、脉络失养的中风，症见肢体麻木、步履艰难、瘫痪、口眼㖞斜、言语不清；舌质暗，苔腻，脉弦；中风后遗症见上述证候者。一次 3g，每日 3 次。阴虚风动者不宜用；年老体弱者慎用；本品含朱砂有毒，不宜过服、久服。

龙心素胶囊　由鲜地龙提取物组成。能活血通络。用于瘀血阻络所致缺血性脑卒中，症见半身不遂、肢体麻木、口眼㖞斜。每次 1 粒，每日 3 次，饭后温开水送服。每 30 天为一个疗程。

脉络宁口服液　由牛膝、玄参、石斛、金银花组成。养阴清热，活血祛瘀。用于阴虚内热、血脉瘀阻所致的脱疽，症见患肢红肿热痛、破溃、持续性静止痛、夜间为甚、口干欲饮；血栓闭塞性脉管炎、动脉硬化性鼻塞见上述证候者。亦用于脑梗死阴虚风动、瘀毒阻络证，症见半身不遂、口舌㖞斜、偏身麻木、语言不利。本品性属寒凉，体质虚寒者慎用。一次 20ml，一日 3 次。

脉络通颗粒（胶囊、片）　由党参、当归、丹参、红花、川芎、槐花、山楂、木贼、葛根、维生素 C、柠檬酸、碳酸氢钠组成。能益气活血，化瘀止痛。用于血瘀所致的胸痛，症见胸部疼痛、胸闷气短、头痛眩晕、心前区疼痛、心悸；或肢体麻木、半身不遂；舌淡，苔薄白，脉细；冠心病心绞痛、脑血管病后遗症见上述证候者。颗粒：开水冲服，一次 6g，每日 3 次。胶囊：一次 2 粒，一日 3 次。片剂：一次 4 片，一日 2～3 次。

脉血康胶囊　由水蛭组成。能破血逐瘀，通脉止痛。用于中风、半身不遂、癥瘕痞块，血瘀经闭，跌打损伤。每次 2～4 粒，每日 3 次。孕妇、有出血倾向者禁用。

脑安胶囊（片、颗粒、滴丸）　由川芎、当归、人参、红花、冰片组成。能活血化瘀，益气通络。适用于脑血栓形成急性期、恢复期属气虚血瘀证候者，症见急性起病、半身不遂、口眼㖞斜、舌强语謇、偏身麻木、气短乏力、口角流涎、手足肿胀、舌暗或有瘀斑、苔薄白等。胶囊：每次 2 粒，每日 2 次，疗程 4 周。片剂：一次 2 片，一日 2 次。颗粒：一次 1 袋，一日 2 次。滴丸：一次 20 粒，一日 2 次。

脑得生胶囊（丸、颗粒、片）　由三七、葛根、红花、川芎、山楂（去核）组成。能活血化瘀，通经活络。用于瘀血阻络所致的眩晕、中风，症见肢体不利、偏身麻木、言语謇涩、头晕目眩；舌质紫暗或有瘀点瘀斑、脉弦涩；缺血性脑卒中及中风后遗症、脑动脉硬化症见上述证候者。胶囊：一次 4 粒。大蜜丸：一次 1 丸。颗粒：开水冲服，一次 3g。片剂：一次 6 片；均每日 3 次。

脑脉泰胶囊　由红参、三七、银杏叶、丹参、葛根、当归、鸡血藤、红花、山楂、菊花、石决明、制何首乌、石菖蒲组成。能益气活血，息风豁痰。用于缺血性脑卒中（脑血栓形成与脑栓塞）恢复期中经络属于气虚血瘀证，风痰瘀血闭阻脉络证者，症见半身不遂、口眼㖞斜、舌强言謇或不语、头昏目眩、偏身麻木、面色㿠白、气短乏力、口角流涎等。每次 2 粒，每日 3 次。夹有感冒发热、目赤、咽痛者慎用。

脑栓康复胶囊　由三七、葛根、赤芍、红花、豨莶草、血竭、川芎、地龙、水蛭、牛膝组成。活血化瘀，通经活络。用于瘀血阻络所致的中风、中经络，舌謇语涩，口眼㖞斜，半身不遂。一次 3～4 粒，一日 3 次。

脑心通胶囊　由黄芪、赤芍、丹参、当归、川芎、桃仁、红花、醋乳香、醋没药、鸡血藤、牛膝、桂枝、桑枝、地龙、全蝎、水蛭组成。能益气活血，化瘀通络。用于气虚血滞、脉络瘀阻所致的中风、中经络，半身不遂，肢体麻木，口眼㖞斜，舌强语謇，胸痹心痛，胸闷、心悸、气短；脑梗死、冠心病、心绞痛见上述症状者。每次2～4粒，每日3次。胃病患者饭后服用。

脑血康胶囊（片、颗粒、滴丸、口服液） 由水蛭组成。能活血化瘀，破血散结。用于血瘀中风，半身不遂，口眼㖞斜，舌强语謇，舌紫暗，有瘀斑及高血压脑出血后的脑血肿、脑血栓见上述证候者。胶囊：每次1粒。片剂：每次3片。颗粒：一次1袋（2g）。滴丸：一次10～20丸。口服液：一次10毫升。均一日3次。

脑血栓片 由红花、当归、水蛭、赤芍、川芎、丹参、桃仁、土鳖虫、羚羊角、人工牛黄组成。能活血散瘀，醒脑通络，潜阳息风。主治中风形成初期的舌謇不语、四肢麻木、半身不遂或瘀血头痛、胸痹、积聚经闭等。每次6片，每日3次，饭后温开水送服。

培元通脑胶囊 由制何首乌、熟地黄、天冬、醋龟甲、鹿茸、肉苁蓉、肉桂、赤芍、全蝎、烫水蛭、地龙、炒山楂、茯苓、炙甘草组成。能益肾填精，息风通络。用于缺血性中风中经络恢复期肾元亏虚，瘀血阻络证，症见半身不遂、口舌㖞斜、言语不清、偏身麻木、眩晕耳鸣、腰膝酸软、脉沉细等。每次3粒，每日3次。个别患者有恶心等，但一般不影响继续服药。偶见嗜睡、乏力，继续服可自行缓解。

偏瘫复原丸 由黄芪、人参、当归、赤芍、熟地黄、丹参、牛膝、天麻、僵蚕、全蝎、白附子、秦艽、地龙、威灵仙、防风、杜仲、补骨脂、骨碎补、川芎、三七组成。能补气活血，化瘀，通络祛风。主治气虚血瘀之中风后遗症期、中风恢复期、胸痹、心痛、短气等。蜜丸：每次1丸。水蜜丸：每次6g。均每日2次。阴虚火旺，肝阳上亢者禁用。

强力天麻杜仲胶囊 由天麻、杜仲、草乌、附子、独活、藁本、当归、地黄、玄参、川牛膝、羌活、槲寄生组成。能散风活血，舒筋止痛。主治中风引起的筋脉掣痛、肢体麻木、行走不便、腰腿酸痛、头痛头昏等；神经衰弱、眩晕综合征、神经痛及血管神经性头痛。每次2～3粒，每日2次。

清眩治瘫丸 由天麻、僵蚕、全蝎、地龙、珍珠、决明子、水牛角浓缩粉、人工牛黄、黄连、黄芩、丹参、川芎、赤芍、牛膝、没药、血竭、铁丝威灵仙、制白附子、酒蕲蛇、法半夏、安息香、冰片、人参、黄芪、炒白术、茯苓、麦冬、玄参、地黄、骨碎补、桑寄生、沉香、醋香附、郁金、枳壳、葛根、槐花、泽泻、山楂组成。能平肝息风，化痰通络。用于肝阳上亢、肝风内动所致的头目眩晕、项强头胀（恼怒时加重）、面时潮红；急躁易怒、少寐多梦、胸中闷热、惊恐虚烦；痰涎壅盛、言语不清、肢体麻木、口眼㖞斜、半身不遂；胸中闷热、头晕、疼痛；口苦、舌质红、苔腻、脉弦滑；脑出血及脑梗死恢复期、原发性高血压见上述证候者。温开水或黄酒送服，一次6g，每日2次。气血亏虚所致的眩晕不宜使用。

人参再造丸 由人参、黄芪、白术、茯苓、制何首乌、当归、熟地黄、龟甲、豹骨、桑寄生、骨碎补、粉草薢、羌活、血竭、天麻、胆南星、僵蚕、地龙、全蝎、天竺黄、三七、川芎、赤芍、片姜黄、乳香、没药、血竭、蕲蛇（黄酒浸制）、白芷、威灵仙、麻黄、防风、葛根、细辛、母丁香、乌药、青皮、沉香、香附、檀香、草豆蔻、豆蔻、橘红、广藿香、六神曲、制附子、肉桂、人工麝香、冰片、朱砂、琥珀、牛黄、水牛角浓缩粉、黄连、大黄、玄参、甘草组成。能益气养血，祛风化痰，活血通络。用于气虚血瘀、风痰阻络所致的中风，症见口眼喎斜、半身不遂、手足麻木或无力、疼痛、关节肿胀或拘挛、腰膝酸软、僵硬变形、言语不清；或头晕、耳鸣、纳呆食少；舌暗淡，苔薄白，脉弦数；脑出血及脑梗死恢复期，风湿性关节炎、类风湿关节炎见上述证候者。浓缩丸：一次 4 丸。大蜜丸：一次 1 丸。均每日 2 次。肝阳上亢、肝风内动所致的中风及风湿热痹者不宜用；本品含朱砂，不宜过量、长期服用。

软脉灵口服液　由熟地黄、人参、当归、枸杞子、制何首乌、五味子、川芎、丹参、怀牛膝、炙黄芪、茯苓、白芍、陈皮、淫羊藿、远志、柏子仁组成。能滋补肝肾，益气活血。用于肝肾阴虚、气虚血瘀所致的头晕、失眠、胸闷、胸痛、心悸、气短、乏力；早期脑动脉硬化、冠心病、心肌炎、中风后遗症见上述证候者。一次 10ml，每日 3 次，40 天为 1 个疗程。

麝香抗栓丸　由人工麝香、羚羊角、三七、天麻、全蝎、乌梢蛇、红花、地黄、大黄、葛根、川芎、僵蚕、水蛭、黄芪、胆南星、地龙、赤芍、当归、忍冬藤、鸡血藤、络石藤、豨莶草组成。能通络活血，醒脑散瘀。用于中风症见半身不遂、语言不清、头昏目眩等。每次 1 丸，每日 3 次。

麝香心脑乐片　由人工麝香、冰片、人参茎叶总皂苷、三七、丹参、红花、淫羊藿、葛根、郁金组成。能活血化瘀，开窍止痛。用于瘀血阻络之胸痹心痛；冠心病心绞痛、心肌梗死、脑血栓、中风后遗症等。每次 3～4 片，每日 3 次。偶见胃部不适。

苏合香丸　由苏合香、安息香、冰片、人工麝香、檀香、沉香、丁香、木香、香附、乳香、荜茇、白术、朱砂、水牛角浓缩粉、诃子组成。能芳香开窍，行气止痛。用于痰迷心窍所致的痰厥昏迷、中风偏瘫、肢体不利以及中暑、心胃气痛。热病、阳闭、脱证不宜服用。中风病正气不足者慎用，或配合扶正中药服用。急性脑血管病服用本品，应结合其他抢救措施；对中风昏迷者，应鼻饲给药。孕妇禁用。本品香燥药物过多，易耗散正气，故不宜久服。一次 1 丸，每日 1～2 次。

天丹通络胶囊　由川芎、豨莶草、丹参、水蛭、天麻、槐花、石菖蒲、人工牛黄、黄芪、牛膝组成。能活血通络，息风化痰。用于脑梗死急性期，恢复早期，属中医中经络风痰瘀血痹阻脉络者，症见半身不遂、口舌喎斜、偏身麻木、语言謇涩等。每次 5 粒，每日 3 次。

天智颗粒　由天麻、钩藤、石决明、杜仲、桑寄生、茯神、首乌藤、槐花、栀子、黄芩、川牛膝、益母草组成。能平肝潜阳，补益肝肾，益智安神。用于肝阳上亢的中风，症见头晕目眩、头痛失眠、烦躁易怒、口苦咽干、腰膝酸软、智力减退、思维迟缓、定向力差；轻中度血管性痴呆见上述证候者。冲服，每次 1 袋，每日 3 次。少见腹泻、腹痛、恶心、心慌等。

通脉颗粒　由丹参、川芎、葛根组成。能活血通脉。用于瘀血阻络所致的中风，症见半身不遂、肢体麻木及胸痹心痛，胸闷气憋；脑动脉硬化、缺血性脑卒中及冠心病心绞痛见上述证候者。开水冲服，每次 10g，每日 2～3 次。

通脉养心丸（口服液）　由地黄、鸡血藤、麦冬、甘草、制何首乌、阿胶、五味子、党参、醋龟甲、大枣、桂枝组成。能益气养阴，通脉止痛。用于冠心病心绞痛及心律不齐、脑卒中恢复期及后遗症之气阴两虚证，症见胸闷、胸痛、心悸、气短、脉结代。丸剂：一次40小丸，每日1~2次。口服液：每次10ml，每日2次。

豨莶通栓胶囊 由豨莶草组成。能活血祛瘀，祛风化痰，舒筋活络，醒脑开窍。主治急性期和恢复期缺血性脑卒中（脑梗死）、风痰瘀血闭阻脉络引起的半身不遂、偏身麻木、口眼喎斜、语言謇涩等症。每次3粒，每日3次，4周为1个疗程。

夏天无片（注射液） 由夏天无精制而成。能活血通络，行气止痛。用于瘀血阻络、气行不畅所致的中风，症见半身不遂、偏身麻木，或跌打损伤、气血瘀阻所致的肢体疼痛、肿胀麻木；小儿麻痹后遗症、风湿性关节炎、坐骨神经痛见上述证候者。本品有一定抗炎、抗心律失常、抑制血小板聚集抗血栓形成等作用。片剂：一次4~6片，每日3次。必要时改为肌内注射：一次2~4ml，每日1~2次。本品功专化瘀通络，中风痰迷、湿热痹病不宜使用。

消栓胶囊（颗粒、片、口服液） 由黄芪、当归、赤芍、川芎、红花、桃仁、地龙组成。能补气、活血、通络。用于气虚血瘀所致的中风，症见半身不遂、口眼喎斜、言语謇涩、气短乏力、面色㿠白；或动则汗出、肢体发凉、手足肿胀等缺血性脑卒中见上述证候者。胶囊：一次2粒。颗粒：一次4g（1袋）。片剂：一次6片。口服液：一次10ml。均每日3次。

消栓通颗粒 由黄芪、当归、地黄、桃仁、赤芍、红花、川芎、地龙、枳壳、三七、丹参、甘草、牛膝、冰片组成。能益气活血，祛瘀通络。用于气虚血瘀所致的中风，症见半身不遂、口眼喎斜、言语不清、头痛、胸痛、胁痛；气短乏力、心悸自汗、肢体肿胀疼痛、饮水发呛等；舌质暗或有瘀点瘀斑、舌体胖、苔薄白或白腻、脉沉细；缺血性脑卒中恢复期及后遗症，偏头痛、冠心病心绞痛等见上述证候者。开水冲服，一次25g，每日3次。

消栓通络胶囊（颗粒、片） 由川芎、丹参、黄芪、三七、桂枝、郁金、木香、泽泻、槐花、山楂、冰片组成。能活血化瘀，温经通络。用于瘀血阻络所致的中风，神情呆滞、言语謇涩、手足发凉、肢体疼痛或肿胀；或体型肥胖超重、肢体倦怠、大便不爽；舌淡或暗、苔白腻或薄白、脉弦数或滑；缺血性脑卒中、高脂血症见上述证候者。颗粒：温开水冲服，一次12g。胶囊：一次6粒。片剂：一次6片。均每日3次。

消栓再造丸 由血竭、赤芍、没药（醋炙）、当归、牛膝、丹参、川芎、桂枝、三七、豆蔻、郁金、枳壳、白术、人参、沉香、金钱白花蛇、僵蚕、白附子、天麻、防己、木瓜、全蝎、铁丝威灵仙、黄芪、泽泻、茯苓、杜仲、槐花、麦冬、五味子、骨碎补、松香、山楂、肉桂、冰片、苏合香、安息香、朱砂组成。能活血通络，息风开窍，补养气血。用于中风之中经络、中腑、中脏诸证证属气虚血瘀者，症见半身不遂、麻木、口眼喎斜、神志不清、胸中郁闷、血脂增高等。每次1~2丸，每日2次，温开水或温黄酒送下。

心脑静片 由钩藤、夏枯草、珍珠母、龙胆、槐花、黄芩、黄柏、莲子心、淡竹叶、人工牛黄、冰片、制天南星、朱砂、铁丝威灵仙、木香、甘草组成。能平肝潜阳，清心安神。用于肝阳上亢所致的眩晕及中风，症见头晕目眩、烦躁不宁、言语不清、手足不遂；口眼㖞斜，肢体麻木；心悸易惊，少寐多梦，胸闷痰多；口苦口干，舌质红，苔黄腻，脉弦；脑出血、脑梗死恢复期，原发性高血压见上述证候者。一次4片，每日1～3次。气血不足眩晕者不宜使用；本品含朱砂，不宜过服久服。

心脑清软胶囊　由精制红花油、冰片、维生素E、维生素B_6组成。能活血散瘀，通经止痛，开窍醒神。用于瘀血阻滞所致中风，中经络，半身不遂，口眼㖞斜，胸痹心痛。脑梗死、冠心病心绞痛及高脂血症见上述证候者。每次2粒，偏瘫者每次3粒，每日3次，饭后服用。偶见恶心、口干等。

醒脑静注射液　由人工麝香、郁金、栀子、冰片组成。能清热解毒，凉血止血，开窍醒脑。用于气血逆乱的脑脉瘀阻所致的中风昏迷、偏瘫口㖞；外伤头痛，神志昏迷；酒毒攻心，头痛呕恶，昏迷抽搐；脑栓塞、脑出血急性期、颅脑外伤、急性酒精中毒（酒厥）见上述证候者。肌内注射：一次2～4ml，每日1～2次。静脉滴注一次10～20ml，用5%～10%葡萄糖注射液或氯化钠注射液250～500ml稀释后滴注。外感发热，寒闭神昏者忌用；慢性酒精（乙醇）中毒，脑外伤中、后期慎用；本品含芳香走窜药物，孕妇禁用；饮食宜清淡易消化，忌辛辣、油腻、生冷食物和烟酒、浓茶；本品忌与其他任何药物同时滴注或混合使用，以免发生不良反应和药物相互作用。如发现注射液产生混浊、沉淀、变色等变质情况时禁用。

醒脑再造丸（胶囊）　由黄芪、红参、三七、桃仁、红花、地龙、猪牙皂、珍珠（大豆制）、大黄、细辛、木香、川芎、栀子、泽泻、枸杞子、全蝎（去钩）、制何首乌、决明子、沉香、仙鹤草、槐花、白术（炒）、胆南星、葛根、玄参、黄连、连翘、白附子、赤芍、淫羊藿、石菖蒲、天麻、僵蚕、冰片、当归、粉防己、石决明组成。能化痰醒脑，祛风活络。用于神志不清，言语謇涩，肾虚痿痹，筋骨酸痛，手足痉挛，半身不遂及脑血栓形成恢复期、后遗症等。大蜜丸：一次1丸，每日2～3次。胶囊：一次4粒，每日2次。孕妇忌服。

血塞通片（胶囊、颗粒、注射液）　由三七总皂苷组成。能活血祛瘀，通脉活络。用于脑络瘀阻，中风偏瘫，心脉瘀阻，胸痹心痛；肢体活动不利、口眼㖞斜，胸痹心痛、胸闷气憋；偏身麻木、言语不清（謇涩）；或胸部憋闷疼痛、甚至胸痛及背部痛处固定不移、入夜尤甚、心悸气短；舌质紫暗，脉弦涩；中风后遗症、冠心病心绞痛及脑血管病后遗症见上述症状者。片剂：一次1～2片（50～100mg），每日3次。颗粒：开水冲服，3～6g，每日3次。软胶囊：2粒（60～120mg），每日2次。必要时肌内注射：一次100mg，每日1～2次；或静脉滴注，一次200～400mg，以5%、10%葡萄糖注射液250～500ml稀释后缓慢滴注，每日1次。临床报道偶见本品出现皮疹，罕见产生严重不良反应如胸闷、心慌、哮喘、尿血、急性肾功能衰竭甚至过敏性休克。

血栓心脉宁胶囊　由川芎、丹参、水蛭、毛冬青、人工牛黄、人工麝香、槐花、人参茎叶总皂苷、冰片、蟾酥组成。能芳香开窍，活血散瘀。用于脑血栓、冠心病心绞痛。每次4粒，每日3次。

益脑复健胶囊　由三七、赤芍、红花、川芎、血竭、葛根、豨莶草、地龙组成。能活血化瘀，祛风通络。用于瘀血阻络所致的中风，症见半身不遂，口眼㖞斜，舌强语謇；流涎，头晕目眩，肢体麻木；舌质暗，脉涩；缺血性脑卒中见上述证候者。一次3～4

粒，每日3次。本品为缺血性脑卒中而设，阴虚阳亢、肝阳化风者不宜单独用；久病气血亏虚者不宜用；妊娠忌服。

益脑宁片 由炙黄芪、党参、麦芽、制何首乌、灵芝、山楂、女贞子、墨旱莲、槲寄生、丹参、天麻、地龙、钩藤、赤芍、琥珀组成。能益气补肾，活血通脉。用于气虚血瘀、肝肾不足所致的中风、胸痹，症见半身不遂、言语謇涩、肢体麻木或胸痛、胸闷、憋气；中风后遗症、冠心病心绞痛及高血压病见上述证候者。每次4~5片，每日3次。

蛭芎胶囊 由水蛭、川芎、丹参、葛根、益母草组成。能活血化瘀，通经活络。用于脑动脉硬化症及中风病恢复期瘀血阻络所致眩晕、头痛、言语謇涩、肢体麻木疼痛。每次4粒，每日3次。

中风安口服液 由黄芪、水蛭组成。能益气活血。用于治疗气虚血瘀型脑血栓急性期，症见半身不遂，偏身麻木，口眼㖞斜，舌强言謇，气短乏力。每次1~2支，每日3次，3周为1个疗程。个别患者服药后出现腹胀、纳差、口干、咽痛，停药可自行缓解。

中风回春丸（片、胶囊、颗粒） 由丹参、鸡血藤、川牛膝、忍冬藤、酒川芎、酒当归、土鳖虫、伸筋草、威灵仙、桃仁、炒僵蚕、炒茺蔚子、红花、全蝎、蜈蚣、地龙、络石藤、木瓜、金钱白花蛇组成。能活血化瘀，舒筋活络。用于中风偏瘫、口眼㖞斜、半身不遂、肢体麻木等症。丸剂：每次1.2~1.8g。片剂：每次4~6片。胶囊：一次2~3粒。颗粒：一次2g（1袋）。均一日3次。

注射用灯盏花素（灯盏花素葡萄糖注射液） 系从云南特产灯盏花（灯盏细辛）提取的灯盏花乙素和少量甲素冻干粉。能活血化瘀，通络止痛。用于闭塞性脑血管疾病及所致瘫痪、脑出血所致后遗症（如脑梗死、脑供血不足、椎-基底动脉供血不足、脑出血恢复期后遗症）；冠心病心绞痛、高血压、高脂血症、周围血管病（肢体冷感、肢体疼痛、间歇跛行）、血栓静脉炎等；眼底缺血性疾病、初始期肾功能衰竭等；慢性肝炎、慢性活动性乙型肝炎等。肌内注射：每次5~10mg，每日2次，14天为1个疗程。静脉滴注：每次20~50mg，每日1次，加入250ml生理盐水中滴注，每分钟40~60滴，14天为1个疗程，停药2~3天后，进行下一个疗程。

第八节 高脂血症

【**特别提示**】本类中成药服药期间及停药后应尽量避免高脂饮食，如肥肉、禽肉皮、内脏、蛋黄等。

丹田降脂丸 由丹参、三七、人参、何首乌、川芎、当归、泽泻、黄精、肉桂、淫羊藿、五加皮组成。能活血化瘀，祛痰降脂。用于高脂血症，脑动脉硬化，冠心病。每次1~2g，每日2次，分早、晚服用，半个月为1个疗程。偶有口干感。

丹香清脂颗粒 由丹参、川芎、桃仁、降香、三棱、莪术、枳壳、酒大黄组成。能活血化瘀，行气通络。用于高脂血症属气滞血瘀证者。开水冲服，每次10g，每日3次。

荷丹片　由荷叶、丹参、山楂、番泻叶、盐补骨脂组成。能化痰降浊，活血化瘀。用于高脂血症属痰浊夹瘀证者，症见体形肥胖，面有油光，头晕头重，心悸气短，胸闷胸痛，肢麻，乏力懒动，口苦口黏，苔白腻，脉弦滑者。饭前服用，糖衣片每次 5 片，薄膜衣片每次 2 片，均每日 3 次。8 周为 1 个疗程。

化浊轻身颗粒　由何首乌、龙胆、夏枯草、玄参、陈皮、益母草、黄芪、冬瓜皮组成。能滋补肝肾，清热降浊。用于肝肾阴虚、痰湿郁结而致的单纯性肥胖症，以及肥胖症伴有高血压、糖尿病、闭经、月经不调的患者，症见头晕目眩、耳鸣耳聋、腰膝酸软、胸中烦闷、痰多、肢体麻木、口苦咽干、二便不畅、闭经或月经不调、舌红、苔黄腻、脉弦细或弦滑。开水冲服，每次 2.5～5g，每日 2 次，饭前服用。脾胃虚寒者不宜用。

健脾降脂颗粒　由党参、灵芝、南山楂、丹参、泽泻、远志组成。能健脾化浊，益气活血。用于脾运失调气虚血瘀型高脂血症，症见眩晕耳鸣、胸闷纳呆、心悸气短的患者。冲服，每次 10g，每日 3 次；20 天为 1 个疗程。

降脂灵片（颗粒）　由制何首乌、枸杞子、黄精、山楂、决明子组成。补肝益肾，养血，明目，降脂。用于肝肾阴虚，头晕目昏，须发早白；高脂血症。片剂：每次 4～6 片，每日 3 次。颗粒：一次 3g，一日 3 次。

脉安颗粒　由山楂、麦芽组成。能降低血清胆固醇水平，防止动脉粥样硬化。用于高脂蛋白血症、冠心病等。每次 20g，每日 2 次。

桑葛降脂丸　由桑寄生、葛根、山药、山楂、丹参、红花、大黄、泽泻、茵陈、蒲公英组成。能补肾健脾，通下化瘀，清热利湿。用于脾肾两虚、痰浊血瘀型高脂血症，症见乏力，纳呆，腰膝酸软，眩晕耳鸣，头重体困，胸闷肢麻，心悸，气短，大便干燥，舌暗淡或有瘀斑齿痕，苔厚腻，脉沉涩或弦滑。每次 4g，每日 3 次；30 天为 1 个疗程。

山楂精降脂片　由山楂提取物组成。能化浊降脂。用于高脂血症，临床表现为胸闷、肢麻、体胖、乏力、纳呆脘痞、神疲倦怠、苔腻、舌质暗或有瘀斑、脉弦涩的患者，服用后有降血脂和缓解心肌缺血作用。每次 1～2 片，每日 3 次。

泰脂安胶囊　由女贞子乙醇提取物组成。能滋养肝肾。用于肝肾阴虚，阴虚阳亢证所致的原发性高脂血症；症见头晕胀痛，口干，烦躁易怒，肢麻，腰酸，舌红少苔，脉细。每次 3 粒，每日 3 次。偶有胃部胀满，嘈杂不适，食欲减退（饭后服用可减轻反应）；偶见肾功能轻度异常；偶见头晕、乏力加重。肾功能异常者、孕妇、哺乳期妇女均慎用。

葶苈降血脂片　由葶苈子、茵陈、泽泻、山楂、黄芩、大黄、木香组成。能宣通导滞，消痰渗湿。用于痰湿阻滞所致的眩晕，症见头晕目眩，四肢沉重，肢麻胸闷，便秘，苔黄或白腻；高脂血症见上述证候者。每次 2～3 片，每日 3 次；30 天为 1 个疗程。

通脉降脂片　由笔管草、荷叶、三七、川芎、花椒组成。能化浊降脂，活血通络。用于痰瘀阻滞型的高脂血症，症见胸痛肢麻、头重体困、纳呆食少、神疲倦怠、舌暗红、脉弦数或弦涩。每次 4 片，每日 3 次。

血脂康胶囊　由红曲组成。能除湿祛痰，活血化瘀，健脾消食。用于脾虚痰瘀阻滞证的气短、乏力、头晕、头痛、胸闷、腹胀、食少纳呆等；也可用于由高脂血症及动脉粥样硬化引起的心脑血管疾病的辅助治疗。每次 2 粒，每日 2 次，早、晚饭后服用。可有轻而短暂的胃肠道不适，如胃痛、腹胀、胃部灼热；血氨基转移酶和肌酸磷酸激酶可逆性升高，罕见乏力、口干、头晕、头痛、肌痛、皮疹、胆囊疼痛、水肿、结膜充血和尿道刺激症状。对本品过敏者、活动性肝炎或无法解释的血清转氨酶升高者禁用。

血脂宁丸（片、颗粒） 由山楂、制何首乌、决明子、荷叶组成。能活血化瘀，清肝益肾。主治肝肾阴虚、阴虚阳亢、心血瘀阻、胸痹、肥胖等，症见头晕眼花，胸痛气短，面颧潮红，心烦易怒，失眠多梦，或肥胖、血脂高。丸剂：每次2丸，每日2~3次。颗粒：每次1袋，每日2~3次。片剂：每次4~5片，每日3次。严重胃溃疡、胃酸分泌多者禁用。

血滞通胶囊 由薤白组成。通阳散结，行气导滞。用于高脂血症血瘀痰阻所致的胸闷、乏力、腹胀等。每次2粒，每日3次，4周为1个疗程。

悦年片 由鬼针草组成。能祛痰，降脂，降压。用于预防和治疗高血脂造成的脂质代谢紊乱及动脉粥样硬化；高脂血症的头晕、头痛、心绞痛、半身不遂、恶心、呕吐等。每次7~10片，每日3次，饭后服用，一般连服3个月。

脂必泰胶囊 由山楂、泽泻、白术、红曲组成。消痰化瘀，健脾和胃。主治痰瘀互结、气血不利所致的高脂血症，症见头昏、胸闷、腹胀、食欲减退、神疲乏力等。一次1粒，一日2次。孕妇及哺乳期妇女禁用。

脂脉康胶囊 由普洱茶、山楂、荷叶、三七、茺蔚子、莱菔子、何首乌、杜仲、桑寄生、刺五加、黄芪、黄精、葛根、菊花、槐花、大黄组成。能消食，降脂，通血脉，益气血。用于瘀浊内阻、气血不足所致的动脉硬化症、高脂血症；症见头晕头重，胸闷胸痛，腹胀纳呆，泛恶，神疲倦怠，腰膝肢麻或疼痛，健忘，耳鸣，大便干燥，舌暗淡或青紫，苔白腻，脉弦或弦涩的患者。每次5粒，每日3次。

第三章

消化系统疾病用中成药

第一节 肝脏疾病

一、急慢性肝炎

【特别提示】本类中成药服用期间定期查肝炎病毒情况和肝功能。

澳泰乐颗粒 由返魂草、郁金、黄精、白芍、麦芽组成。能疏肝理气，清热解毒。用于肝郁毒蕴所致的胁肋胀痛、口苦咽干、食少纳呆、体倦乏力；慢性肝炎见上述证候者。一次1袋，每日3次。

朝阳丹（胶囊） 由黄芪、鹿茸粉、干姜、大枣、鹿角霜、硫黄、玄参、核桃仁、木香、川楝子、青皮、生石膏、大黄、黄芩、薄荷、冰片、甘草组成。能益气健脾，舒肝补肾，化湿解毒。主治脾肾虚损，肝郁血滞，痰湿内阻；慢性活动性肝炎、慢性迁延型肝炎伴消化不良。丸剂：每次1丸，每日1次。胶囊：一次4粒，一日1次。饭后服，连服6～10个月。

当飞利肝宁胶囊 由水飞蓟、当药组成。能清利湿热，益肝退黄。用于湿热郁蒸所致的黄疸，症见面或目黄、尿黄、口苦、纳少乏力；急、慢性肝炎见上述证候者。一次4粒，每日3次。

扶正化瘀胶囊（片） 由丹参、发酵虫草菌粉、桃仁、松花粉、绞股蓝、五味子（制）组成。能活血祛瘀，益精养肝。用于乙型肝炎肝纤维化属瘀血阻络、肝肾不足证者，症见胁下痞块，胁肋疼痛，面色晦暗，或见赤缕红斑，腰膝酸软，疲倦乏力，头晕目涩，舌质暗红或有瘀斑，苔薄或微黄，脉弦细。胶囊：一次5粒，一日3次。片剂：一次2片，一日3次，均24周为一疗程。

复方大青叶合剂 由大青叶、金银花、羌活、拳参、大黄组成。能疏风清热，解毒消肿，凉血利胆。用于感冒发热头痛、咽喉红肿、耳下肿痛、胁痛黄疸等症，及感冒、腮腺炎、急性病毒性肝炎见上述证候者。一次30ml，每日3次。

复方益肝灵片（胶囊） 由水飞蓟素、五仁醇浸膏组成。能益肝滋肾，解毒祛湿。用于肝肾阴虚，湿毒未清引起的胁痛、纳差、腹胀、腰酸乏力、尿黄等症；慢性肝炎转氨酶增高者。一次4片（粒），每日3次；饭后服。

复方益肝丸 由茵陈、垂盆草、龙胆、车前子、夏枯草、板蓝根、野菊花、蒲公英、山豆根、土茯苓、人工牛黄、胡黄连、大黄、柴胡、枳壳、香附、青皮、槟榔、苦杏仁、蝉蜕、丹参、牡丹皮、红花、人参、炙甘草、桂枝、五味子、鸡内金组成。能清热利湿，疏肝理脾，化湿散结。用于湿热毒蕴所致的胁痛、黄疸、口干口苦、苔黄、脉弦；急、慢性肝炎见上述证候者。一次 4g，每日 3 次。

肝达康胶囊（颗粒、片） 由北柴胡、白芍、枳实、青皮、甘草、党参、茯苓、白术、砂仁、湘曲、鳖甲、地龙、当归、茜草、白茅根组成。能疏肝健脾，化瘀通络。用于肝郁脾虚兼有血瘀所致的乏力纳差，胁痛腹胀，便溏，胁下痞块，舌淡或色暗有瘀点，脉弦缓或涩；慢性乙型肝炎见上述证候者。颗粒：一次 8g。片剂：一次 8～10 片。胶囊：一次 6～8 粒。均每日 3 次，一个月为一个疗程，可连服 3 个月。

肝福颗粒 由金钱草、茵陈、板蓝根、黄芩、栀子、柴胡、枳壳、五仁醇浸膏组成。能清热利湿，疏肝理气。用于湿热蕴结、肝郁气滞所致的胁痛，症见口苦、胁肋胀痛、尿黄、舌苔黄腻、脉弦滑数；急、慢性肝炎，胆囊炎见上述证候者。一次 25g（1 袋），每日 3 次。当肝功能好转后宜逐步递减剂量至停药，以防反跳。

肝宁片 由紫草、斑蝥、糯米组成。能清热解毒，化瘀散结。用于毒热瘀滞所致的胁痛，症见胁肋刺痛，赤缕红斑（蜘蛛痣），口苦尿黄；急慢性肝炎、肝硬化见上述证候者。一次 2～3 片，每日 3 次。

肝脾康胶囊 由柴胡、黄芪、白芍、白术、青皮、茯苓、鸡内金、三七、姜黄、郁金、水蛭、板蓝根、熊胆粉、水牛角浓缩粉组成。能疏肝健脾，活血解毒。用于肝郁脾虚、毒瘀内蕴所致的胁肋胀痛、胸脘痞闷、食少纳呆、神疲乏力、面色晦暗、胁下痞块；慢性肝炎、早期肝硬化见上述证候者。餐前半小时服用：一次 5 粒，每日 3 次，3 个月为一个疗程。

肝舒乐颗粒 由柴胡、茵陈、虎杖、蒲公英、马蓝草、白茅根、夏枯草、苍术、甘草组成。能疏肝利胆，清热利湿。用于肝胆湿热所致的黄疸、腹胀，症见黄疸或无黄疸、尿黄、胁腹胀满；急、慢性肝炎见上述证候者。开水冲服，一次 20g，一日 3 次。

肝炎康复丸 由茵陈、金钱草、滑石、菊花、板蓝根、拳参、郁金、丹参、当归组成。能清热解毒，利湿化郁。用于湿热所致的黄疸，症见目黄身黄、胁痛乏力、尿黄口苦；急、慢性肝炎见上述证候者。一次 1 丸，每日 3 次。

肝友胶囊 由丹参、火炭母、虎杖、茯苓、山楂、郁金、泽泻、神曲茶、白背叶根、党参、蚕沙、白术、鸡骨草、茵陈、鸡爪芋组成。能清热利湿，舒肝解郁，活血化瘀。主治黄疸型肝炎；湿热、瘀血所致黄疸、胁痛等症。每次 2 粒，每日 3 次。

和络舒肝胶囊 由柴胡、郁金、香附、木瓜、鳖甲、海藻、昆布、土鳖虫、蜣螂、桃仁、红花、三棱、莪术、凌霄花、五灵脂、大黄、虎杖、茵陈、半边莲、黑豆、地黄、玄参、白术、当归、白芍、制何首乌、熟地黄组成。能舒肝和络，清热化湿，滋养肝肾。用于瘀血阻络、湿热蕴结、肝肾不足所致的胁痛、癥积，症见胁下痞块、唇青面黑、肌肤甲错、腰酸尿黄、舌苔黄腻有斑、脉弦细；慢性肝炎、早期肝硬化见上述证候者。饭后温开水送服，一次 5 粒，每日 3 次。

护肝片 由柴胡、茵陈、板蓝根、猪胆粉、绿豆、五味子组成。能疏肝理气，健脾消食。用于慢性肝炎及早期肝硬化者。一次 4 片，每日 3 次。

化滞柔肝颗粒 由茵陈、决明子、大黄、泽泻、猪苓、山楂、苍术、白术、陈皮、瓜蒌、女贞子、墨旱莲、枸杞子、小蓟、柴胡、甘草组成。能清热利湿，化浊解毒，祛瘀柔肝。用于非酒精性单纯性脂肪肝湿热中阻证，症见肝区不适或隐痛，乏力，食欲减退，舌苔黄腻。开水冲服。一次 1 袋，一日 3 次，每服 6 天需停服一日。

黄疸肝炎丸 由茵陈、竹叶、滇柴胡、炒栀子、青叶胆、延胡索、郁金、香附、槟榔、青皮、佛手、白芍、甘草、麸炒枳壳组成。能疏肝理气，利胆退黄。用于肝气不舒、湿热蕴结所致的黄疸，症见皮肤黄染、胸胁胀痛、小便短赤；急性肝炎、胆囊炎见上述证候者。一次 1~2 丸，一日 3 次。

黄连胶囊 由黄连组成。能清热燥湿，泻火解毒。用于湿热蕴毒所致的痢疾、黄疸，症见发热、黄疸、吐泻、纳呆、尿黄如茶、目赤吞酸、牙龈肿痛，或大便脓血；病毒性肝炎见上述证候者。一次 2~6 粒，每日 3 次。

鸡骨草胶囊 由毛鸡骨草、茵陈、猪胆汁、人工牛黄、三七、牛至、白芍、栀子、枸杞子、大枣组成。能疏肝利胆，清热解毒。用于急慢性肝炎、黄疸型传染性肝炎、慢性活动性迁延性肝炎、湿热型肝炎、肝硬化及胆囊炎等。每次 4 粒，每日 3 次，1 个月为 1 个疗程。

苦黄颗粒（注射液） 由茵陈、柴胡、苦参、大黄、大青叶组成。能疏肝清热，利湿退黄。用于湿热内蕴引起的黄疸型病毒性肝炎。颗粒：一次 10g，每日 3 次。注射液：一次静脉滴注 10~20ml，用 5%或 10%葡萄糖注射液 500ml 稀释后使用，每日 1 次，15天为一个疗程；重症及郁胆型肝炎患者每次用量可增至 60ml。

利肝隆颗粒（片） 由郁金、板蓝根、茵陈、黄芪、当归、刺五加浸膏、五味子、甘草组成。能疏肝解郁，清热解毒，益气养血。用于急、慢性活动性肝炎。颗粒：开水冲服，一次一袋，一日 3 次。片剂：一次 5 片，每日 3 次。

利肝片 由金钱草、猪胆汁组成。能清肝利胆。用于肝胆湿热所致的胁痛，症见口苦、尿黄、胁肋胀痛、舌淡苔黄腻；急、慢性肝炎和胆囊炎见上述证候者。一次 2~4片，每日 3 次。

龙胆泻肝丸（颗粒、片、口服液、胶囊） 由龙胆、黄芩、栀子、盐车前子、泽泻、木通、酒当归、地黄、柴胡、炙甘草组成。能清肝胆，利湿热。用于肝胆湿热，头晕目赤，耳鸣耳聋，耳肿疼痛，胁痛口苦，尿赤涩痛，湿热带下；急性黄疸型肝炎、胆囊炎、带状疱疹等见上述证候者。水丸剂：一次 3~6g。大蜜丸：一次 1~2 丸；均每日 2 次。片剂：一次 4~6 片，一日 2~3 次。颗粒：开水冲服，一次 1 袋，一日 2 次。口服液：一次 10ml，每日 3 次。胶囊：一次 4 粒，一日 3 次。

慢肝养阴胶囊 由地黄、枸杞子、北沙参、当归、党参、麦冬、五味子、川楝子、人参、桂枝组成。能滋补肝肾，养阴清热。用于肝肾阴虚所致的胁痛、癥积，症见胁痛、乏力、腰酸、目涩；慢性肝炎、早期肝硬化见上述证候者。一次 4 粒，每日 3 次。

平安丸 由木香、香附、延胡索、青皮、枳实、槟榔、沉香、山楂、六神曲、麦芽、砂仁、丁香、母丁香、白术、茯苓、草果、陈皮组成。能疏肝理气，和胃止痛。用于肝气犯胃所致的胃痛、胁痛；症见呃逆腹胀、生气恼怒则疼痛加重、嗳气呃逆、吞酸；胃炎、肝炎、胆囊炎见上述证候者。一次 2 丸，每日 2～3 次。

强肝糖浆（颗粒、胶囊、丸） 由生黄芪、党参、山楂、当归、白芍、黄精、丹参、地黄、郁金、神曲、山药、茵陈、泽泻、板蓝根、秦艽、甘草组成。能健脾舒肝，清利湿热，益气养血。用于肝郁脾虚、湿热蕴结所致的两胁胀痛、乏力、脘痞、腹胀、面色无华、腰膝酸软；慢性肝炎、乙型肝炎后肝纤维化见上述证候者。糖浆：一次 10ml，每日 2 次。颗粒：温开水冲服，一次 1 袋，一日 2 次。胶囊：一次 5 粒，一日 2 次；每服 6 天停一天；8 周为一个疗程，再停 1 周，然后继续第二个疗程。大蜜丸：一次 2 丸，每日 2 次。

青叶胆片 由青叶胆组成。能清热利胆。用于因肝胆湿热蕴结所致的身目发黄，小便黄赤，灼热疼痛，口干口苦，胁肋胀痛，舌苔黄腻，脉象滑数；急、慢性肝炎，胆囊炎见上述证候者。一次 4～5 片，每日 4 次。

舒肝止痛丸 由柴胡、黄芩、当归、白芍、赤芍、川芎、香附、川楝子、延胡索、薄荷、郁金、木香、白术、半夏、陈皮、生姜、莱菔子（炒）、甘草组成。能疏肝理气，和胃止痛。用于肝胃不和、肝气郁结所致的胁痛、吞酸，可痛及肩膀或背部，情绪易波动，郁闷恼怒，呃气，苔薄，脉弦；急、慢性肝炎见上述证候者。一次 4～4.5g，每日 2 次。

双虎清肝颗粒 由虎杖、金银花、白花蛇舌草、蒲公英、野菊花、紫花地丁、瓜蒌、法半夏、黄连、麸炒枳实、丹参、甘草组成。能清热利湿、化痰宽中、理气活血及解毒等。用于湿热内蕴所致的胃脘痞闷、口干不欲饮、恶心厌油、食少纳差、胁肋胀满、大便黏滞不爽或臭秽，或身目发黄，舌质暗、边红，舌苔厚腻或黄腻，脉弦滑弦数；慢性乙型肝炎见上述证候者。开水冲服，一次 2 袋，每日 2 次。

小儿肝炎颗粒 由茵陈、黄芩、黄柏、焦山楂、大豆黄卷、郁金、栀子（姜炙）、通草组成。能清肝热，利水，止痛。用于小儿黄疸型肝炎或无黄疸型肝炎，肝区疼痛，腹胀发热，恶心呕吐，食欲减退，身体倦怠，皮肤黄染，转氨酶活性升高。开水冲服，1～3 岁，每次 5～10g；4～7 岁，每次 10～15g；8～10 岁，每次 15g；10 岁以上，每次 15～20g，均每日 3 次。脾胃虚寒者慎用，寒湿阴黄者忌用；饮食宜清淡，忌辛辣油腻之品。

乙肝解毒胶囊 由贯众、土茯苓、黄芩、胡黄连、黄柏、大黄、草河车、黑矾组成。能清热解毒，疏肝利胆。用于肝胆湿热所致的肝区热痛、全身乏力、口苦咽干、头晕耳鸣、心烦易怒、大便干结、小便少而黄、舌苔黄腻、脉滑数或弦数；乙型肝炎见上述证候者。饭后一次 4 粒，一日 3 次；小儿酌减或遵医嘱。慢性肝炎宜 3 个月为一个疗程，定期查肝炎病毒情况和肝功能等，以便及时综合治疗。本品不宜久服、过服。

乙肝灵丸 由大黄、贯众、柴胡、茵陈、白芍、黄芪、人参、甘草组成。能清热解毒，疏肝健脾。用于毒热蕴结、肝郁脾虚所致的胁痛、腹胀、乏力、便干、尿黄；乙型病毒性肝炎见上述证候者。一次 2g，每日 3 次；小儿酌减。20～30 天为一个疗程。

乙肝宁颗粒 由黄芪、丹参、茵陈、党参、白术、金钱草、制何首乌、白芍、茯苓、牡丹皮、川楝子、蒲公英、白花蛇舌草组成。能补气健脾，活血化瘀，清热解毒。一次 1 袋，每日 3 次。治疗慢性肝炎，以 3 个月为 1 个疗程。

乙肝清热解毒胶囊（颗粒、片） 由虎杖、白花蛇舌草、野菊花、北豆根、拳参、茵陈、土茯苓、白茅根、茜草、蚕沙、淫羊藿、橘红、甘草组成。能清肝利胆，解毒。用于肝胆湿热所致的胁痛、黄疸或无黄疸、发热或低热、口干苦或黏臭、厌油、胃肠不适、舌红苔厚腻、脉弦数；慢性乙型肝炎，病毒性肝炎、酒精或药物性肝炎，胆道感染，胆囊炎见上述证候者。颗粒：开水冲服，一次 2 袋（20g）。胶囊：一次 6 粒（2.4g）。片剂：一次 4～8 片。均每日 3 次。

乙肝养阴活血颗粒 由地黄、北沙参、麦冬、酒女贞子、五味子、黄芪、当归、橘红、丹参、制何首乌、白芍、阿胶珠、泽兰、牡蛎、川楝子、黄精组成。能滋补肝肾，活血化瘀。用于肾阴虚型慢性肝炎，症见面色晦暗、头晕耳鸣、五心烦热、腰腿酸软、牙龈出血、鼻出血、胁下痞块、赤缕红斑、舌红少苔、脉沉弦细。开水冲服，一次 20g 或 10g（无糖型），每日 3 次。

乙肝益气解郁颗粒 由柴胡、枳壳、白芍、橘叶、丹参、黄芪、党参、桂枝、茯苓、刺五加、瓜蒌、法半夏、黄连、决明子、山楂、五味子组成。能益气化湿，疏肝解郁。用于肝郁脾虚型慢性肝炎；症见胁痛腹胀、痞满纳呆、身倦乏力、大便溏薄、舌质淡暗、舌体胖或有齿龈、舌苔薄白或白腻、脉沉弦或沉缓。开水冲服，一次 10g，每日 3 次。

益肝灵片（胶囊） 由水飞蓟素组成。有改善肝功能、保护肝细胞膜等保肝作用。用于急、慢性肝炎。一次 2 片（粒），每日 3 次。

茵陈五苓丸 由茵陈、茯苓、苍术、泽泻、猪苓、桂枝组成。能清湿热，利小便。用于肝胆湿热、脾肺郁结所致的黄疸，症见身目发黄、脘腹胀满、小便不利。一次 6g，每日 2 次。

茵胆平肝胶囊 由茵陈、龙胆、黄芩、猪胆粉、栀子、炒白芍、当归、甘草组成。能清热，利湿，退黄。用于肝胆湿热所致的胁痛、口苦、尿黄、身目发黄；急、慢性肝炎见上述证候者。一次 2 粒，每日 3 次。服用本品期间如黄疸加深、发热不退、腹痛加重者，或有胆道梗阻之可能时，应及时请外科医生处理。胆道完全阻塞者禁服；忌酒及辛辣油腻食品。

茵莲清肝颗粒 由茵陈、柴胡、郁金、板蓝根、白花蛇舌草、半枝莲、虎杖、重楼、茯苓、广藿香、砂仁、佩兰、白芍、当归、丹参、红花、泽兰、绵马贯众、琥珀组成。能清热解毒，化湿和胃，疏肝活血。用于肝胆湿热所致的胁痛，症见胸腹胀痛或刺痛、口苦尿黄、纳呆乏力；病毒性肝炎见上述证候者。温开水冲服，一次 10g（1 袋），一日 3 次。

茵芪肝复颗粒 由茵陈、焦栀子、当归、甘草、党参、黄芪、白花蛇舌草、大黄、猪苓、柴胡组成。能清热解毒，利湿，舒肝补脾。用于慢性乙型病毒性肝炎，肝胆湿热，兼脾虚肝郁症。每次 18g，每日 3 次，3 个月为 1 个疗程。

茵山莲颗粒 由半枝莲、茵陈、栀子、板蓝根、五味子、甘草组成。能清热解毒利湿。用于湿热蕴毒所致的胁痛、口苦、尿黄、舌苔黄腻、脉弦滑数；急慢性肝炎、胆囊炎见上述证候者。开水冲服，一次 3～9g，每日 2 次。

茵栀黄口服液（颗粒、注射液） 由茵陈提取物、栀子提取物、黄芩苷提取物、金银花提取物组成。能清热解毒，利湿退黄。用于肝胆湿热所致的黄疸，症见面目悉黄、胸胁胀痛、恶心呕吐、小便赤黄；急、慢性肝炎见上述证候者。口服液：一次 10ml。颗粒：一次 10g；均每日 3 次。注射液：静脉滴注，一次 10～20ml，用 10%葡萄糖注射液 250～500ml 稀释后滴注；症状缓解后可改用肌内注射，每天 2～4ml。

中华肝灵胶囊 由柴胡、鳖甲、木香、香附、青皮、三七、当归、郁金、川芎、枳实、厚朴、糖参组成。能疏肝理气，化瘀散结。用于肝郁气滞血阻，两胁胀痛，食少便溏，积聚不消，舌有瘀斑，脉沉涩无力；急慢性肝炎、慢性胆囊炎、肝硬化、肝癌早期见上述证候者。一次 7～8 粒，每日 3 次。

二、肝硬化腹水

【特别提示】本类中成药多含有具活血化瘀作用的中药，孕妇忌用，不可过量、久服。

大黄䗪虫丸 由熟大黄、土鳖虫、水蛭、虻虫（去翅足、炒）、蛴螬、干漆、桃仁、地黄、白芍、黄芩、苦杏仁、甘草组成。能活血破瘀，通经消癥。用于瘀血内停所致的癥瘕、闭经，症见腹部肿块、肌肤甲错、面色暗黑、潮热羸瘦、经闭不行。水蜜丸：每次 3g。小蜜丸：每次 3～6 丸。大蜜丸：每次 1～2 丸。均每日 1～2 次。

复方紫参颗粒 由石见穿、丹参、鸡血藤、当归、香附、郁金、红花、鳖甲组成。能舒肝理气，活血散结。用于血吸虫性肝硬化、肝脾大。开水冲服，一次 22g，每日 3 次。

腹水消丸 由猪苓、茯苓、白术、泽泻、陈皮、砂仁、党参、甘草等组成。能健脾行气，利湿清热。用于脾虚气滞、湿热郁结所致的食积，烦热口苦，脘腹胀痛，倒饱嘈杂，二便不利，舌苔黄腻，脉弦数；肝硬化腹水见上述证候者。一次 6g，每日 2 次。

臌症丸 由甘遂、木香、大枣肉、小麦、皂矾组成。能利水消肿，除湿健脾。主治臌胀证之胸腹胀满、四肢水肿、大便秘结、小便短赤；急性胃炎、胃肠综合征、肝硬化腹水、重症糖尿病水肿等见上述证候者。饭前服，一次 10 粒，每日 3 次；儿童酌减并须遵医嘱。忌与含甘草的药物同服；忌食盐及荞麦面；孕妇忌用；糖尿病患者用药前先去除糖衣后，再用温开水送服。

四消丸 由牵牛子、五灵脂、香附、大黄、猪牙皂、槟榔组成。能消水消痰，消食消气，导滞通便。主治一切气食痰水、停积不化、胸脘饱闷、腹胀疼痛、大便秘结；有腹胀、腹水、肝脾大、大便秘结等症状的肝硬化、肾炎及心脏病水肿（腹水）、习惯性便秘等。每次 30～60 丸，每日 2 次。

消水导滞丸 由牵牛子、山楂（焦）、大黄、猪牙皂组成。能利水通腑，消食化滞。主治肠胃积滞、宿食难消、蓄水腹胀；肝硬化腹水、肾性腹水且体质壮实者；亦用于食积腹痛、习惯性便秘、神经官能症引起的便秘、高热伴便秘等。每次 6g，每日 2 次。体虚者忌用。孕妇忌用。

中满分消丸 由泽泻、枳实、茯苓、黄芩、陈皮、白术、人参、黄连、知母、干姜、砂仁、炙甘草、姜黄、猪苓组成。能健脾行气，祛湿清热，利水消肿。用于脾不运化、水湿中阻引起的胸满胀闷、中满不运及气膨；肝硬化腹水、慢性肝炎、胆囊炎、胃炎、盆腔炎以及肠梗阻等引起的腹满、胸部胀满，甚至下肢水肿、小便不利等属脾虚湿阻、水湿停聚、中焦湿热、气机不畅等寒热虚实夹杂者。每次 6g，每日 2 次，早、晚用灯心汤或温开水送下。阴虚泉竭之虚证忌用。

舟车丸 由甘遂、大戟、芫花、牵牛子、大黄、青皮、陈皮、木香、轻粉组成。能行气利水。用于水停气滞所致的水肿，症见蓄水腹胀满或胸腹胀满而坚，其状如鼓，甚至不能平卧，四肢浮肿，口渴气粗，停饮喘急，大便秘结，小便短少，舌淡红或边红，苔白滑或黄腻，脉沉数或滑数；肝硬化腹水、血吸虫病腹水见上述证候者。一次 3g，每日 1 次。服药时应从小剂量开始，逐渐加量为妥。若水肿病属阴水者禁用；孕妇忌用；本品有一定毒性，不可过量、久服；服药期间的饮食宜清淡、低盐、易消化且均衡营养，注意用药后对脾胃的调理。

第二节 胆囊炎、胆结石

【**特别提示**】使用本类中成药应忌辛辣、油腻饮食和烟酒。服药期间如发热加重、黄疸加深加剧、上腹部疼痛加重时，应及时请外科会诊治疗。

胆乐胶囊 由连钱草、南山楂、郁金、猪胆汁酸、陈皮组成。能理气止痛，利胆排石。用于肝郁气滞所致的胁痛、胆胀；症见胆、胁肋胀痛，尿黄，口苦食少，厌油腻，脉弦，舌质暗苔黄腻；慢性胆囊炎、慢性胆石症、慢性肝炎见上述证候者。一次 4 粒，每日 3 次。

胆宁片 由大黄、虎杖、郁金、陈皮、青皮、山楂、白茅根组成。能舒肝利胆，清热通下。用于肝郁气滞、湿热未清所致的右上腹隐隐作痛、摄入食物则腹胀，或饮食不香无味、嗳气、便秘、口干；舌苔薄白而腻，脉平或弦；胆囊炎、胆结石、胆管炎、胆管结石（胆总管结石，肝胆管结石）、胆囊切除术后综合征见上述证候者。饭后一次 5 片，每日 3 次。

胆石清片 由牛胆汁、羊胆汁、郁金、大黄、皂矾、硝石、芒硝、鸡内金、山楂、威灵仙组成。能消石化积，清热利胆，行气止痛。用于肝胆湿热、腑气不通所致的胁肋胀痛、大便不通；胆结石见上述证候者。一次 5～8 片，每日 3 次。

胆石通胶囊 由蒲公英、水线草、溪黄草、绵茵陈、广金钱草、大黄、鹅胆粉、枳壳、柴胡组成。能清暑利湿，利胆排石。用于肝胆湿热所致的胁痛、胆胀；症见右胁胀痛、痞满呕恶或恶心呕吐、尿黄口苦；胆石症、胆囊炎见上述证候者。一次 4～6 粒，每日 3 次。

胆舒胶囊（片、滴丸） 由薄荷素油组成。能舒肝理气，利胆。主要用于肝胆郁结、湿热胃滞所致的慢性胆囊炎、慢性胆结石伴感染或慢性结石性胆囊炎。胶囊（软胶囊）：一次 1～2 粒，每日 3 次。滴丸：一次 11～12 丸，一日 3 次。片剂：一次 1～2 片，一日 3 次。

复方胆通片 由溪黄草、茵陈、穿心莲、大黄、胆通组成。能清热利胆，解痉止痛。用于肝胆湿热所致的胁痛，症见胁腹疼痛、便秘尿黄、急慢性胆囊炎、胆管炎、胆囊胆管结石合并感染、胆囊术后综合征、胆道功性疾患见上述证候者。一次 2 片，每日 3 次。

金胆片 由金钱草、龙胆、虎杖、猪胆膏组成。能清利肝胆湿热。用于肝胆湿热所致的胁痛、胆胀，症见胁肋胀痛、口苦、便干、尿黄；胆囊炎、胆石症见上述证候者。一次 5 片，每日 2～3 次。

金龙舒胆颗粒 由金钱草、柴胡、龙胆、茵陈、黄芩、木香、青皮、滑石、大黄、硝石、丹参、莪术组成。能清热利胆，疏肝理气。用于实热气滞所致的两胁胀痛、纳呆、苔黄腻、脉弦数、恶心呕吐、厌油腻；急、慢性胆囊炎见上述证候者。开水冲服，一次 20g，每日 3 次。

利胆排石片（颗粒） 由金钱草、茵陈、大黄、槟榔、芒硝、黄芩、郁金、木香、麸炒枳实、姜厚朴组成。能清热利湿，利胆排石。用于湿热蕴毒、腑气不通所致的胁痛、胆胀，症见胁肋胀痛、发热、尿黄、大便不通；胆囊炎、胆石症见上述证候者。颗粒：用于排石一次 2 袋；抗炎一次 1 袋；均每日 2 次。片剂：用于排石一次 6～10 片；抗炎一次 4～6 片；均每日 2 次。

利胆片 由柴胡、白芍、茵陈、金钱草、黄芩、大黄、芒硝、知母、金银花、大青叶、木香组成。能舒肝止痛，清热利湿。用于肝胆湿热所致的胁痛，症见胁肋及胃脘部疼痛、按之痛加剧，大便不通、小便黄赤，身热头痛，呕吐不食，舌质红、苔黄腻，脉弦滑；胆道感染、胆囊结石见上述证候者。一次 6～10 片，每日 3 次。

平肝舒络丸 由沉香、胆南星、香附、佛手、柴胡、陈皮、枳壳、木香、檀香、乌药、青皮、厚朴（姜炙）、砂仁、豆蔻、广藿香、钩藤、僵蚕、黄连、天竺黄、白及、朱砂、羚羊角粉、羌活、防风、白芷、细辛、铁丝威灵仙、桑寄生、木瓜、延胡索、乳香、没药、川芎、熟地黄、龟甲（沙烫醋淬）、何首乌（黑豆酒炙）、人参、白术、茯苓、丁香、肉桂、冰片、牛膝组成。能平肝疏络，活血祛风。用于肝气郁结、经络不疏所致的胸胁胀痛、胸闷气短、太息则舒、肩背窜痛或走窜不定、手足麻木、筋脉拘挛，舌薄，脉弦；慢性肝炎、慢性胆囊炎、缺血性中风恢复期见上述证候者。肝胆慢性病用温开水送服，而中风恢复期则宜用温黄酒送服，一次 1 丸，每日 2 次。

清胰利胆颗粒 由牡蛎、姜黄、柴胡、大黄、延胡索、牡丹皮、赤芍、金银花组成。能舒肝利胆，行气活血。用于胰胆郁热、气滞血瘀所致的胁痛、胃痛，症见胁肋疼痛，脘腹胀满，口苦呕恶，大便不畅。用于急性胰腺炎、急性胃炎等。开水冲服，一次 10g，每日 2～3 次。阴虚不足的胁痛、胃痛者不宜用；孕妇忌用；忌辛辣、油腻饮食和烟酒。

舒肝止痛丸 由柴胡、黄芩、当归、白芍、赤芍、川芎、香附、川楝子、延胡索、薄荷、郁金、木香、白术、半夏、陈皮、生姜、莱菔子、甘草组成。能疏肝理气，和胃止痛。用于肝胃不和、肝气郁结所致的胁痛或可痛至肩背，情志郁闷易怒，善太息，嗳气，苔薄，脉弦；或脘腹疼痛、吞酸；急慢性肝炎、胆囊炎、胃炎、十二指肠炎见上述证候者。一次 4～4.5g，每日 2 次。

乌军治胆片 由牛至、大黄、栀子、枳实、槟榔、佛手、姜黄、威灵仙、乌梅、甘草组成。能疏肝解郁，利胆排石，泄热止痛。用于肝胆湿热所致的胁痛、胆胀，症见胁肋胀痛、发热、尿黄；胆囊炎、胆道感染、胆道手术后感染或胆结石伴感染见上述证候者。一次 4 片，每日 3 次。

消炎利胆片（胶囊） 由溪黄草、穿山莲、苦木组成。能清热，利湿，利胆。胶囊：一次 4 粒。片剂：一次 6 片。均每日 3 次。服药期间如发热加重、黄疸加深加剧、上腹部疼痛加重时，应及时请外科会诊治疗。

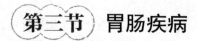

第三节 胃肠疾病

一、腹痛、胃痛

【特别提示】本类中成药一般宜饭后及睡前服，忌食生冷油腻食物。

（一）寒邪犯胃

安中片 由高良姜、桂枝、小茴香、砂仁、醋延胡索、煅牡蛎、甘草组成。能温中散寒，理气止痛，和胃止呕。用于阳虚胃寒所致的胃痛，症见胃痛绵绵，畏寒喜暖，泛吐清水，神疲肢冷；慢性胃炎，胃、十二指肠溃疡见上述证候者；以及功能性消化不良。素片：每次 4～6 片，儿童每次 2～3 片。薄膜衣：每次 2～3 片；儿童每次 1～1.5 片。均每日 3 次。

八宝瑞生丸 由高良姜、干姜、肉桂、草豆蔻、草果、延胡索、郁金、香附、当归、神曲、肉桂、茯苓、甘草组成。能温里散寒，理气止痛，消积化瘀。主治胃脘及脐周腹痛、食欲缺乏、四肢不温、小腹坠痛、大便稀薄、舌质淡、舌苔白、脉沉细等；胃及十二指肠溃疡、慢性胃炎、胃肠痉挛、蛔虫性肠梗阻、消化不良等。每次 1 丸，每日 3 次。

腹痛水 由儿茶酊、辣椒酊、蟾酥酊、薄荷油组成。能温中止痛，解毒辟秽，和胃止泻。主治胃痛，腹痛，恶心腹胀，呕吐泄泻；慢性胃炎、胃及十二指肠溃疡。每次 5～10ml，每日 2～3 次。

良附丸 由高良姜、醋香附组成。能温胃理气。主治脾胃寒凝气滞，脘痛吐酸，胸腹胀满。每次 3～6g，每日 2 次。

暖脐膏 由当归、白芷、乌药、小茴香、八角茴香、木香、香附、母丁香、没药、肉桂、乳香、沉香、麝香组成。能温里散寒，行气止痛。用于寒凝气滞，少腹冷痛，脘腹痞满，大便溏泄；胃病、肠炎、疝气、老年虚衰和某些妇科疾病、婴儿秋季腹泻。外用：加温软化，贴于脐腹部。

仲景胃灵丸 由肉桂、高良姜、砂仁、延胡索、白芍、小茴香、牡蛎、炙甘草组成。能温中散寒，健胃止痛。用于脾胃虚弱、中焦虚寒、不能运化所致的胃脘冷痛、食欲缺乏、寒凝胃痛、脘腹胀满、呕吐酸水或清水；胃炎见上述证候者。每次 1.2g，每日 3 次。阴虚火旺者胃痛忌用；孕妇慎服。

(二) 肝气犯胃

陈香露白露片 由陈皮、川木香、大黄、石菖蒲、甘草、次碳酸铋、碳酸氢钠、氧化镁组成。能健胃和中，理气止痛。用于胃溃疡，糜烂性胃炎，胃酸过多，急性、慢性胃炎，胃肠神经官能症和十二指肠炎等。每次5~8片，每日3次。

复方白屈菜酊 由白屈菜、陈皮制成。能解痉止痛。用于慢性胃炎、胃肠道痉挛性疼痛。一次5ml，每日3次。

复方陈香胃片 由陈皮、木香、大黄、石菖蒲、碳酸氢钠、重质碳酸镁、氢氧化铝组成。能行气和胃，制酸止痛。用于气滞型胃脘疼痛、脘腹痞满、嗳气吞酸等症，胃及十二指肠溃疡、慢性胃炎见上述症状属气滞证者。每次2片，每日3次。

猴头健胃灵胶囊 由猴头菌培养物、制香附、制延胡索、海螵蛸、炙甘草、酒白芍组成。能疏肝和胃，理气止痛。用于肝胃不和，胃脘胁肋胀痛，呕吐吞酸，纳呆食少，舌质红，脉弦；慢性胃炎、胃及十二指肠溃疡见上述证候者。每次4粒，每日3次。

加味左金丸 由黄连、吴茱萸（甘草炙）、柴胡、延胡索、木香、香附、枳壳、郁金、陈皮、青皮、黄芩、白芍、当归、甘草组成。能平肝降逆，疏郁止痛。用于肝郁化火、肝胃不和引起的胸脘痞闷、急躁易怒、嗳气吞酸、胃痛少食。一次6g，一日2次。

健胃愈疡片（颗粒） 由柴胡、党参、白芍、延胡索、白及、珍珠层粉、青黛、甘草组成。能舒肝健脾，解痉止痛，止血生肌。用于治疗胃溃疡，属肝郁脾虚、肝胃不和所致胃脘胀痛、嗳气吐酸、烦躁不食、腹胀便溏症。片剂：每次4~6片，每日4次。颗粒：开水冲服，每次1袋，每日3次。

洁白丸（胶囊） 由诃子、寒水石、翼首草、五灵脂膏、土木香、木瓜、石榴子、沉香、丁香、红花、肉豆蔻、草豆蔻、草果、石灰华组成。能健脾和胃，止痛止吐，分清泌浊。用于胸腹胀痛，胃脘疼痛，消化不良，呕逆泄泻，小便不利。丸剂：嚼碎吞服，每次1丸。胶囊：每次2粒。均每日2~3次。

九气心痛丸 由石菖蒲、五灵脂、高良姜、木香、青皮、丁香、延胡索组成。能理气，散寒，止痛。用于胃炎、胃神经官能症、胸膜炎、肋间神经痛、肝硬化、附件炎、盆腔炎所致的胃脘疼痛、两胁胀痛。每次3~6g，每日1~2次。

快胃片 由白及、甘草、醋延胡索、海螵蛸、枯矾组成。能消炎生肌，制酸止痛。主治肝郁犯胃、胃失和降所致的胃脘疼痛，胀闷不适，嘈杂泛酸，纳差嗳气，呕吐恶心，胸胁胀痛；胃溃疡、十二指肠球部溃疡、浅表性胃炎、肥厚性胃炎、胃窦炎等。每次6片，每日3次；11~15岁，每次4片，饭前1~2h服用。

溃疡胶囊 由仙鹤草、鸡蛋壳、瓦楞子、陈皮、枯矾、水红花子、珍珠粉组成。能收敛制酸，和胃止痛。用于胃气不和所致的胃脘疼痛、呕恶泛酸；胃及十二指肠溃疡见上述证候者。本品有制酸作用，低酸性胃病、胃阴不足者慎用。本方有一定化瘀作用，故孕妇慎用。本品含枯矾，不宜长服久服。一次2粒，一日3次。

六味木香散（胶囊） 由木香、栀子、石榴、闹羊花、豆蔻、荜茇组成。能开郁行气止痛。用于胃痛，腹痛，嗳气呕吐。散剂：一次2~3g，每日1~2次。胶囊：每次4~6粒，每日1~2次。

气滞胃痛颗粒（片）　由柴胡、醋延胡索、枳壳、醋香附、炙甘草、白芍组成。能疏肝理气，和胃止痛。用于肝郁气滞，胸痞胀满，胃脘疼痛；慢性胃炎、消化性溃疡、慢性黄疸型肝炎、胃节律紊乱见上述证候者。颗粒：冲服，每次 5g。片剂：薄膜衣片每次 3 片（糖衣片每次 6 片）。均每日 3 次。

十香定痛丸　由丁香、母丁香、降香、小茴香、檀香、木香、香附、乳香、豆蔻、枳实、厚朴、三棱、莪术、蒲黄、五灵脂、片姜黄、莪术、延胡索、红花、白术、赤芍、白芍、没药、肉桂、山楂、茯苓、高良姜、石菖蒲、牵牛子、槟榔、法半夏、甘草、松萝茶、砂仁、安息香、苏合香、朱砂粉、沉香粉制成。能舒肝解郁，和胃止痛。用于肝胃不和、气滞血瘀所致的胸胁胀满，食积腹胀，经期腹痛。每次 1 丸，每日 2 次。

十香丸　由沉香、木香、丁香、小茴香、香附、陈皮、乌药、泽泻、荔枝核、猪牙皂组成。能温中散寒，理气止痛。主治痛痹诸证，属气滞寒凝；小肠疝气、肠功能紊乱所致的腹痛、痛经、疝痛。一次 0.5～1 丸，每日 1～2 次。小儿酌减。忌食生冷油腻食物；孕妇忌服。

十香止痛丸　由香附、乌药、延胡索（醋炙）、香橼、厚朴（姜汁炙）、零陵香、五灵脂（醋炙）、熟大黄、檀香、蒲黄、降香、木香、乳香（醋炙）、沉香、丁香、香排草、砂仁、高良姜组成。能舒气解郁，散寒止痛。用于气滞胃寒，两胁胀满，胃脘刺痛，腹部隐痛。每次 1 丸，每日 2 次。

舒肝平胃丸　由苍术、厚朴（姜炙）、麸炒枳壳、法半夏、陈皮、槟榔、炙甘草组成。能疏肝和胃，化湿导滞。用于肝胃不和、湿浊中阻所致胃痛、痞证、吞酸，症见胸胁胀满，胃脘痞塞疼痛，嘈杂嗳气，呕吐酸水，大便不调，舌质红，苔黄腻或薄腻，脉弦滑；慢性胃炎、急性胃炎、消化性溃疡、慢性胆囊炎、反流性食管炎见上述证候者。每次 4.5g，每日 2 次。

舒肝止痛丸　由柴胡、黄芩、当归、白芍、赤芍、川芎、香附、川楝子、延胡索、薄荷、郁金、木香、白术、半夏、陈皮、生姜、莱菔子、甘草组成。能舒肝理气，和胃止痛。用于肝胃不和、肝气郁结所致的胁痛、吞酸，症见胁痛胀满、呕吐酸水、脘腹疼痛。肝阴不足、瘀血停滞所致胁痛及脾胃虚寒、呕吐泛酸者不宜使用。一次 4～4.5g，一日 2 次。

四方胃片（胶囊）　由海螵蛸、黄连、浙贝母、延胡索（醋制）、川楝子（去皮，酒炒）、沉香、柿霜、吴茱萸（盐水制）、苦杏仁组成。能制酸止痛。主治胃痛，胃酸过多，消化不良，胃及十二指肠溃疡。每次 3 片（粒），每日 2～3 次。

苏南山肚痛丸　由白芍、川楝子、陈皮、木香、香附、血竭、甘草、丹参、郁金、乳香、没药组成。能行气止痛。用于肚痛、食滞腹痛、胃气痛、月经痛、小肠疝气痛、胁痛。每次 1.8g，每日 1～2 次。

胃活灵片　由砂仁、枳实、陈皮、莪术、五灵脂、青皮、香附、木香、丁香、厚朴、白胡椒、猪牙皂、肉桂、沉香、巴豆霜组成。能温里散寒，行气止痛。用于消化不良、急性胰腺炎、肠梗阻、阑尾炎、胆囊炎、胆石症，脘腹胀满疼痛，呕吐嘈杂，不思饮食。每次 4 片，每日 2 次。

胃康灵胶囊（片）　由白芍、白及、三七、甘草、茯苓、延胡索、海螵蛸、颠茄浸膏组成。能柔肝和胃，散瘀止血，缓急止痛，去腐生新。用于肝胃不和、瘀血阻络所致的胃脘疼痛，连及两胁，嗳气，泛酸；急慢性胃炎及胃、十二指肠溃疡、胃出血见上述证候者。每次4粒（片），每日3次。饭后服用。

胃舒宁颗粒　由海螵蛸、白芍、甘草、党参、白术、延胡索组成。能补气健脾，制酸止痛。用于脾胃气虚、肝胃不和所致的胃脘疼痛，喜温喜按，泛吐酸水；胃及十二指肠溃疡见上述证候者。开水冲服，每次5g，每日3次。

乌贝散　由海螵蛸、浙贝母组成。能制酸止痛，收敛止血。主治胃痛泛酸、胃及十二指肠溃疡。饭前服，每次3g，每日3次；十二指肠溃疡者可加倍服用，或其中一次于晚上睡前服用，疗效较好。

戊己丸　由吴茱萸（制）、黄连、白芍（炒）组成。能泻肝火，和脾胃。用于脾胃不和，口苦嘈杂，呕吐吞酸，腹痛泻痢。每次3~6g，每日2次。

延胡胃安胶囊　由鸡矢藤、海螵蛸、大枣、砂仁、延胡索、木香、白及、甘草、生姜组成。能舒肝和胃，制酸止痛。用于慢性糜烂性胃炎、胃窦炎、胃溃疡，症见呕吐吞酸，脘腹胀痛，不思饮食。每次1~2粒，每日3次，饭前服。

养胃宁胶囊　由香附（醋）、香橼、土木香、人参、豆蔻、草豆蔻、当归、水红花子、五灵脂、大黄、莱菔子、炙甘草组成。能调中养胃，理气止痛。用于肝胃气滞所致的胃痛，症见胃脘疼痛、窜及两胁，胸胁胀满，嗳气嘈杂；急慢性胃炎、消化性溃疡、胃神经官能症见上述证候者。一次6粒，一日2~3次。

野苏颗粒　由野木瓜、陈皮、白矾、碳酸氢钠组成。能理气调中，和胃止痛。用于气滞寒凝所致的胃脘疼痛，腹胀，嗳气，畏寒喜暖，嘈杂吞酸、嗳气则舒；胃炎见上述证候者。开水冲服，每次6g，每日3~4次。

元和正胃片　由碳酸氢钠、大黄、木香、延胡索、薄荷、甘草、龙胆、丁香组成。能和胃止酸。用于消化性溃疡，慢性胃炎，十二指肠炎，症见胃痛、胃脘胀满、胃酸过多、饮食积滞、食欲缺乏、消化不良等。每次1片，每日3次。

珍珠胃安丸　由珍珠层粉、陈皮、豆豉姜、徐长卿、甘草组成。能行气止痛，宽中和胃。用于气滞胃痛、肝气犯胃所致的胃部胀痛，痛窜胁背，泛吐酸水，嘈杂似饥；胃及十二指肠溃疡见上述证候者。每次1.5g，每日4次，饭后及睡前服。

左金丸（胶囊）　由黄连、吴茱萸组成。能泻火，疏肝，和胃，止痛。用于肝火犯胃，脘胁疼痛，口苦嘈杂，呕吐酸水，不喜热饮。丸剂：一次3~6g，一日2次。胶囊：一次2~4粒，一日2次。饭后服用。15天为1个疗程。

（三）气滞血瘀

安胃片（颗粒、胶囊）　由醋延胡索、枯矾、海螵蛸组成。抑制胃酸，止胃痛。用于胃及十二指肠溃疡、慢性胃炎。片剂：每次5~7片，每日3~4次。颗粒：每次1袋，每日3~4次。胶囊：每次5~7粒，每日3~4次。

荜铃胃痛颗粒　由荜澄茄、川楝子、醋延胡索、酒大黄、黄连、吴茱萸、醋香附、香橼、佛手、煅瓦楞子、海螵蛸组成。能行气活血，和胃止痛。用于气滞血瘀所致的胃脘痛，慢性胃炎见上述证候者。开水冲服，每次1袋，每日3次。

复方田七胃痛胶囊（片）　由三七、延胡索、香附、瓦楞子、甘草、颠茄流浸膏、吴茱萸、川楝子、白芍、白及、枯矾、氧化镁、碳酸氢钠组成。能制酸止痛，理气化瘀，温中健脾，收敛止血。用于胃酸过多、胃脘痛、胃溃疡、十二指肠球部溃疡及慢性胃炎。胶囊：每次3～4粒，每日3次。维持用量；症状消失后，维持用药15天，每次2粒，每日2次。片剂：每次3～4片，每日3次。

金佛止痛丸　由郁金、三七、醋延胡索、白芍、佛手、姜黄、甘草组成。能行气止痛，舒肝和胃，祛瘀生新，温里散寒。用于消化不良、急性胰腺炎、肠梗阻、阑尾炎、胆囊炎、胆石症，症见脘腹胀满疼痛，呕吐嘈杂，不思饮食。每次5～10g，每日2～3次。或痛时服；寒证腹痛须用姜汤送服。

荆花胃康胶丸　由土荆芥、水团花组成。能理气散寒，清热化瘀。用于寒热错杂症，气滞血瘀所致的胃脘胀闷、疼痛、嗳气、反酸、嘈杂、口苦；十二指肠溃疡见上述证候者。饭前服，每次2粒，每日3次，4周为1个疗程。

胃康灵胶囊　由白芍、白及、三七、延胡索、甘草、茯苓、海螵蛸、颠茄浸膏组成。能柔肝和胃，散瘀止血，缓急止痛，去腐生新。主治胃炎、胃及十二指肠溃疡、糜烂性胃炎、胃出血等。饭后服，每次4粒，每日3次。

胃康胶囊　由香附、黄芪、白芍、三七、白及、海螵蛸、鸡内金、乳香、没药、百草霜、鸡蛋壳（炒焦）组成。能行气健胃，化瘀止血，制酸止痛。用于气滞血瘀所致的胃脘疼痛，痛处固定，吞酸嘈杂，或见吐血、黑粪；胃及十二指肠溃疡、慢性胃炎、上消化道出血见上述证候者。每次2～4粒，每日3次。

胃力康颗粒　由柴胡、赤芍、枳壳、木香、丹参、延胡索、莪术、黄连、吴茱萸、大黄、党参、甘草组成。能行气活血，泄热和胃。用于胃脘气滞血瘀兼肝胃郁热证，症见胃脘疼痛、胀闷、灼热、嗳气、泛酸、烦躁易怒、口干口苦等，以及慢性浅表性胃炎及消化性溃疡见上述证候者。每次6g，每日3次，6周为1个疗程。孕妇忌服，脾虚便溏者慎服。

胃乃安胶囊　由黄芪、三七、珍珠层粉、人工牛黄、红参组成。能补气健脾，宁心安神，活血止痛，消炎生肌。用于脾胃气虚、瘀血阻滞所致的胃痛，症见胃脘隐痛或刺痛，纳呆食少；胃、十二指肠溃疡及慢性胃炎。每次4粒，每日3次，温开水送服。

金胃泰胶囊　由大红袍、鸡矢藤、贯众、金荞麦、黄连、砂仁、延胡索、木香组成。能行气活血，行气止痛。用于气滞血瘀所致的胃脘疼痛、嗳气吞酸、胀满及胸痛、胸闷、气短、心悸等。每次2粒，每日3次，7天为1个疗程，饭前或饭中服用。

元胡止痛片（软胶囊、颗粒、口服液、滴丸）　由醋延胡索、白芷组成。能理气，活血，止痛。用于气滞血瘀所致的胃痛、胁痛、头痛及月经痛。片剂：一次4～6片，一日3次。软胶囊：一次2粒，一日3次。颗粒：开水冲服，一次5g，一日3次。口服液：一次10ml，一日3次。滴丸：一次20～30丸，一日3次。

竹叶椒片　由竹叶椒组成。能清热解毒，活血止痛。用于瘀滞型的胃脘痛、腹痛，痛有定处、痛处拒按，脉弦紧或涩细等症。饭前温开水送服，首次4片，以后每次2片，每日4次。

（四）食积胃肠

六味安消散（胶囊） 由藏木香、大黄、山柰、北寒水石（煅）、诃子、碱花组成。能和胃健脾，导滞消积，行血止痛。用于胃痛胀满，消化不良，便秘，痛经。胶囊：每次3～6粒，每日2～3次；青壮年人，体质强壮者，病情较重者，每次4～6粒，每日3次。散剂：每次1.5～3g，每日2～3次。

六味能消胶囊 由大黄、诃子、藏木香、碱花组成。能宽中理气，润肠通便，调节血脂。用于胃脘胀痛、厌食、纳差及大便秘结、高脂血症、肥胖症等。便秘、胃脘胀痛，每次2粒；高脂血症，每次1粒；均每日3次。

胃炎宁颗粒 由檀香、木香、肉桂、细辛、鸡内金、山楂、薏苡仁、赤小豆、乌梅、炙甘草组成。能温中醒脾，和胃降逆，消食化浊。用于脾胃虚寒、湿阻食滞所致的胃痛痞满、遇寒尤甚、喜温喜按、呕恶纳呆；浅表性胃炎、萎缩性胃炎、功能性胃炎、慢性胃炎、功能性消化不良见上述证候者。开水冲服，每次15g，每日3次。

（五）湿热中阻

复方拳参片 由白及、海螵蛸、拳参、寻骨风、陈皮组成。能收敛止血，制酸止痛。用于胃热所致的胃痛，症见胃脘疼痛，嘈杂吞酸，或见吐血、便血。每次6～8片，每日3次。

和胃片 由蒲公英、洋金花、川芎、瓦楞子、郁金、赤芍、丹参、甘草、黄芩组成。舒肝解郁清热，凉血活血，祛瘀生新，和胃止痛。用于胃及十二指肠溃疡、急性胃痉挛及胃癌属热毒郁血、胃失和降证。每次4片，每日4次。

溃得康颗粒 由黄连、蒲公英、苦参、砂仁、豆蔻、黄芪、浙贝母、海螵蛸、三七、白及、白蔹、甘草组成。能清热和胃，制酸止痛。用于胃脘痛郁热证，症见胃脘痛势急迫、有灼热感，反酸，嗳气，便秘，舌红苔黄，脉弦数；消化性溃疡见上述证候者。空腹时用开水冲服，每次10g，每日2次，6周为1个疗程。

三九胃泰颗粒 由三叉苦、九里香、两面针、木香、黄芩、茯苓、地黄、白芍组成。能清热燥湿，行气活血，柔肝止痛。用于湿热内蕴、气滞血瘀所致的胃痛，症见脘腹隐痛，饱胀反酸，恶心呕吐，嘈杂纳减；浅表性胃炎、糜烂性胃炎、萎缩性胃炎见上述证候者。开水冲服，每次1袋，每日2次。

胃痛宁片 由蒲公英提取物、龙胆粉、甘草干浸膏、小茴香油、天仙子浸膏、氢氧化铝组成。能清热燥湿，理气和胃，制酸止痛。主治湿热互结所致胃、十二指肠溃疡，胃炎，症见胃脘疼痛，胃酸过多，脘闷嗳气，泛酸嘈杂，食欲缺乏，大便秘结，小便短赤。每次3片，每日2～3次。对本品任何成分过敏者忌用。

智托洁白片 由寒水石、矮紫堇、诃子、兔耳草、木香、蜂蜜、渣驯膏组成。能清胃热，制酸，止咳。用于慢性胃炎，胃痛，呕吐酸水，咳嗽，音哑，胃部壅寒，呼吸不畅。口服，每次4片，每日3次。

（六）胃阴亏虚

参梅养胃颗粒 由北沙参、乌梅、白芍、山楂、红花、莪术、土木香、蒲公英、丹参、甘草、当归等组成。能酸甘养阴，和胃止痛。用于胃阴不足、肝胃不和所致的胃脘疼痛。冲服，每次1袋，每日3次，饭后温开水送下。

胃乐新颗粒 由猴头菌组成。能养阴和胃。用于胃阴不足、胃气失和所致的胃脘疼痛或痞塞不适，纳少腹胀或大便隐血；慢性萎缩性胃炎，胃、十二指肠球部溃疡，结肠炎，消化不良（痞证、胃痛、食积）见上述证候者。冲服，每次5g，每日3次。

胃祥宁颗粒 由女贞子组成。能养阴柔肝止痛，润燥通便。用于阴虚胃燥，胃脘胀痛，腹胀，嗳气，口渴，便秘；消化性溃疡、慢性胃炎见上述证候者。一次3g，一日2次。

养胃舒胶囊（颗粒） 由黄精、党参、白术、山药、菟丝子、北沙参、玄参、乌梅、陈皮、山楂、干姜等组成。能益气养阴，健脾和胃，行气导滞。用于脾胃气阴两虚所致的胃痛，症见胃脘灼热疼痛、痞胀不适、口干口苦、纳少消瘦、手足心热；慢性萎缩性胃炎、慢性胃炎见上述证候者。胶囊：一次3粒，一日2次。颗粒：开水冲服，一次10～20g，一日2次。

阴虚胃痛颗粒 由北沙参、麦冬、石斛、玉竹、川楝子、白芍、炙甘草组成。能养阴益胃，缓急止痛。用于胃阴不足所致的胃脘隐隐灼痛，口干舌燥，纳呆干呕；慢性胃炎、消化性溃疡见上述证候者。一次10g，每日3次。

（七）脾胃虚寒

丹桂香颗粒 由炙黄芪、桂枝、丹参、牡丹皮、延胡索、木香、枳壳、炙甘草、吴茱萸、肉桂、细辛、桃仁、红花、当归、川芎、白芍、片姜黄、三棱、莪术、水蛭、乌药、黄连、地黄组成。能益气温胃，散寒行气，活血止痛。用于脾胃虚寒、寒凝血瘀引起的胃脘痞满疼痛、纳差、嗳气、嘈杂；慢性萎缩性胃炎见上述症状者。每次1袋（20g），每日3次，饭前半小时服用，8周为1个疗程。偶见轻度胃脘不适，一般可自行缓解。

附子理中丸（片） 由附子、干姜、甘草、党参、炒白术组成。能温中健脾。用于胃脾虚寒，脘腹冷痛，呕吐泄泻，手足不温，胃肠出血及急慢性胃肠炎、消化性溃疡、吐血、便血、子宫出血、过敏性紫癜、中毒性消化不良、风湿性心脏病、肺心病、婴幼儿腹泻等。水蜜丸：每次6g。大蜜丸：每次1丸。均每日2～3次。片剂：一次6～8片，一日1～3次。

甘海胃康胶囊 由甘草、海螵蛸、沙棘、枳实、白术、黄柏、延胡索、绞股蓝总苷组成。能健脾和胃，收敛止痛。用于脾虚气滞所致的胃及十二指肠溃疡、慢性胃炎、反流性食管炎。每次6粒，每日3次。

桂附理中丸 由肉桂、附片、党参、炒白术、炮姜、炙甘草组成。能补肾助阳，温中健脾。主治脾胃虚寒，腹痛泄泻，寒痰咳喘，阴证霍乱及慢性胃肠炎、胃溃疡、幽门梗阻。每次10g，每日2次。

海洋胃药 由海星、陈皮、牡蛎、瓦楞子、黄芪、白术、枯矾、干姜、胡椒组成。能健胃止痛。主治脾胃虚弱，胃酸过多及胃寒作痛；胃及十二指肠溃疡。每次4～6片，每日3次。

黄芪健胃膏 由黄芪、桂枝、白芍、生姜、大枣、甘草组成。能补气温中，缓急止痛。用于脾胃虚寒所致的胃痛，症见胃痛拘急，畏寒肢冷，喜温喜按，心悸自汗，纳少便溏；舌淡（胖）苔白，脉沉细无力或虚缓；胃、十二指肠溃疡，慢性肠炎见上述证候者，有抗溃疡、镇痛之效。每次 15～20g，每日 2 次。

黄芪建中丸 由黄芪、肉桂、白芍、炙甘草、生姜、大枣组成。益气温中补虚，和里缓急。主治虚劳里急、脾胃虚寒引起的脘腹疼痛及虚热、痛经等；胃、十二指肠溃疡及胃肠功能紊乱等症。每次 1 丸，每日 2～3 次；7 岁以上儿童服半量，3～7 岁服 1/3 量。

健胃消炎颗粒 由党参、茯苓、白术、白芍、丹参、赤芍、白及、大黄、木香、川楝子、乌梅、青黛组成。能健脾和胃，理气活血。用于脾胃不和所致的上腹疼痛、痞满纳差，以及慢性萎缩性胃炎、浅表性胃炎见上述证候者。饭前开水冲服，一次 2 袋，一日 3 次。

摩罗丹 由百合、茯苓、白术、延胡索、乌药、鸡内金、川芎、当归、蒲黄、白芍、麦冬、石斛、玄参、三七、地榆、九节菖蒲、茵陈、泽泻组成。能和胃降逆，健脾消肿，通络定痛。用于脾胃虚弱、健运失职所致的胃痛、胀满、痞闷、纳呆、嗳气；慢性萎缩性胃炎见上述证候者。大蜜丸一次 1～2 丸，小蜜丸一次 55～110 粒（1～2 袋），一日 3 次。饭前用米汤或温开水送下。

十香暖脐膏 八角茴香、小茴香、乌药、香附、当归、白芷、母丁香、肉桂、沉香、乳香、没药、木香组成。能温中散寒止痛。主治脾肾虚寒引起的脘腹冷痛，腹胀腹泻，腰痛寒疝，宫寒带下；亦用于新生儿硬肿症，内寒腹痛之外用药，可治疗慢性肠炎、慢性非特异性结肠炎、盆腔炎、宫颈糜烂等症。外用：先用生姜擦净患处，再把本药加温软化，贴于脐腹或痛处。

温胃舒颗粒（胶囊） 由党参、附子、黄芪、肉桂、山药、肉苁蓉、白术、山楂、乌梅、陈皮、补骨脂、砂仁组成。能补肾健脾，温中养胃，行气止痛。治脾肾阳虚引起的胃脘冷痛、胀、嗳气、纳差、胃寒等症；萎缩性胃炎、慢性胃炎等。颗粒：开水冲服，每次 10～20g。胶囊：每次 3 粒。均每日 2 次。

香砂理中丸 由干姜、党参、白术、木香、砂仁、甘草组成。能健脾和胃，温中理气。用于脾胃虚寒所致的胃痛，症见胃脘冷痛、喜按喜暖、不思饮食、反胃泄泻。蜜丸一次 1 丸，一日 2 次。

香砂养胃丸（颗粒） 由木香、砂仁、醋香附、枳实（炒）、豆蔻（去壳）、姜厚朴、广藿香、白术、陈皮、茯苓、半夏（制）、甘草组成。能温中和胃。用于胃阳不足、湿阻气滞所致的胃痛、痞满，症见胃痛隐隐，脘闷不舒，呕吐酸水，嘈杂不适，不思饮食，四肢倦怠。水丸：每次 9g。颗粒：每次 5g。均每日 2 次。

小建中合剂（胶囊、颗粒） 由桂枝、生姜、大枣、白芍、炙甘草组成。能温中补虚，缓急止痛。治脾胃虚寒，脘腹疼痛、喜温喜按、嘈杂吞酸、食少、面色无华等症；反酸。用于消化性溃疡、胃肠功能紊乱等疾病；亦可用于三叉神经痛、牙痛、偏头痛、痛经、喉痛；体质虚弱、低热虚劳病、帕金森病震颤、白塞综合征、绝经期综合征等。合剂：每次 20～30ml。胶囊：每次 2～3 粒。颗粒：开水冲服，每次 15g。均为每日 3 次。

虚寒胃痛胶囊（颗粒） 由党参、炙黄芪、高良姜、干姜、桂枝、白芍、大枣、炙甘草组成。能益气健脾，温胃止痛。用于脾虚胃弱所致的胃痛，症见胃脘隐痛、喜温喜按、遇冷或空腹加重；十二指肠球部溃疡、慢性萎缩性胃炎见上述证候者。阴虚火旺胃痛者忌用。胶囊：一次 4 粒，一日 3 次。颗粒：开水冲服，一次 1 袋，一日 3 次。

养胃颗粒　由党参、炙黄芪、山药、陈皮、香附、白芍、乌梅、甘草等组成。能养胃健脾，理气和中。用于脾虚气滞所致的胃痛，症见胃脘不舒、胀满疼痛、嗳气食少；慢性萎缩性胃炎见上述证候者。开水冲服，一次 1 袋，一日 3 次。

二、消化不良

（一）食积胃肠

【特别提示】 本类中成药服用期间饮食宜清淡，忌食辛辣、生冷、油腻食物。忌情绪激动及生闷气。不宜在服药期间同时服用滋补性中药。孕妇及非实证者禁用；年老、体弱者慎用。

保和丸（片、合剂）　由焦山楂、六神曲（炒）、半夏（制）、茯苓、陈皮、连翘、炒莱菔子、炒麦芽组成。能消食，导滞，和胃。主治食积停滞、消化不良、脘腹胀满、嗳腐吞酸、不思饮食等。水丸：每次 6～9g。大蜜丸：每次 1 丸。合剂：每次 10～30ml。片剂：每次 4 片。均每日 2～3 次。

槟榔四消丸　由槟榔、香附、五灵脂（醋炙）、酒大黄、炒牵牛子、猪牙皂（炒）组成。能消食导滞，行气泻水。主治食积痰饮，消化不良，脘腹胀满，嗳气吞酸，大便秘结；不完全性肠梗阻、胃炎、消化不良、肠炎等。水丸：每次 3g，每日 3 次。大蜜丸：每次 1 丸，每日 2 次。

大山楂丸　由山楂、六神曲、炒麦芽组成。能消食化滞，调和脾胃。用于食欲缺乏，消化不良，脘腹胀闷。大蜜丸：每次 1～2 丸，每日 1～3 次。水丸：每次 9g，每日 2 次。

肚痛丸　由干姜、豆蔻（去壳）、肉桂、枳实（麸炒）、木香、乌药、厚朴（姜制）、砂仁、荜茇、罂粟壳组成。能温中止痛，消导行气。主治中焦受寒、食积引起的脘腹疼痛、胀满、呕吐、泛酸等；宿食消化不良、胃及十二指肠溃疡、胃神经官能症等。每次 3g，每日 3 次。

糊药　由糯米饭、枳实、槟榔、糊饭、麦饼、苍术、山楂、麦芽、酒药、厚朴、陈皮、六神曲、草果、甘草、鸡内金组成。能开胃消食，理气化滞。主治饮食积滞，消化不良，停食反胃；消化性溃疡及急慢性胃肠炎、胆囊炎、胃肠神经功能紊乱等。每次 1 袋，每日 2 次。

加味保和丸　由山楂、六神曲、麦芽、厚朴、枳实、枳壳、陈皮、香附、白术、茯苓、法半夏组成。能理气和中，开胃消食。用于痰食内阻、胃虚气滞所致的痞满、食积，症见胸膈满闷，饮食不下，嗳腐吞酸，腹胀腹痛，泻下则缓，大便不调，或结或泄，或肠鸣泄泻，泻下粪臭如败卵，伴有不消化之物，泻下后痛减，舌苔厚腻，脉濡滑或弦滑；消化不良、急性胃肠炎、慢性胃肠炎、小儿及婴儿腹泻患者见上述证候者。每次 6g，每日 2 次。

开胃健脾丸 由党参、白术、茯苓、山药、六神曲、炒麦芽、山楂、木香、砂仁、陈皮、煨肉豆蔻、黄连、炙甘草组成。能健脾消食。用于胃炎及胃、十二指肠溃疡、消化不良等，症见脘腹痞胀，厌食呕恶，嗳腐吞酸，大便不通或溏薄，苔腻，脉滑数。大蜜丸：每次 1 丸。小蜜丸：每次 6g。均每日 3 次。

开胸顺气丸 由槟榔、炒牵牛子、木香、陈皮、姜厚朴、醋三棱、醋莪术、猪牙皂组成。能消积化滞，行气止痛，顺气宽胸。用于消化不良、急性胃肠炎、菌痢；停食停水，气郁不舒，胸胁胀满，胃脘疼痛。每次 3～9g，每日 1～2 次。

开胸消食片 由熟大黄、乌药、槟榔、莱菔子、枳实、厚朴、青皮、山楂、木香、神曲、麦芽、甘草组成。能开胸顺气，健胃消食。用于胸腹胀满，消化不良，呕吐恶心，停食蓄水，红白痢疾。每次 4 片，每日 2 次。

宽胸利膈丸 由酒炒大黄、炒槟榔、木香、炒苍术、陈皮、草果、姜制厚朴、广藿香、砂仁、炒山楂、六神曲、麦芽、桔梗、青皮、甘草、枳壳、炒莱菔子组成。能开郁顺气，消除胀满。主治气郁不舒，胸腹胀满，宿食停水，呕逆腹痛；胃肠炎、溃疡病、胃神经官能症、神经性呕吐、幽门痉挛或梗阻、痢疾等。每次 1 丸，每日 2 次。孕妇及非实证者禁用；年老、体弱者慎用。

山楂化滞丸 由山楂、麦芽、六神曲、槟榔、莱菔子、牵牛子组成。能消食导滞。用于饮食不节所致的积滞，症见食少纳呆，大便秘结，脘腹胀满。每次 2 丸，每日 1～2 次。

山楂内消丸 由山楂、麦芽、莱菔子、陈皮、香附、青皮、厚朴、砂仁、五灵脂、三棱、清半夏、莪术组成。能开胃行滞，消食化痰。主治饮食内停、气滞痰凝引起的呕逆吞酸，脘腹胀满，大便秘结；消化性溃疡、急慢性胃炎、胆囊炎、肠炎、肝脾大、消化不良、小儿厌食症等。每次 9g，每日 2 次，饭前服。

胃立康片 由广藿香、六神曲、白术、猪苓、麦芽、苍术、木香、茯苓、厚朴（姜汁制）、泽泻、清半夏、人参、豆蔻、吴茱萸、陈皮、甘草组成。能健胃和中，顺气化滞。用于以消化不良、倒饱嘈杂、呕吐胀满、肠鸣泻下等为主要症状的慢性胃炎、消化性溃疡、功能性消化不良等。每次 4 片，每日 2 次。

五积散丸（酒） 由苍术、桔梗、枳壳（麸炒）、陈皮、桂枝、麻黄、厚朴、干姜、半夏、茯苓、甘草、川芎、当归、白芍组成。能散寒解表，祛风除湿，温中消积，理气活血。主治外感内伤多种原因所致的气、血、痰、湿、食积诸证，症见头身疼痛、项背拘急、发热无汗、脘腹痞痛、恶心呕吐以及妇女气血不和、月经不调等；急、慢性胃炎及胃、十二指肠溃疡，胃扩张，胃酸过多症，心源性哮喘，肋间神经痛等。有人用于斑秃、头皮糠疹、闭经、痛经。丸剂：每次 9g，每日 1～2 次。酒剂：每次饮 15～30g，每日 2 次。

香果健消片 由蜘蛛香（炒焦）、木香、草果（去壳炒焦）、糯米组成。能健胃消食。用于饮食不节、脾虚失运所致的脘腹痞满，食后更甚，嗳腐吞酸，恶心呕吐，吐后反快，腹满拒按，大便臭秽或秘结，舌苔厚腻，脉弦滑；功能性消化不良见上述证候者。一次 2～5 片，一日 3 次。

消食化痰丸 由姜半夏、胆南星、青皮、山楂、神曲、橘红、莱菔子、麦芽、杏仁、紫苏子、葛根、香附、生姜组成。能顺气降逆，消食化痰。主治食积不化，胸膈胀闷，咳嗽痰多，饮食减少，消化不良、慢性气管炎。饭前服，每次9g，每日2次。

醒脾开胃颗粒 由谷芽、稻芽、荷叶、佛手、香橼、使君子、冬瓜子、白芍、甘草组成。能醒脾调中。用于脾胃失和所致的食积、虫积，症见面黄乏力，食欲低下，腹胀腹痛，大便溏烂；或虫积肠道、脾失健运，腹痛时作，消化不良，蛔虫病见上述证候者。开水冲服，每次14g，每日2次；驱蛔空腹服。

御制平安丸 由苍术（炒）、厚朴（炙）、陈皮、枳实、沉香、木香、檀香、丁香、红豆蔻、白豆蔻、草豆蔻、肉豆蔻、山楂（焦）、老范志万应神曲、炒麦芽、甘草组成。能温中和胃，行气止痛，降逆止呕。用于湿浊中阻、胃气不和所致的晕车晕船，恶心呕吐，胸膈痞满，嗳腐厌食，大便溏泄；急性胃炎、消化不良、功能性呕吐患者见上述证候者。每次1.5～3g，每日1次，用温开水或姜汁送服。晕车船者，宜在出发前1h服用。

枳实导滞丸 由枳实、六神曲、白术、大黄、黄连、黄芩、茯苓、泽泻组成。能消积导滞，清热利湿。主治食积气滞，脘腹胀痛，不思饮食，大便秘结，痢疾里急后重；消化不良、肠麻痹、菌痢。每次6～9g，空腹温开水送服。

枳术宽中胶囊 由白术、枳实、柴胡、山楂组成。能健脾和胃，理气消痞。用于胃痞（脾虚气虚），症见呕吐、反胃、纳呆、反酸等，功能性消化不良见上述证候者。每次3粒，每日3次。疗程为2周。

制金柑丸 由金橘、佛手、砂仁、肉桂、沉香、豆蔻、木香、延胡索、梅花、郁金、香附、青皮、橘络、紫苏梗、川楝子、白术、甘草、玫瑰花、香橼、小茴香、陈皮、枳壳、乌药、党参、白芍组成。能疏肝理气，和胃止痛。用于神经官能症、急慢性胃炎、胃及十二指肠溃疡、急慢性附睾炎、腹股沟斜疝等，症见肝胃气痛，胸胁胀痛，不思饮食。每次1丸，每日2次，小儿酌减。

紫蔻丸 由山楂、香附、槟榔、莱菔子、草豆蔻、六神曲、麦芽、枳壳、青皮、豆蔻、陈皮、藿香、木香、丁香、高良姜、肉桂、砂仁、白术、茯苓、甘草组成。能温胃消食，理气和胃。用于急慢性胃炎、消化性溃疡等属寒郁气滞或伤食引起的呕吐、胃脘痛等症。每次1丸，每日2～3次。

（二）肝胃气滞

【特别提示】本类中成药多含有具行气破气作用的中药，孕妇及年老体弱者慎用。

柴胡舒肝丸 由茯苓、柴胡、香附、紫苏梗、槟榔、姜半夏、乌药、豆蔻、枳壳、白芍、甘草、陈皮、桔梗、厚朴、山楂、防风、六神曲、黄芩、薄荷、三棱、大黄、青皮、当归、莪术、木香组成。能疏肝理气，消胀止痛。用于肝气不舒，胸胁痞闷，食滞不清，呕吐酸水，消化不良。每次1丸，每日2次，温开水送服，多饮水效果较好。

沉香化气丸（片） 由沉香、广藿香、六神曲、炒麦芽、甘草、陈皮、醋香附、醋莪术、砂仁、木香组成。能理气疏肝，清积和胃。治хинг脾气滞，脘腹胀满，胸膈痞满，不思饮食，嗳气泛酸；急慢性胃炎、胃及十二指肠溃疡、胃神经官能症、慢性肝炎、慢性胆囊炎、神经性呕吐等。水丸，每次3～6g；片剂，每次3～5片；均每日2次。

沉香化滞丸 由沉香、牵牛子、枳实、五灵脂、山楂、木香、青皮、枳壳、陈皮、香附、厚朴、莪术、砂仁、三棱、大黄组成。能理气化滞。主治饮食停滞，胸腹胀满；胃炎、胃及十二指肠球部溃疡、胃神经官能症、胆囊炎、急慢性肠炎、单纯性消化不良、小儿厌食症等。每次6g，每日2次，小儿酌减。偶有服药后出现癃闭者。孕妇慎服；年老体弱者慎用。

沉香曲 由沉香、木香、柴胡、厚朴、豆蔻、砂仁、郁金、防风、葛根、乌药、枳壳、桔梗、槟榔、麦芽、谷芽、前胡、青皮、白芷、檀香、沉香、羌活、藿香、甘草、降香组成。能疏表化滞，疏肝和胃。用于表邪未尽，肝胃气滞，胸闷腹胀，胁肋作痛，吞酸呕吐。每次9g，每日2次。

沉香舒气丸 由沉香、木香、砂仁、青皮、厚朴、香附、乌药、枳壳、草果、豆蔻、片姜黄、郁金、延胡索、五灵脂、柴胡、槟榔、炒山楂、甘草组成。能疏气化郁，和胃止痛。主治肝郁气滞，肝胃不和引起的胃脘胀痛、两胁胀满痞痛或刺痛、嗳腐吞酸、烦躁易怒等；慢性胃炎、胃及十二指肠溃疡、胃神经官能症、慢性肝炎、慢性胆囊炎、肋间神经痛、消化不良等。每次2丸，每日2～3次。

沉香舒郁丸（片） 由沉香、木香、陈皮、厚朴、豆蔻、砂仁、枳壳、青皮、香附、柴胡、姜黄、延胡索、甘草组成。能疏气开胃，化郁止痛。主治胸腹胀满，胃脘疼痛，呕吐酸水，消化不良，食欲缺乏，郁闷不舒；胃炎、胃及十二指肠球部溃疡、胃神经官能症等。丸剂：每次1丸。片剂：每次4片。均每日2次。

沉香利气丸 由木香、丁香、沉香、香附、枳壳、青皮、陈皮、厚朴、佛手、广藿香、豆蔻、砂仁、柴胡、川芎、白芍、延胡索、片姜黄、郁金、山楂、甘草、牵牛子、冰片组成。能行气舒郁，健胃导滞。用于气郁不舒、消化不良引起的胸胁痞满，嗳气吞酸，胃脘胀痛，大便秘结。每次2丸，每日2次。

琥珀利气丸 由琥珀、大黄、牵牛子、木香、槟榔、枳壳、香附、陈皮、黄连、莪术、黄柏、神曲、麦芽、山楂、青皮组成。能平肝，利气，消食，通便。用于消化不良、急慢性痢疾、结肠炎、肠吸收功能障碍、腹水等；停食、停水，脘腹胀闷作痛，吞酸嘈杂，大便秘结。每次1丸，每日2～3次，空腹温开水送服。

加味逍遥丸（胶囊、片） 由柴胡、当归、白芍、白术、茯苓、牡丹皮、栀子（姜炙）、薄荷、甘草组成。能舒肝清热，健脾养血。用于肝郁血虚、肝脾不和所致的两胁胀痛、头晕目眩、倦怠食少、月经不调、脐腹胀痛、消化不良。丸剂：每次6g，每日2次。胶囊：一次3粒，一日2次。片剂：一次3片，一日2次。

宽胸舒气化滞丸 由沉香、陈皮、青皮、木香、牵牛子组成。能疏肝调中，消积导滞。用于胃及十二指肠球部溃疡，急慢性胃炎、胃肠功能紊乱、膈肌痉挛属肝胃不和所致胁痛、胃脘痛、呕逆、积滞等症。每次1～2丸，每日2次。亦可用于慢性胆囊炎，胆石症，用法同前。胃脾虚弱及孕妇忌用。

老蔻丸 由豆蔻、砂仁、肉桂、当归、丁香、川芎、山楂、六神曲、白术、甘草、青皮、陈皮、乌药、莱菔子、大黄、牵牛子、木香、枳壳、厚朴、三棱、莪术、清半夏、草果仁、槟榔组成。能开郁疏气，温胃消食。治肝郁气滞，饮食不消，膨闷胀饱，胃脘疼痛；胃炎、胃及十二指肠球部溃疡、肠炎、消化不良等。每次1丸，每日2次。

六郁丸　由香附、木香、青皮、陈皮、神曲、砂仁、郁金、三棱、莪术、猪牙皂、槟榔、麦芽、广藿香、黄连、大黄、牵牛子、甘草组成。能舒郁化结，顺气导滞。用于气、血、痰、湿、食、火郁结所致消化不良，胃肠道疾病。每次 6g，每日 2 次。

木香分气丸　由木香、陈皮、枳实、炒山楂、白术、甘松、甘草、砂仁、丁香、檀香、广藿香、豆蔻、醋香附、姜厚朴、醋莪术、槟榔组成。能宽胸消胀，止呕。主治肝郁气滞，脾胃不和，胸膈痞闷，两胁胀满，胃脘疼痛，倒饱嘈杂，呕吐恶心，嗳气吞酸，食欲缺乏，闪腰岔气。每次 6g，每日 2 次。

木香顺气丸　由木香、砂仁、醋香附、槟榔、甘草、陈皮、厚朴、枳壳、苍术、青皮、生姜组成。能行气化湿，健脾和胃。治湿浊阻滞气机，胸膈痞闷，脘腹胀痛，呕吐恶心，嗳气纳呆；消化不良、胃肠功能紊乱、慢性肝炎、早期肝硬化等。每次 6～9g，每日 2～3 次。

平安丸　由木香、香附、延胡索、青皮、枳实、槟榔、沉香、山楂、六神曲、麦芽、豆蔻、砂仁、丁香、母丁香、肉豆蔻、白术、茯苓、草果、陈皮组成。能疏肝理气，和胃止痛。用于肝气犯胃所致的胃痛、胁痛，症见胃脘疼痛，胁肋胀满，吞酸嗳气，呕逆腹胀；或胁痛走窜，气怒痛重，嗳气呃逆；胃炎、肝炎、胆囊炎见上述证候者。每次 2 丸，每日 2～3 次。

朴沉化郁丸　由醋香附、醋延胡索、檀香、木香、沉香、豆蔻、砂仁、柴胡、丁香、醋青皮、甘草、麸炒枳壳、陈皮、肉桂、片姜黄、姜厚朴、醋莪术、高良姜组成。能疏肝解郁，开胃消食。用于肝气郁滞、肝胃不和所致的胃脘刺痛，胸腹胀痛或胀满，恶心呕吐，停食停水，气滞闷郁。每次 1 丸，每日 2 次。

舒肝和胃丸（口服液）　由柴胡、醋香附、佛手、郁金、木香、莱菔子、乌药、陈皮、焦槟榔、白芍、炒白术、广藿香、炙甘草组成。能疏肝解郁，和胃止痛。用于肝胃不和所致的胃痛、胁痛，症见两胁胀满，胃脘疼痛，食欲不振，呃逆呕吐，大便失调；或嗳气呕恶，舌苔薄黄或腻，脉沉弦；胃炎、消化性溃疡、胆囊炎、肋间神经痛见上述证候者。水蜜丸：每次 9g。大蜜丸：每次 2 丸。口服液：每次 10ml，均每日 2 次。

舒肝健胃丸　由厚朴（姜制）、香附（醋制）、白芍（麸炒）、柴胡（醋制）、青皮（醋炒）、香橼、陈皮、檀香、豆蔻、枳实、鸡内金（炒）、槟榔、延胡索、五灵脂（醋制）、牵牛子组成。能疏肝开郁，导滞和中。用于慢性胃炎、胃溃疡、消化不良、慢性肝炎、胆囊炎等。每次 3～6g，每日 3 次。

舒肝调气丸　由香附、厚朴、枳实、龙胆、青皮、豆蔻、木香、陈皮、延胡索、郁金、石菖蒲、五灵脂、莪术、牡丹皮、牵牛子、白芍、片姜黄、厚朴花、郁李仁、沉香、莱菔子组成。能舒气开郁，健胃消食。用于胃炎、消化不良、神经性呕吐、慢性肝炎、胆囊炎；症见两胁胀满、胸中烦闷、恶心呕吐、气逆不顺、倒饱嘈杂、大便燥结等。每次 6g，每日 1～2 次，小儿酌减。

舒肝丸（片、散、颗粒）　由川楝子、酒白芍、醋延胡索、片姜黄、沉香、枳壳、茯苓、豆蔻、姜厚朴、砂仁、木香、陈皮、朱砂组成。能舒肝和胃，理气止痛，消食积。用于肝郁气滞，胸胁胀满，胃脘疼痛，嘈杂呕吐，嗳气泛酸；两胁刺痛，饮食无味，消化不良，呕吐酸水，倒饱嘈杂，周身窜痛。片剂：每次 4 片，每日 2 次。大蜜丸：每次 1 丸，每日 2～3 次。颗粒：一次 1 袋，一日 2 次。散剂：一次 10g，一日 2 次。

舒郁九宝丸 由木香、砂仁、丁香、沉香、香附、青皮、陈皮、厚朴、豆蔻、当归、白芍、白术、茯苓、白扁豆、六神曲、甘草组成。能解郁宽胸，理气止痛。用于慢性胃炎、胃溃疡、消化不良等，症见胸膈满闷，胃脘疼痛，干哕气逆，纳差，腹胀。每次 2 丸，每日 2 次。

四磨汤口服液 由木香、枳壳、乌药、槟榔组成。能顺气降逆，消积止痛。主治小儿乳食内滞，腹胀、腹痛，啼哭不安，厌食纳差，大便秘结。用于中老年人脘腹胀满，腹痛，便秘及术后、产后促进肠蠕动功能恢复；中医辨证为肠胃气滞证患者；婴儿及儿童消化不良，腹部胀满，时时腹痛或啼哭难安，拒食厌食者。成人，每次 20ml，每日 3 次，疗程 1 周；新生儿，每次 3～5ml，每日 3 次，疗程 2 日；幼儿，每次 10ml，每日 3 次，疗程 3～5 天。手术患者应在术后 12h 第 1 次服用，再隔 6h 第 2 次服药，以后按常法服用；冬天寒冷时，新生儿、婴幼儿服药时，将药置 35～38℃温水中微热再服；药液如有微量沉淀，可摇匀后服用，不影响疗效。

四逆散 由柴胡、白芍、枳实、甘草组成。能透解郁热，疏肝理脾。用于肝气郁结所致胁痛、痢疾伴消化不良，症见脘腹胁痛、热厥手足不温、泻痢下重。开水冲泡或炖服。一次 9g，一日 2 次。

胃得安胶囊（片、颗粒） 由白术、苍术、神曲、海螵蛸、草豆蔻、莱菔子、陈皮、瓜蒌、槟榔、甘草、马兰草、枳实、麦芽、黄柏、山姜子、干姜、木香、紫河车、香附、黄芩、茯苓、姜半夏、泽泻、厚朴、川芎组成。能和胃止痛，健脾消食。主治脾胃不和，中焦食滞；慢性胃炎、溃疡病。胶囊：每次 2～3 粒。片剂：每次 3～4 片。颗粒：每次 1 袋。均每日 3～4 次，饭前 30min 及睡前温开水送服。偶见荨麻疹样药疹、固定性药疹，停用后可自行消失。

胃益胶囊 由山楂、佛手、砂仁、黄柏、延胡索、川楝子等组成。疏肝理气，和胃止痛，健脾消食。用于胃脘痛、胃炎、慢性肝炎、胆囊炎、胆囊蛔虫病等属肝郁气滞、肝胃不和证者。每次 4 粒，每日 2～3 次。

香砂平胃丸（颗粒） 由苍术、姜厚朴、木香、砂仁、陈皮、甘草组成。能理气化湿，和胃止痛。用于湿浊中阻、脾胃不和所致的胃脘疼痛、胸膈满闷、恶心呕吐、纳呆食少。丸剂：一次 6g，一日 1～2 次。颗粒：开水冲服，一次 10g，一日 2 次。

香砂枳术丸 由木香、麸炒枳实、砂仁、白术组成。能健脾开胃，行气消痞。主治脾虚气滞，脘腹痞闷，食欲缺乏，大便溏软；胃下垂、胃肠神经官能症、慢性胃肠炎、消化不良等。每次 10g，每日 2 次。

越鞠二陈丸 由醋香附、麸炒苍术、川芎、茯苓、清半夏、六神曲、炒麦芽、炒栀子、陈皮、甘草组成。能健脾消食，化痰顺气。用于胸闷腹胀、咳嗽痰多、气滞食阻，症见咳嗽、慢性胃炎、胃神经官能症、消化不良、绝经期综合征。每次 1 丸，每日 2～3 次。

越鞠丸（片） 由醋香附、川芎、炒栀子、苍术、六神曲（炒）组成。能理气解郁，宽中除满。主治胸脘痞闷，脘腹胀满，饮食停滞，嗳气吞酸；胃肠溃疡病、传染性肝炎。

水丸：每次 6~9g。片剂：每次 5~6 片。均每日 2 次。

（三）脾胃虚弱

【特别提示】本类中成药适用于脾胃虚弱者，有实证者慎用。

白蔻调中丸　由豆蔻、草豆蔻、党参、沉香、白术、乌药、焦山楂、六神曲、麦芽、紫苏梗等组成。能温中散寒，行气消食。用于急慢性胃炎、肝炎、消化不良、胃神经官能症、胃及十二指肠溃疡等，症见寒郁气滞，饮食不化，脘腹胀满，疼痛，呕吐嘈杂。每次 1 丸，每日 2~3 次。

参苓健脾胃颗粒　由北沙参、白术、茯苓、薏苡仁、山药、扁豆、砂仁（盐炙）、陈皮、莲子、甘草组成。能补脾健胃，利湿止泻。用于脾胃虚弱、气阴不足所致的饮食不消，或吐或泻，不欲饮食，形瘦色萎，神疲乏力；神经性厌食、小儿厌食症、胃肠功能紊乱、慢性胃炎、肠炎、胆囊炎见上述证候者。开水冲服，每次 10g，每日 2 次。

丁蔻理中丸　由党参、白术、干姜、炙甘草、白豆蔻、丁香组成。能健脾益气，温中祛寒，行气开胃。主治中焦虚寒，症见脘腹隐痛，食后胀满，得暖则舒，大便溏薄或下利，小便清长，口不渴，舌淡白，脉沉细或迟缓；胃及十二指肠溃疡、慢性胃炎、肠炎、消化不良、胃肠功能紊乱等。每次 6~9g，每日 3 次。

复胃散胶囊　由炙黄芪、海螵蛸、白及、白芷、延胡索、白芍、炙甘草组成。能补气健脾，制酸止痛，收敛止血。用于脾气虚所致的胃痛吞酸，症见胃脘疼痛，喜温喜按，食减形瘦，四肢倦怠，泛吐酸水，吐血，黑粪；胃及十二指肠溃疡见上述证候者。饭前服用，每次 4~6 粒；伴吐血、便血者可每次 12 粒。每日 3 次。

和中理脾丸　由党参、麸炒白术、苍术、茯苓、甘草、陈皮、法半夏、木香、砂仁、麸炒枳壳、姜厚朴、豆蔻、醋香附、广藿香、南山楂、六神曲、炒麦芽、炒莱菔子组成。能理气健脾，和胃消食。用于慢性胃炎、胃肠功能紊乱、胃神经官能症及消化不良等属中焦气郁、脾胃不和证。每次 1 丸，每日 2 次。

健脾糖浆（丸）　由党参、炒白术、陈皮、枳实、炒山楂、炒麦芽组成。能健脾开胃。用于脾胃虚弱、脘腹胀满、食少便溏。糖浆：温开水送服，每次 10~15ml。大蜜丸：每次 1 丸。小蜜丸：每次 9g。均每日 2 次。

健胃片　由陈皮、炒麦芽、炒山楂、六神曲、焦槟榔、醋鸡内金、苍术、草豆蔻、生姜、柴胡、白芍、川楝子、醋延胡索、甘草浸膏组成。能疏肝和胃，消食导滞，理气止痛。用于肝胃不和、饮食停滞所致的胃痛、吞酸、痞证，症见胃脘胀痛，嘈杂食少，嗳气口臭，大便不调，咽干口苦，舌苔薄白或厚腻，脉弦（滑）；胃、十二指肠溃疡，慢性胃炎，急性胃炎缓解期，消化不良见上述证候者。每次 6 片，每日 3 次。

健胃消食片　由太子参、山药、陈皮、山楂、炒麦芽组成。能健胃消食。用于脾胃虚弱所致的食积，症见不思饮食、嗳腐酸臭、脘腹胀满；消化不良见上述证候者。口服或咀嚼。成人一次 4~6 片，儿童 2~4 岁一次 2 片，5~8 岁一次 3 片，9~14 岁一次 4 片；一日 3 次。

开胃山楂丸　由山楂、六神曲、槟榔、山药、炒白扁豆、炒鸡内金、麸炒枳壳、炒麦芽、砂仁组成。能健脾开胃，消食化积。主治脾胃虚弱，饮食积滞，胸脘痞闷，腹痛拒按，嗳腐吞酸，消化不良，不思饮食，大便臭秽或秘结不通；急慢性胃炎、消化性溃疡、胃肠道功能紊乱、慢性肝炎、胆囊炎、结肠炎、小儿厌食症、单纯性消化不良。每次1丸，每日2次。

理中丸 由干姜、党参、白术、甘草组成。能温中祛寒，补益脾胃。用于胃肠功能衰弱所致的慢性消化不良、浅表性胃炎、胃窦炎、溃疡病、痢疾、肠炎、小儿腹泻、便血、吐血、过敏性紫癜、术后胆汁分泌过多、胃下垂、慢性胃炎、过敏性鼻炎、慢性口腔疾病等。大蜜丸：每次1丸。水丸：每次5～9g。均每日2次，温开水送服。

六君子丸 由党参、麸炒白术、茯苓、姜半夏、陈皮、炙甘草等组成。能补脾益气，燥湿化痰。用于脾胃虚弱，食量不多，气虚痰多，腹胀便溏。一次9g，一日2次。

启脾丸 由人参、白术、山药、莲子、茯苓、甘草、陈皮、山楂、麦芽、泽泻、六神曲组成。能健脾和胃。主治脾胃虚弱，消化不良，腹胀便溏。每次1丸，每日2～3次；3岁以内小儿酌减。

人参健脾丸 由人参、白术、茯苓、山药、炙黄芪、木香、陈皮、砂仁、当归、酸枣仁、远志组成。能健脾益气，和胃止泻。用于脾胃虚弱所致的饮食不化、脘闷嘈杂、恶心呕吐、腹痛便溏、不思饮食、体弱倦怠。水蜜丸：一次8g。大蜜丸：一次2丸。均一日2次。

胃脘舒颗粒 由党参、白芍、山楂、陈皮、甘草、醋延胡索组成。能益气阴，健脾胃，消痞满。用于脾虚气滞所致的胃脘痞满，嗳气纳差，时有隐痛；萎缩性胃炎见上述证候者。开水冲服，每次7g，每日2次。孕妇慎用。

香砂六君丸 由党参、炒白术、茯苓、陈皮、木香、姜半夏、砂仁、炙甘草组成。能益气健脾，和胃。用于脾虚气滞，消化不良，嗳气食少，脘腹胀满，大便溏泄。一次6～9g，一日2～3次。

枳术丸（颗粒） 由枳实、麸炒白术组成。能健脾消食，行气化湿。治脾胃虚弱，食少不化，脘腹痞满；对老年体弱、小儿的消化不良尤为适用。丸剂：每次6g，每日2次。颗粒：每次6g，每日2次。

（四）寒湿中阻

【特别提示】本类中成药属于热证者忌用。饮食宜清淡，忌酒及辛辣、生冷、油腻食物。

复方草豆蔻酊 由草豆蔻、茴香、桂皮等组成。能驱风健胃。主治消化不良，脘腹胀满，胃寒胀痛，呕吐，吐酸，噎膈反胃，痰食积滞。每次2～5ml，每日3次。

石榴健胃散 由石榴子、肉桂、荜茇、红花、豆蔻组成。能温胃益脾，化滞除湿，温通脉道。用于消化不良，食欲不振，寒性腹泻。冲服，每次1袋，每日2～3次。散剂：1.2g。

胃气痛片 由白芍、乌药、郁金、香附、青皮、乳香、没药、高良姜、五灵脂、八角茴香、木香、丁香、肉桂组成。能理气，和胃，止痛。用于胃痛、急性胃痉挛等属寒湿困中、胃失和降证。每次5片，每日2次。

五味清浊散 由石榴、红花、豆蔻、肉桂、荜茇组成。能开郁消食，暖胃。用于食欲缺乏，消化不良，胃脘冷痛，满闷嗳气，腹胀泄泻。每次 2～3g，每日 1～2 次。

三、腹泻

（一）实证（湿热下注）

【特别提示】本类中成药多苦寒，易伤胃气，不可过量服。脾胃虚寒腹泻者，慢性虚寒性痢疾者忌用。

白蒲黄片　由白头翁、蒲公英、黄芩、黄柏组成。能清热燥湿，解毒凉血。用于大肠湿热、邪毒壅盛所致的痢疾、泄泻，症见里急后重，便下脓血；肠炎、痢疾见上述证候者。每次 3～6 片，每日 3 次。本药苦寒，易伤胃气，不可过量服。

肠胃适胶囊　由功劳木、黄连须、凤尾草、两面针、鸡骨香、救必应、葛根、防己组成。能清热解毒，利湿止泻。用于大肠湿热所致的泄泻、痢疾，症见腹痛，腹泻，或里急后重，便下脓血；急性胃肠炎、痢疾见上述证候者。每次 4～6 粒，每日 4 次。

肠炎宁糖浆　由地锦草、金毛耳草、樟树根、香薷、枫香树叶组成。能清热利湿，行气。用于大肠湿热所致的泄泻、痢疾，症见大便泄泻，或小便脓血，里急后重，腹痛腹胀；急慢性肠炎、腹泻、细菌性痢疾、小儿消化不良见上述证候者。每次10ml，每日 3～4 次。

枫蓼肠胃康片　由牛耳枫、辣蓼组成。能理气健脾，除湿化滞。用于脾胃不和、气滞湿困所致的泄泻，症见腹胀、腹痛、腹泻；急性胃肠炎见上述证候者。一次 4～6 片，一日 3 次。

复方黄连素片　由盐酸小檗碱、木香、吴茱萸、白芍组成。能清热燥湿、行气止痛、止痢止泻。用于大肠干燥、赤白下痢、里急后重或暴注下泻，肛门灼热。每次 4 片，每日 3 次。葡萄糖-6-磷酸脱氢酶缺乏儿童禁用。

复方苦参肠炎康片　由苦参、黄连、黄芩、白芍、车前子、金银花、甘草、颠茄流浸膏组成。能清热燥湿止泻。用于湿热泄泻，症见泄泻急迫或泻而不爽，肛门灼热，腹痛，小便短赤；急性肠炎见上述证候者。每次 4 片，每日 3 次，3 天为 1 个疗程。青光眼患者慎用。

复方仙鹤草肠炎胶囊　由仙鹤草、黄连、木香、石菖蒲、蝉蜕、桔梗组成。能清热燥湿，健脾止泻。用于脾虚湿热内蕴所致的泄泻急迫，泻而不爽，或大便溏泄，食少倦怠，腹胀腹痛；大便稀软，甚则如稀水样，次数明显增加，气味酸腐臭；伴完谷不化、恶心呕吐、不思饮食、口干渴；急慢性肠炎见上述证候者。每次 3 粒，每日 3 次，饭后服。

葛根芩连丸（口服液、颗粒、胶囊）　由葛根、黄芩、黄连、炙甘草组成。能解肌透表，清热解毒，利湿止泻。用于湿热蕴结所致的菌痢、肠炎、阿米巴痢疾、伤寒、浅表性胃炎，症见泄泻腹痛、下痢臭秽及便黄而黏、肛门灼热，及风热感冒所致的发热恶风、头痛身痛。脾胃虚寒腹泻者，慢性虚寒性痢疾者忌用。本药苦寒，易伤胃气，不可过服、久用。严重脱水者，则应采取相应的治疗措施。丸剂：一次 3g，小儿一次 1g，一日 3 次。口服液：一次 1 支，一日 2 次。颗粒：开水冲服，一次 1 袋，一日 3 次。胶囊：一次 3～4 粒，一日 3 次。

加味香连丸 由姜黄连、黄芩、黄柏、白芍、当归、姜厚朴、麸炒枳壳、槟榔、醋延胡索、炙甘草、木香、制吴茱萸组成。能祛湿清热，化滞止痢。用于肠胃食滞、湿热凝结或泄泻引起的赤白痢疾、腹痛下坠、小便不利、饮食无味、四肢倦怠。每次 6g，每日 2 次。

克痢痧胶囊 由白芷、苍术、石菖蒲、细辛、荜茇、鹅不食草、猪牙皂、雄黄、丁香、硝石、枯矾、冰片组成。能解毒辟秽，理气止泻。用于泄泻，痢疾和痧气（中暑）。每次 2 粒，每日 3～4 次。

克泻灵片 由苦豆草生物碱组成。能清热燥湿。用于大肠湿热所致的泄泻、痢疾，症见腹痛腹泻，里急后重，大便脓血，肛门灼热，伴恶心呕吐、发热，或大便稀软，甚则如稀水样，次数增加，气味酸腐臭，伴完谷不化，不思饮食，口干渴；急性肠炎见上述证候者。每次 2～3 片，每日 3 次，饭后服用。

痢必灵片 由苦参、白芍、木香组成。能清热，祛湿，止痢。用于大肠湿热所致的痢疾、泄泻，症见发热腹痛、大便脓血、里急后重；细菌性痢疾见上述证候者。每次 8 片，每日 3 次。

痢特敏片 由仙鹤草浸膏粉、翻白草浸膏粉、甲氧苄啶组成。能清热解毒，凉血止痢。用于大肠湿热所致的泄泻、痢疾，症见发热腹痛，大便泄泻，或大便脓血，里急后重，腹痛，恶心，呕吐；肠炎、急性痢疾见上述证候者。每次 4 片，每日 3 次。

连蒲双清片 由盐酸小檗碱、蒲公英浸膏组成。能清热解毒，燥湿止痢。用于湿热蕴结所致的肠炎、痢疾；亦用于乳腺炎、疖肿、外伤发炎、胆囊炎。小片：每次 4 片。大片：每次 2 片；均每日 3 次。

莲芝消炎胶囊 由穿心莲总内酯、山芝麻干浸膏组成。能清热解毒，燥湿止泻。用于肺胃蕴热所致的泄泻腹痛或咳嗽，咽部红肿疼痛，喉核红肿；肠胃炎、气管炎、急性腭扁桃体炎、急性咽炎见上述证候者。每次 1 粒，每日 3 次。

木香槟榔丸 由木香、槟榔、枳壳、陈皮、青皮、醋三棱、莪术、黄连、香附、黄柏、大黄、炒牵牛子、芒硝组成。能行气导滞，泄热通便。主治赤白痢疾，里急后重，胃肠积滞，脘腹胀痛，大便不通；消化不良、急性胃肠炎、急性菌痢等。每次 3～6g，每日 2～3 次。

调脾止泻丸 由炒苍术、麸炒白术、黄连、干姜、肉桂、泽泻、滑石、赤苓、车前子、枳实、槟榔、藿香、砂仁、木香、甘草等组成。能寒热平调，专理脾胃，止呕止泻。用于脾胃失调、消化不良引起的呕吐、恶心、泄泻、腹胀且痛症，如急性胃肠炎、肠胃功能紊乱、急性细菌性痢疾、消化不良等。每次 1～2 丸；小儿服半丸，每日 2 次。

痛泻宁颗粒 由白芍、青皮、薤白、白术组成。能柔肝缓急，疏肝行气，理脾运湿。用于肝气犯脾所致的头痛、腹胀、腹部不适等症，肠易激综合征（腹泻型）等见上述证候者。每次 1 袋（5g），每日 3 次。偶见轻度恶心，皮肤感觉异常。

吐泻肚疼散（胶囊） 由木香、厚朴、白芍、茯苓、甘草、广藿香、赤石脂、朱砂、丁香组成。能化气消滞，祛湿止泻。用于急慢性胃肠炎、属湿热积滞型肚痛泄泻、眩晕呕吐。散剂：每次 1.6g。胶囊：每次 5 粒。均每日 3 次。

胃肠安丸　由木香、沉香、枳壳、檀香、大黄、厚朴、川芎、人工麝香、巴豆霜、大枣（去核）组成。能芳香化浊，理气止痛，健胃导滞。主治消化不良性腹泻、肠炎、菌痢、脘腹胀满、腹痛、乳积食积、泄泻等。小丸：每次 20 丸。大丸：每次 4 丸。均每日 3 次。

香连化滞丸　由黄连、黄芩、木香、麸炒枳实、陈皮、醋青皮、姜厚朴、炒槟榔、滑石、当归、炒白芍、甘草组成。能清热利湿，行血化滞。用于大肠湿热所致的痢疾，症见大便脓血，里急后重，发热腹痛，肛门灼热，舌红黄腻，脉滑数；细菌性痢疾见上述证候者。每次 2 丸，每日 2 次。

香连丸（片、胶囊、浓缩丸）　由萸黄连、木香组成。能清热化湿，行气止痛。用于大肠湿热所致的痢疾，症见大便脓血，里急后重，发热腹痛，泄泻腹痛；菌痢、肠炎见上述证候者。水丸：每次 3～6g。片剂：每次 5 片（大片，成年人）；小儿，每次 2～3 片（小片）。胶囊：每次 3 粒。浓缩丸：每次 6～12 丸。均每日 2～3 次。

香砂胃苓丸　由木香、砂仁、麸炒苍术、姜厚朴、麸炒白术、陈皮、茯苓、泽泻、猪苓、肉桂、甘草组成。能祛湿健脾。用于慢性肠炎、急性肠炎、肠功能紊乱、急慢性肾小球肾炎水肿、营养缺乏性水肿、急性胃炎、细菌性食物中毒等，症见呕吐、泄泻、水肿、小便不利。每次 6～9g，每日 2～3 次。

泻痢消胶囊　由酒黄连、苍术、酒白芍、茯苓、泽泻、姜厚朴、木香、槟榔、陈皮、枳壳、吴茱萸（盐炙）、甘草组成。能清热燥湿，行气止痛。用于大肠湿热所致的腹痛泄泻，大便不爽，下痢脓血，肛门灼热，里急后重，心烦口渴，小便黄赤，舌红苔薄黄或黄腻，脉濡数；急性肠炎、结肠炎、痢疾见上述证候者。每次 3 粒，每日 3 次。

止泻利颗粒　由钻地风、金银花、杨梅根、山楂组成。能收敛止泻，清热消食。用于大肠湿热所致的泄泻、痢疾，症见大便泄泻，腹痛不适，或大便脓血，里急后重，肛门灼热，伴恶心呕吐、不思饮食、口干渴；肠炎、痢疾见上述证候者。开水冲服，每次 1 袋，每日 3 次。

（二）虚证

【特别提示】 服用本类中成药禁食酸、冷、刺激性食物。

补脾益肠丸　由黄芪、米炒党参、白术、肉桂、炮姜、盐补骨脂、白芍、当归（土炒）、砂仁、木香、醋延胡索、荔枝核、防风、煅赤石脂、炙甘草等组成。能益气养血，温阳行气，涩肠止泻。用于脾虚气滞所致的泄泻，症见腹胀疼痛、肠鸣泄泻、黏液血便；慢性结肠炎、溃疡性结肠炎、过敏性结肠炎见上述证候者。一次 6g，一日 3 次。30 天为 1 个疗程，一般连服 2～3 个疗程。

补中益气丸（口服液、合剂）　由炙黄芪、党参、炒白术、炙甘草、陈皮、当归、升麻、柴胡组成。能补中益气，升阳举陷。用于脾胃虚弱、中气下陷所致的泄泻、脱肛、阴挺，症见体倦乏力、食少腹胀、便溏久泻、肛门下坠或脱肛、子宫脱垂。小蜜丸，一次 9g；大蜜丸，一次 1 丸；水丸，一次 6g，一日 2～3 次。口服液：一次 10ml，一日 2～3 次。合剂：一次 10～15ml，一日 3 次。

参桂理中丸 由人参、肉桂、附子、干姜、白术、甘草组成。能温中散寒，祛湿定痛。用于脾胃虚寒、阳气不足证，腹痛泄泻，手足厥冷，胃寒呕吐，寒湿疝气，妇女血寒，行经腹痛，或脘腹冷痛，喜温喜按，泛吐酸水，腹胀肠鸣，大便清稀色白无臭；慢性胃炎、慢性肠炎、胃及十二指肠溃疡、功能性子宫出血等。姜汤送服：每次 1～2 丸，每日 1～2 次。

肠泰合剂 由红参、白术、茯苓、甘草、双歧杆菌组成。能益气健脾，消食和胃。主治脾胃气虚所致的神疲懒言、体虚无力、食少腹胀、大便稀溏等症及慢性腹泻、慢性胃炎、药源性肠菌失调等所致的肠功能紊乱。亦可辅助治疗急慢性肝炎、肝硬化及肝癌。每次 10～20ml，每日 3 次，7～15 天为 1 个疗程，可连服 3～5 个疗程；10 岁以下儿童半量。

肠胃宁片 由党参、白术、黄芪、补骨脂、赤石脂、砂仁、白芍、延胡索、当归、姜炭、木香、葛根、儿茶、炙甘草、罂粟壳组成。能健脾益肾，温中止痛，涩肠止泻。用于脾肾阳虚泄泻日久，大便不调，五更泄泻，时带黏液，伴有腹胀腹痛，胃脘疼痛，小腹坠胀，饮食不佳，舌质淡红，苔薄白或腻，脉细微或沉细；慢性结肠炎、溃疡性结肠炎、肠功能紊乱属上述症状者。每次 4～5 片，每日 3 次，儿童慎用。

固肠止泻丸 由乌梅肉、黄连、罂粟壳、延胡索、干姜、木香组成。能调和肝脾，涩肠止痛。用于肝脾不和，泻痢腹痛，慢性非特异性溃疡性结肠炎见上述证候者。每次 5g，每日 3 次。

十味石榴丸 由石榴、肉桂、玉竹、荜茇、豆蔻、红花、黄精、白及、菱角、天花粉组成。能温中健脾，暖肾驱寒。主治胃寒腹泻，腰酸腿痛，遗精；慢性肠炎、慢性菌痢、滑精、脱肛等。每次 1 丸，每日 2 次。

四神丸 由补骨脂、吴茱萸、五味子、肉豆蔻、大枣（去核）组成。能温肾暖脾，涩肠止泻。用于命门火衰，脾肾虚寒，五更泄泻或便溏腹痛，腰酸肢冷；过敏性结肠炎、非特异性结肠炎及肠易激综合征。每次 9g，每日 1～2 次，早、晚用淡盐汤或温开水送服。

胃肠灵胶囊 由钻地风、干姜、胡椒、党参、砂仁、白及、海螵蛸、山楂、白芍、甘草组成。能温中祛寒，健脾止泻。用于中焦虚寒、寒湿内盛所致的泄泻，症见腹冷隐痛，脘腹痞满，大便稀溏，体倦肢冷。慢性肠炎见上述证候者。每次 5 粒，每日 3 次。

泻痢固肠丸（片） 由人参、白术、罂粟壳、诃子、白芍、茯苓、甘草、肉豆蔻、陈皮组成。能益气固肠，健脾化湿。主治脾胃虚弱，久痢脱肛，腹胀腹痛，肢体无力；慢性肠炎、久泻久痢不止等。水丸：每次 6g。片剂：每次 4 片。均每日 2 次，温开水送服。

止泻灵颗粒 由党参、白术、薏苡仁、白扁豆、山药、莲子、泽泻、甘草、陈皮组成。能健脾益气，渗湿止泻。用于脾胃虚弱所致泄泻，饮食减少，腹胀，倦怠懒言；慢性肠炎见上述证候者。每次 12g，一日 3 次。

驻车丸 由黄连、炮姜、当归、阿胶组成。能滋阴，止痢。主治久痢伤阴，赤痢腹痛，里急后重，休息痢、胃炎、肠炎。每次 6～9g，每日 3 次。

四、便秘

（一）实证

【**特别提示**】本类中成药多含具强烈泻下作用的中药，脾胃虚寒者忌用及孕妇忌用。

大黄清胃丸　由大黄、木通、芒硝、槟榔、黄芩、滑石粉、胆南星、白芷、羌活、牵牛子组成。能清热解毒，通便。用于胃热便秘，胃火炽盛，口干舌燥，头痛目眩，大便燥结；口苦，牙龈肿痛，前额与眉棱骨痛，腹胀且痛，小便黄赤，口渴喜饮，纳差。每次 1 丸，每日 2 次。

大黄通便颗粒（胶囊、片）　由大黄流浸膏组成。能清热通便。用于实热食滞、便秘及湿热型食欲缺乏。冲服，每次 1 袋，每日 1 次，睡前开水冲溶口服。胶囊：一次 2 粒，一日 1 次。片剂：一次 1 片，一日 2～3 次。

当归龙荟丸　由酒当归、龙胆、栀子、酒黄连、酒黄芩、盐黄柏、芦荟、青黛、酒大黄、木香、麝香组成。能清肝利胆，泻火通便。主治肝胆火旺所致的头晕目眩、心烦不宁、耳鸣耳聋、胁肋疼痛、脘腹胀痛、大便秘结、小便赤涩、妇女带下、外阴瘙痒肿痛等；高血压、黄疸型肝炎、梅尼埃病、急性盆腔炎、尿道炎、阴道滴虫病等。尚有人用于慢性粒细胞白血病，有效率 72.7％。温开水送服，每次 6g，每日 2 次。

厚朴排气合剂　由姜厚朴、木香、麸炒枳实、大黄组成。能行气消胀，宽中除满。用于腹部非胃肠吻合术后早期肠麻痹，症见腹胀痛，腹部膨胀，无排气，排便，舌质淡红，舌苔薄白或薄腻。于手术后 6h、10h 各服 1 次，每次 50ml。药瓶可在温水中加温 5～10min 后摇匀服用。

凉膈散（丸）　由连翘、栀子（姜汁制）、黄芩、薄荷、大黄、芒硝、甘草、淡竹叶组成。能消炎解热，清火凉膈。主治上焦邪热亢盛，口舌生疮，面赤唇焦，咽痛，鼻出血，便秘尿赤，胸膈烦热；肺炎、支气管炎、鼻窦炎、头痛、中风、风疹等。散剂：每次 9～15g，可加蜜少许煎服。丸剂：每次 6g。均每日 2 次。

麻仁润肠丸（软胶囊）　由大黄、火麻仁、陈皮、炒苦杏仁、木香、白芍组成。能润肠通便。用于习惯性便秘、产妇便秘、老人肠燥便秘及痔便秘属肠胃积热，兼有胸腹胀满、小便频数者。大蜜丸：每次 1～2 丸，每日 2 次。软胶囊：一次 8 粒，一日 2 次。

麻仁丸（软胶囊）　由火麻仁、炒白芍、大黄、枳实（炒）、苦杏仁、姜厚朴组成。能润肠通便。用于肠热津亏所致的便秘。水蜜丸每次 6g；大蜜丸每次 1 丸；软胶囊一次 1～4 粒；均每日 1～2 次。

麻仁滋脾丸　由大黄、火麻仁、当归、姜厚朴、炒苦杏仁、麸炒枳实、郁李仁、白芍组成。能润肠通便，消食导滞。用于胃肠积热、肠燥津伤所致的大便秘结，胸腹胀满，饮食无味，舌红少津。每次 1 丸，每日 2 次。

莫家清宁丸　由大黄、黄芩、厚朴、陈皮、香附、枳壳、木香、桑叶、侧柏叶、车前子、白术、半夏、绿豆、黑豆、桃仁、杏仁、麦芽组成。能清热泻火通便。用于胃肠实热积滞所致的脘腹胀满，头晕耳鸣，口燥舌干，咽喉不利，目赤牙痛，大便秘结，小便赤黄或短赤，面红身热，口臭嗳呃，或兼有食纳减少，睡眠不安，舌红苔黄燥，脉滑数；习惯性便秘、喉痹（急性扁桃体炎）、牙痛、牙周炎、牙龈脓肿、牙槽炎、口疮、口腔溃疡等见上述证候者。每次6g，每日1次。

清肠通便胶囊 由洗碗叶、地蜈蚣、钩藤、马蹄香、草果组成。能清热通便，行气止痛。用于热结气滞所致的大便秘结。每次2～4粒，每日2～3次。

清宁丸 由大黄、绿豆、车前草、炒白术、黑豆、半夏（制）、醋香附、桑叶、姜厚朴、麦芽、陈皮、侧柏叶、桃枝、牛乳、黄酒组成。能清热泻火，消肿通便。主治咽喉肿痛，口舌生疮，头晕耳鸣，目赤牙痛，腹中胀满，大便秘结；上呼吸道感染，口腔溃疡，急性咽喉炎，腭扁桃体炎，膀胱炎，尿路感染，急慢性肝胆胰腺疾病及细菌性痢疾或阿米巴痢疾，尚用于高脂血症、急性淋病及胆系感染等。大蜜丸，每次1丸；浓缩丸和水丸，每次6g；均每日1～2次，温开水送服。

清泻丸 由大黄、黄芩、枳实、朱砂粉、甘草组成。能清热，通便，消滞。用于实热积滞所致的大便秘结，口干口苦，小便黄赤，苔黄腻，脉滑数；习惯性便秘见上述证候者。每次服5.4g，每日1次。

三黄片（胶囊、丸） 由黄芩浸膏、盐酸小檗碱、大黄组成。能清热解毒，泻火通便。用于三焦热盛所致的目赤肿痛、口鼻生疮、咽喉肿痛、牙龈肿痛、心烦口渴、尿黄、便秘；也用于急性胃肠炎、痢疾。片剂：1次4片，1日2次。胶囊：一次2粒，一日2次。丸剂：一次6～9克，一日3次。

十五制清宁丸 由大黄、厚朴、陈皮、香附、黄芩、绿豆、槐叶、车前草、白术、半夏、桑叶、黑豆、大麦、枇杷叶组成。能清理胃肠，泄热通便。用于胃肠炽热大便秘结，亦可用于上呼吸道感染、口腔溃疡、牙周炎、咽喉炎、阿米巴痢疾、急慢性胰腺炎、膀胱炎、尿路感染等。蜜丸，每次1丸；水丸，每次6～9g；均每日2次，温开水送服。

搜风顺气丸 由熟大黄、火麻仁、独活、菟丝子、槟榔、郁李仁、枳壳、防风、车前子、山药、牛膝组成。能搜风顺气，润肠通便。用于胃肠积热，胸膈满闷，大便秘结，肠红痔漏。每次1丸，每日1～2次。

通便宁片 由番泻叶干膏粉、牵牛子、砂仁、白豆蔻组成。能宽中理气，泻下通便。用于肠胃实热积滞所致的便秘，症见大便秘结、腹痛拒按、腹胀纳呆、口干苦、小便短赤、舌红苔黄、脉弦滑数。一次4片，一日1次。如服药8h后不排便再服一次。

通幽润燥丸 由麸炒枳壳、姜厚朴、黄芩、桃仁（去皮）、熟大黄、红花、当归、炒苦杏仁、火麻仁、郁李仁、熟地黄、地黄、槟榔、大黄、木香、甘草组成。能清热导滞，润肠通便。用于胃肠积热所致的便秘，症见大便不通，脘腹胀满，口苦尿黄。每次1～2丸，每日2次。

雪胆解毒丸 由雪胆、大黄、连翘、黄连、黄柏、黄芩、栀子、天花粉、玄参、青黛、桔梗、盐酸黄连素、甘草组成。能清热泻火。用于肺胃热积所致口燥咽干，咽喉肿痛，大便燥结，小便赤黄。每次3g，每日1～2次。

（二）虚证

苁蓉通便口服液 由何首乌、肉苁蓉、枳实、蜂蜜组成。能滋阴补肾，润肠通便。

用于中老年人、病后产后等虚性便秘及习惯性便秘患者，有通便作用。每次 10～20ml，睡前或清晨服用。

通便灵胶囊　由番泻叶、当归、肉苁蓉组成。能泄热导滞，润肠通便。用于热结便秘，长期卧床便秘，一时性腹胀便秘，老年习惯性便秘，长期卧床、年老体虚，气血不足，胃肠湿热所致大便干结，心悸气短，面色㿠白，周身倦怠，舌淡苔少，脉沉细数；习惯性便秘见上述证候者。1 次 5～6 粒，1 日 1 次。

通乐颗粒　由何首乌、地黄、当归、麦冬、玄参、麸炒枳壳组成。能滋阴补肾，润肠通便。用于阴虚便秘，症见大便秘结，口干，咽燥，烦热，以及习惯性、功能性便秘见上述证候者。开水冲服，每次 2 袋，每日 2 次。2 周为 1 个疗程。

胃肠复元膏　由麸炒枳壳、太子参、木香、紫苏梗、大黄、赤芍、黄芪、桃仁、蒲公英、炒莱菔子、炼蜜组成。能益气活血，理气通下。用于胃肠术后腹胀，胃肠活动减弱，症见体乏气短、脘腹胀满、大便不下；亦可用于老年性便秘及虚性便秘。腹部手术前 1～3 天，一次 15～30g，一日 2 次或遵医嘱；术中胃肠吻合完成前，经导管注入远端肠管 40～60g（用水稀释 2～3 倍）；术后 6～8h，口服，一次 20～30g，一日 2 次；老年性便秘，一次 10～20g，一日 2 次。

五仁润肠丸　由地黄、陈皮、肉苁蓉、熟大黄、当归、桃仁、火麻仁、柏子仁、郁李仁、松子仁组成。能润肠通便。用于久病产后、手术后所致血虚或年老体弱血虚或肠燥亏虚所见的大便干燥，津枯便秘，头晕目眩，腹胀食少，舌质干，脉细弱。每次 1 丸，每日 2 次。

滋阴润肠口服液　由地黄组成。能养阴清热，润肠通便。用于阴虚内热性大便干结，排便不畅，口干咽燥的辅助治疗。每次 10～20ml，每日 2 次。

五、虫证

【特别提示】驱虫药对人体正气多有损伤，故要控制剂量，不宜连续服用，防止用量过大中毒或损伤；对素体虚弱、年老体衰及孕妇更当慎用；驱虫药一般应在空腹时服用，使药物充分作用于虫体而保证疗效。

复方鹤鸹菜散　由鹤鸹菜、盐酸左旋咪唑组成。能驱蛔消积。主治蛔虫症、胆道蛔虫症属食滞者，症见阵发性腹中脐周绞痛，剧痛难忍，按之腹软，缓解时如常人（蛔虫居肠中），气机逆乱之蛔虫症，以表现为剑突下右季肋呈阵发性剧烈绞痛，如钻顶样，呕吐或吐蛔，或辗转不安，汗出、腹软，局部有压痛之蛔厥。早晨空腹时温开水送服：1 周岁，每次 1 包；2～3 岁，每次 1.5 包；4～6 岁，每次 2 包；7～8 岁，每次 3 包；9～14 岁，每次 4 包；14 岁以上，每次 5 包；均每日 1 次，连服 3 天。

化虫丸　由鹤虱、玄明粉、牵牛子、使君子仁、雷丸、槟榔、苦楝皮、芜荑、大黄组成。能杀虫，消积。用于对蛔虫、绦虫、姜片虫等的驱除。每次 6～9g，每日 1～2次。1 岁儿童服 1.5g，早晨空腹或睡前用温开水送服；7 岁以上，服成年人半量；3～7岁儿童，服成年人 1/3 量。本品有一定毒性，不宜连续服用。

绛矾丸　由绛矾、白术、陈皮、厚朴、茯苓、枳壳、苍术组成。能杀虫消积，芳香燥湿。用于钩虫病、脾湿积滞等证,症见积食不化,脾不运湿引起气滞湿停之"黄肿"或"食劳疳黄"。成年人,每次 3～6g;7 岁以上小儿,服成年人的半量;3～7 岁,服成年人的 1/3 量;均每日 1～2 次。服药期间,忌饮浓茶。

驱蛔丸 由苦楝皮、槟榔、雷丸、使君子、芜黄、雄黄、神曲、木香、厚朴、花椒、细辛、大黄、巴豆霜、砂仁、玄明粉组成。能驱蛔杀虫。主治蛔虫、绦虫病,症见面色萎黄,或面生白斑,口馋消瘦,腹部疼痛,舌苔剥落,脉乍大乍小,或洪大;便中常有节片状虫体、长约寸许,有时连续相接,经久不愈等症。3～5 岁,每次 3～5g;6～10 岁,每次 6～9g;10 岁以上剂量酌增;均每日 1 次,早晨空腹时用白糖水送服,服药后 4h 再进饮食。

使君子丸(散) 由使君子、天南星、槟榔组成。能杀虫消积。用于肠蛔虫、胆道蛔虫、蛔虫样肠梗阻等引起的腹大腹痛,面黄肌瘦,食而不化,喜吃异物,哭啼不安者。散剂:每次 3～5g。水丸剂:每次 9g。均每日 1 次,空腹温开水或糖水送服。服药后 4h 再进食,勿过饱。

乌梅丸 由乌梅肉、花椒、细辛、黄连、黄柏、干姜、附子(制)、桂枝、人参、当归组成。能温脏安蛔,寒热并治。用于胆道蛔虫症、肠道蛔虫病、血吸虫病及钩虫病、结肠炎、细菌性痢疾、胆囊炎及胆石症等,症见厥阴头痛,烦闷呕吐,时发时止,得食则吐,甚至吐蛔,手足厥冷,腹痛时作;也可治久痢久泻、消渴病、顽固性呃逆等。每次 6～9g,每日 2～3 次,空腹温开水送服;7 岁以上服成年人半量;3～7 岁,服成年人 1/3 量;3 岁以下小儿酌减。

第四章

神经与精神系统疾病用中成药

第一节 头痛

一、外感头痛

【特别提示】凡久病气虚、血虚，或因肝肾不足，肝阳上亢之头痛者，及孕妇均应慎用本类中成药；饮食宜清淡，忌辛辣油腻食物；本品多药性发散，易伤正气，中病即止，不可多服久服。

半夏天麻丸（片） 由法半夏、天麻、炙黄芪、人参、苍术、炒白术、茯苓、陈皮、泽泻、六神曲（麸炒）、炒麦芽、黄柏组成。能健脾祛湿，化痰息风。用于脾虚湿盛、痰浊内阻所致的眩晕、头痛，如蒙如裹、胸脘满闷。一次6g，每日2～3次。

川芎茶调散（丸、颗粒、口服液、袋泡茶） 由川芎、羌活、白芷、荆芥、薄荷、防风、细辛、甘草组成。能疏风止痛。用于治疗外感风邪所致的头痛、神经性头痛，或有风邪恶寒、发热、鼻塞。散剂：宜在饭后用清茶冲服，一次3～6g。丸剂：饭后用清茶送服，一次3～6g。口服液：一次10ml。颗粒：一次一袋（或袋泡茶一次1～2袋）。一般每日2次，必要时可每日3次。

大川芎口服液 由川芎、天麻组成。能活血化瘀，平肝息风。用于瘀血阻络、肝阳化风所致的头痛、头胀、眩晕、颈项紧张不舒、下肢或偏身麻木、舌部瘀斑。一次10ml，每日3次；15天为1个疗程。

丹珍头痛胶囊 由高原丹参、夏枯草、熟地黄、珍珠母、鸡血藤、川芎、当归、白芍、菊花、蒺藜、钩藤、细辛组成。能平肝息风，散瘀通络，解痉止痛。用于肝阳上亢，瘀血阻络所致的头痛、背痛颈酸、烦躁易怒。一次3～4粒，每日3次。因含马兜铃科植物细辛，应在医生指导下使用，定期检查肾功能。

都梁软胶囊（丸） 由白芷、川芎精制而成。能祛风散寒，活血通络。用于风寒瘀血阻滞脉络所致的头痛，症见头胀痛或刺痛，痛有定处，反复发作，遇风寒诱发或加重；上呼吸道感染性疼痛、神经性头痛、血管性头痛以及感染性疾病初期疼痛、颅内肿瘤所致疼痛、肋间神经痛、鼻炎性疼痛等。胶囊，一次3粒；丸剂，一次1丸，均每日3次。

芎菊上清丸 由菊花、川芎、连翘、薄荷、炒蔓荆子、黄芩、栀子、黄连、荆芥穗、白芷、羌活、藁本、防风、桔梗、甘草组成。能清热解表，散风止痛。用于外感风邪所致的恶风身热、偏正头痛、鼻流清涕、牙痛、咽喉痛，咽干口渴，苔薄黄，脉浮数；偏正头痛、上呼吸道感染、流行性感冒、急性气管-支气管炎见上述证候者。一次 6g，每日 2 次。

二、内伤头痛

【特别提示】 外感所致的头痛者忌用。本类中成药部分含有具活血化瘀功效的中药成分，故有出血倾向者、孕妇、哺乳期妇女均应慎用或禁用。

复方羊角颗粒（片、胶囊） 由羊角、川芎、白芷、制川乌组成。能平肝，镇痛。用于各种头痛，如偏头痛、血管性头痛、紧张性头痛、神经性头痛等。胶囊或片剂，一次 5 粒（片）；颗粒：用温开水冲服，一次 8g；均每日 2～3 次。

汉桃叶片 由汉桃叶组成。能祛风止痛，舒筋活络。用于三叉神经痛、坐骨神经痛、风湿关节痛。一次 3～5 片，每日 3 次。

脑立清丸（胶囊） 由磁石、珍珠母、赭石、猪胆汁、冰片、薄荷脑、清半夏、熟酒曲、酒曲、牛膝、朱砂组成。能平肝潜阳，醒脑安神，降逆止痛。用于肝阳上亢所致的疼痛脑涨、耳鸣口苦、头晕目眩、烦躁易怒、失眠多梦、高血压。丸剂：一次 10 粒，每日 2～3 次。胶囊：一次 3 粒，每日 2 次。连续应用不宜超过 2 周。肝肾功能不全者、造血系统疾病患者、孕妇、哺乳期妇女、儿童及体弱虚寒者禁用；本品含朱砂，不可过服久服；忌与汞剂、茶碱、普萘洛尔类药物、溴剂、碘剂、溴咖合剂、三溴合剂、海带、海藻等同服。

脑伤宁酒 由黄芪、茯苓、人参、鹿茸、当归、熟地黄、白芍、川芎、陈皮、半夏、竹茹、枳实、桃仁、红花、牛膝、知母、石膏、柏子仁、酸枣仁、远志、菊花、薄荷、柴胡、冰片、甘草、白酒组成。能益精健脑，活血化瘀，宁心安神。用于头痛、头晕目眩，耳鸣健忘，惊悸怔忡，心烦焦躁，不眠或嗜睡；脑震荡后遗症、偏头痛、神经性头痛、神经衰弱、绝经期综合征、各种功能性或器质性心脏病等。一次 20～25ml，每日 2～3 次。对酒精过敏者、高血压患者、孕妇均禁服。

脑震宁颗粒 由丹参、当归、川芎、地龙、牡丹皮、地黄、酸枣仁、柏子仁、茯苓、陈皮、竹茹组成。能凉血活血，化瘀通络，养血安神。用于瘀血阻络型脑外伤，症见头痛、头晕、烦躁、心悸、健忘、失眠。开水冲服，一次 20～30g，每日 2 次。

强力天麻杜仲丸 由天麻、盐杜仲、制草乌、炮附片、独活、藁本、当归、地黄、玄参、川牛膝、槲寄生、羌活组成。能散风活血，舒筋止痛。主治中风引起的筋脉掣痛、肢体麻木、行走不便、腰腿酸痛、头痛头昏等；神经衰弱、眩晕综合征、神经痛及血管神经性头痛。每次 2～3 粒，每日 2 次。

全天麻胶囊 由天麻制成。能平肝、息风、止痉挛。用于肝风上扰所致的眩晕、头晕、头痛、耳鸣、失眠、烦躁、肢体麻木、口眼㖞斜、半身不遂、言语謇涩、癫痫抽搐，舌红，脉弦；原发性高血压、偏头痛、脑梗死恢复期、风湿性关节炎、类风湿关节炎见上述证候者。一次 2～6 粒，每日 3 次。

天菊脑安胶囊　由川芎、天麻、菊花、蔓荆子、藁本、白芍、丹参、墨旱莲、女贞子、牛膝组成。能平肝息风，活血化瘀。用于肝风夹痰证的偏头痛。一次5粒，每日3次。

天麻祛风补片　由地黄、当归、羌活、独活、附片、肉桂、天麻（姜汁制）、盐杜仲、酒川牛膝、玄参、茯苓组成。能活血平肝，通络止痛。用于瘀血阻络或肝阳上亢所致的头痛日久，痛有定处，或头晕胁痛，烦躁，舌质暗或有瘀斑；血管性头痛、头风症见上述证候者。饭后服，一次4粒，每日3次。

天麻头风灵片　由天麻、牛膝、玄参、地黄、当归、杜仲、川芎、槲寄生、野菊花、钩藤组成。能滋阴潜阳，祛风，强筋骨。用于顽固性头痛，长期手足麻木，慢性腰腿酸痛。一次3片，一日2次。孕妇忌服。

天麻头痛片　由天麻、白芷、荆芥、川芎、当归、乳香组成。能祛风，散寒止痛。用于外感风寒、瘀血阻滞或血虚失养所致的偏正头痛、恶寒、眩晕、耳鸣；血管神经性头痛、紧张性头痛（头风症）、原发性高血压见上述证候者。一次4~6片，每日3次。

天舒片（胶囊）　由川芎、天麻组成。能活血平肝。用于血瘀所致血管神经性头痛，症见头痛日久，痛有定处，或兼头晕，夜寐不安，或头晕胁痛，失眠烦躁，舌质暗或有瘀斑；血管神经性头痛见上述证候者。饭后服，一次4片（粒），均一日3次。偶见胃部不适，头胀，月经量过多。孕妇及月经量过多者禁用。

通天口服液　由川芎、天麻、羌活、白芷、赤芍、菊花、薄荷、防风、细辛、茶叶、甘草组成。能活血化瘀，祛风止痛。用于瘀血阻滞、风邪上扰所致的偏头痛，症见头部胀痛或刺痛、痛有定处、反复发作、头晕目眩，或恶心呕吐、恶风；血管神经性头痛、原发性高血压见上述证候者。第一日：即刻、服药1h后、2h后、4h后各服10ml，以后每6h服10ml。第2、3日：一次10ml，每日3次。3日为一个疗程。

头风痛丸（胶囊）　由白芷、川芎、绿茶组成。具有祛风止痛的功效。用于偏头痛，眉棱骨痛。丸剂，一次6~9g；胶囊，一次2~3粒；均一日2次。服药过程中有个别患者出现轻度腹胀，食欲不振，轻微皮疹、瘙痒；孕妇禁用。

头痛宁胶囊　由土茯苓、天麻、制何首乌、当归、防风、全蝎组成。能息风涤痰，逐瘀止痛。用于偏头痛、紧张性头痛属痰瘀阻络证，症见痛势甚剧，或攻冲作痛，或痛如锥刺，或连及目齿，伴眩晕畏光，恶心呕吐，急躁易怒，反复发作。一次3粒，每日3次。

镇脑宁胶囊　由水牛角浓缩粉、天麻、川芎、丹参、细辛、白芷、葛根、藁本、猪脑粉制成。能息风通络。用于风邪上扰所致的头痛头晕、恶心呕吐、视物模糊、肢体麻木、耳鸣；血管神经性头痛、原发性高血压、脑动脉硬化、神经衰弱见上述证候者。一次4~5粒，每日3次。

正天丸（胶囊）　由钩藤、白芍、川芎、当归、地黄、白芷、防风、羌活、桃仁、红花、细辛、独活、麻黄、附片、鸡血藤组成。能疏风活血，养血平肝，通络止痛。用于外感风邪、瘀血阻络、血虚失养、肝阳上亢引起的多种头痛、痛痹诸证，如血管性头痛、神经性头痛、颈椎病性头痛、经前疼痛等。丸剂：一次6g，每日2~3次，饭后服；15天为1个疗程。胶囊：一次2粒，一日3次。

第二节 眩晕

【**特别提示**】饮食宜清淡易消化品，忌食辛辣油腻，忌浓茶、咖啡等兴奋剂；保持心情舒畅，劳逸结合，忌恚怒、抑郁、过度激动等不良情绪。

半夏天麻丸 由法半夏、天麻、炙黄芪、人参、苍术（米泔炙）、炒白术、茯苓、陈皮、泽泻、六神曲、炒麦芽、黄柏组成。能健脾祛湿，化痰息风。用于脾虚湿盛、痰浊内阻所致的眩晕、头痛，如蒙如裹，胸脘满闷。一次 6g，每日 2～3 次。

肝肾滋糖浆（膏、颗粒、丸） 由枸杞子、党参、阿胶、麦冬、黄芪组成。能滋养肝肾，补益气血，明目安神。用于肝肾阴虚、气血两亏所致的目眩头晕或视物昏暗、眼前发黑、两目干涩，少气懒言，心烦失眠、肢倦乏力，面色无华，腰膝酸软，舌质淡白、脉细等；贫血、神经衰弱、梅尼埃病、早期脑功能退化综合征缓解期见上述证候者。糖浆：一次 10ml，每日 2 次。膏（丸、颗粒）：一次 10g，每日 2 次，早晚服用。

强力定眩片 由天麻、杜仲、野菊花、杜仲叶、川芎组成。能降压、降脂、定眩。用于高血压、动脉硬化、高脂血症以及上述诸病引起的头痛、头晕、目眩、耳鸣、失眠等症。每次 4～6 片，每日 3 次。

清眩片（丸） 由川芎、石膏、白芷、荆芥穗、薄荷组成。能散风清热。用于风热头晕目眩，偏正头痛，鼻塞牙痛，或发热恶寒、头痛眩晕、周身酸痛、鼻塞咽痒；鼻渊（额窦炎、副鼻窦炎、慢性鼻炎）、牙宣（牙周炎、牙龈炎）、神经性头痛、上呼吸道感染见上述证候者。片剂：一次 4 片，每日 2 次。丸剂：一次 1～2 丸，每日 2 次。

天麻首乌片 由天麻、制何首乌、熟地黄、墨旱莲、酒女贞子、黄精、当归、白芍、桑叶、炒蒺藜、丹参、川芎、白芷、甘草组成。能滋阴补肾，养血息风。用于肝肾阴虚所致的头晕目眩、头痛耳鸣、口苦咽干、腰膝酸软、脱发、白发；脑动脉硬化、轻度原发性或早期高血压、血管神经性头痛、脂溢性脱发、神经性脱发见上述证候者。亦用于高脂血症、颅脑损伤后综合征、缺血性中风。一次 6 片，每日 3 次。

消眩止晕片 由火炭母、鸡矢藤、姜半夏、白术、天麻、丹参、当归、白芍、茯苓、木瓜、枳实、砂仁、石菖蒲、白芷组成。能豁痰、化瘀、平肝。用于脑动脉硬化患者因肝阳夹痰上扰所致的眩晕症。一次 5 片，每日 3 次；4 周为 1 个疗程。

眩晕宁颗粒（片） 由泽泻、白术、茯苓、陈皮、法半夏、女贞子、墨旱莲、菊花、牛膝、甘草组成。能健脾利湿，益肝补肾。用于属痰湿中阻，肝肾不足型眩晕，症见头晕、恶心、呕吐、耳鸣、目眩、失眠、心慌、胸闷等眩晕病症。颗粒，开水冲服，一次 8g（1 小袋），片剂，一次 4～6 片；均每日 3～4 次。

血脑欣丸（胶囊） 由红景天、枸杞子、沙棘鲜浆等组成。能益气养阴，活血化瘀。用于气阴不足，瘀血阻滞所致的头晕、头痛、心悸、气喘、乏力，缺氧引起的红细胞增多症见上述证候者。饭后，一次 2 粒，每日 2 次。

养血安神片（糖浆、丸） 由熟地黄、首乌藤、墨旱莲、合欢皮、仙鹤草、生地黄、鸡血藤组成。能滋阴养血，宁心安神。用于阴虚血少所致的眩晕、心悸、失眠、健忘；

或烦躁、虚烦、神疲乏力、头晕目眩；舌淡红少津液，脉弦数；神经衰弱、贫血见上述证候者。片剂，一次 5 片；丸剂，一次 6g；糖浆，一次 18ml；均每日 3 次。

养血清脑颗粒　由熟地黄、当归、钩藤、珍珠母、决明子、夏枯草、白芍、川芎、鸡血藤、延胡索、细辛组成。能养血平肝，活血通络。用于血虚肝旺所致的眩晕、心烦易怒、失眠多梦。开水冲服，一次 4g，每日 3 次。

晕复静片　由制马钱子、珍珠、九里香、僵蚕精制而成。能化痰、息风、止眩。用于痰浊中阻、清阳不升引起的头晕目眩、耳胀耳鸣、胸闷、恶心、视物模糊及梅尼埃病、晕船、晕车等晕动症见上述证候者。饭后服，一次 1~3 片，每日 3 次。7 天为 1 个疗程，可连服 1~2 个疗程。因含马钱子有毒，不可过服久服。运动员禁用。

晕可平颗粒（糖浆）　由赭石、夏枯草、法半夏、车前草组成。能潜阴镇肝。主治肝阳上亢、扰动清窍所致的眩晕症；内耳眩晕、梅尼埃病。颗粒，开水冲服，一次 10g；糖浆，温开水送服，一次 20ml，均每日 3 次。

逐瘀通脉胶囊　由水蛭、桃仁、大黄、虻虫组成。能破血逐瘀，通经活络。主治血瘀型眩晕症，症见眩晕，头痛耳鸣，舌质暗红，脉沉涩。一次 2 粒，每日 3 次。4 周为一个疗程。

第三节　失眠

【**特别提示**】睡前不宜喝咖啡、浓茶等兴奋剂；保持心情舒畅，忌过度抑郁、恼怒、忧伤等不良情绪。本类中成药部分含有朱砂，不可长期服用、过量服用，肝肾功能不全者禁用。

安尔眠糖浆　由丹参、首乌藤、大枣组成。能安神，抗疲劳，镇静。用于血不养心所致神经衰弱症，症见心悸、失眠或入睡困难、多梦易惊、健忘等。一次 10~15ml，每日 3 次。

安神补脑颗粒（胶囊、片、口服液）　由鹿茸、制何首乌、淫羊藿、干姜、甘草、大枣、维生素 B_1 组成。能生精补髓，益气养血，强脑安神。用于肾精不足、气血两亏所致的头晕、乏力、健忘、失眠；神经衰弱症见上述证候者。颗粒，一次 1 袋；胶囊，一次 2 粒；片剂，一次 1 片；口服液，一次 10ml；均一日 2 次。

安神补心丸（胶囊、颗粒）　由丹参、五味子、石菖蒲、安神膏（合欢皮、菟丝子、墨旱莲、女贞子、首乌藤、地黄、珍珠母）组成。能养心安神。用于心血不足、虚火内扰、阳不入阴所致的心悸、失眠、头晕目眩；或入睡困难、眠而多梦、易醒心悸或烦躁易惊、口燥咽干、盗汗、烦热、头晕、耳鸣、腰膝酸软、神疲乏力、健忘；舌淡红少苔、脉弦数。神经衰弱、贫血、更年期综合征、心律失常见上述证候者。丸剂，一次 15 丸；胶囊，一次 4 粒；颗粒，一次 1.5g；均每日 3 次。

安神健脑液　由人参、麦冬、五味子、枸杞子、丹参组成。能益气，滋阴生津，养血安神。用于气血两亏、阴津不足所致的失眠多梦、入睡困难、易醒多梦、心悸健忘、头晕头痛、神疲乏力、精神疲惫、口干津少；或胸闷不适，舌红，脉细弱；脑动脉硬化、神经衰弱、疲劳综合征、心律失常见上述证候者。一次 10ml，每日 3 次。

安神胶囊 由炒酸枣仁、麦冬、制何首乌、茯苓、知母、五味子、丹参、川芎组成。能补血滋阴，养心安神。用于阴虚失眠多梦、心悸不宁、五心烦热、盗汗耳鸣；或头晕、心律失常、口干舌燥；舌淡苔薄，脉细弱；神经衰弱、心肌炎见上述证候者。一次 4 粒，每日 3 次。

安神糖浆 由灵芝、白术、女贞子、合欢皮、首乌藤、仙鹤草、墨旱莲、甘草组成。能养血安神。用于神经衰弱、贫血等证，症见身体虚弱、头晕、失眠、腰膝酸软、四肢乏力等。一次 30ml，每日 2 次。

安神温胆丸 由制半夏、陈皮、竹茹、酸枣仁、枳实、远志、五味子、人参、熟地黄、茯苓、朱砂、甘草、大枣组成。能和胃化痰，安神定志。用于心胆虚怯，触事易惊，心悸不安，虚烦不寐。一次 1 丸，一日 2 次。

安神养心丸 由熟地黄、琥珀、当归、白术、川芎、黄芪、甘草、党参、酸枣仁、石菖蒲、白芍、远志、茯苓组成。能益气补血，定志安神。用于气血两亏所致的身体衰弱、惊悸失眠、精神恍惚、夜卧多梦等症状；亦用于心脏病、神经衰弱见上述证候者。一次 1 丸，每日 2 次。

百乐眠胶囊 由百合、刺五加、首乌藤、合欢花、珍珠母、石膏、酸枣仁、茯苓、远志、玄参、地黄、麦冬、五味子、灯心草、丹参组成。能滋阴清热，养心安神。用于肝郁阴虚型失眠症，症见入睡困难、多梦易醒、醒后不眠、头晕乏力、烦躁易怒、心悸不安。一次 4 粒，每日 2 次。14 天为 1 个疗程。

柏子仁丸 由柏子仁、麻黄根、半夏曲、党参、白术、煅牡蛎、麦麸、五味子、大枣组成。能养心安神，和胃固卫。主治阴虚火旺，夜寐不安、盗汗；用于阵发性心动过速、神经衰弱见上述症状者。饭前服，一次 6～9g，每日 2 次。

柏子养心丸（片） 由柏子仁、党参、制远志、酸枣仁、肉桂、醋五味子、炙黄芪、川芎、当归、半夏曲、茯苓、炙甘草、朱砂组成。能补气，养血，安神。用于心悸，不寐，症见心悸易惊、失眠、易醒难眠，健忘，神疲乏力，心慌气短，或自汗，肢冷畏寒，舌淡苔白，脉细弱或结代；心律失常，精神恍惚；神经衰弱见上述证候者。丸剂：饭后服，大蜜丸一次 1 丸，水蜜丸一次 6g，小蜜丸一次 9g，均每日 2 次。片剂：一次 3～4 片，每日 3 次。本品含有朱砂，不可过服、久服；不可与溴化物、碘化物同服。

败酱片 由黄花败酱草制成。能镇静安神。用于以失眠为主要症状的神经衰弱症或精神病患者，症见头晕、头痛、心悸、失眠。一次 2～4 片，每日 2～3 次。

补脑丸 由酸枣仁、柏子仁、当归、枸杞子、五味子、核桃仁、肉苁蓉、益智、龙骨、琥珀、石菖蒲、远志、胆南星、天竺黄、天麻组成。能健脑益智，安神镇惊，化痰息风。用于阵发性心动过速、各种贫血、自主神经功能紊乱等症见失眠健忘、心悸不宁、神疲乏力、舌红苔黄、脉滑细者。一次 3～6g，每日 2～3 次。

刺五加脑灵液 由刺五加浸膏、五味子流浸膏组成。能健脾补肾，宁心安神。用于心脾两虚、脾肾不足所致的心神不宁，失眠多梦，健忘，倦怠乏力，食欲不振。一次 1 支（10ml），一日 2 次。

定心丸 由地黄、石菖蒲、柏子仁、当归、党参、茯苓、五味子、麦冬、酸枣仁、甘草、远志、黄芩、琥珀、朱砂、虫白蜡组成。能益气养血，宁心安神。用于气血不足、心失所养、心神浮越不宁所致的早泄、心悸怔忡，症见失眠健忘、燥热、小便短赤、脉细弱等；对风湿性心脏病、心动过速、心律不齐、心力衰竭、神经衰弱等亦有良效。一次1丸，每日2次。

复方枣仁胶囊 由酸枣仁、左旋延胡索乙素组成。能养心安神，止痛。用于心神不宁或不安、失眠、多梦、心惊、心悸、头痛等症。一次1粒，每日1次。

琥珀多寐丸 由琥珀、羚羊角、茯苓、党参、远志、甘草组成。能补气补血，平肝，清热，镇惊，养血安神。用于肾气亏虚，心血不足，怔忡健忘，卧寐多梦；神经官能症之顽固性失眠，头晕目眩，心烦不安；自主神经功能紊乱之心悸怔忡、坐卧不安及夜游症。一次1.5~3g，每日2次。

解郁安神颗粒 由柴胡、郁金、龙齿、炒酸枣仁、制远志、百合、炒白术、茯苓、炒栀子、石菖蒲、胆南星、姜半夏、当归、炙甘草、大枣、浮小麦组成。能舒肝解郁，安神定志。用于情志不畅、肝郁气滞所致的失眠、入睡困难、多梦易醒或难以再入睡、胸闷、胁痛、心烦易怒、焦虑；神经衰弱、妇女更年期综合征见上述证候者。开水冲服，一次5g，每日2次。

眠安宁口服液 由丹参、熟地黄、首乌藤、白术、陈皮、远志、大枣组成。能补养心脾，宁心安神。用于心脾两虚、心神不宁所致的失眠多梦、气短乏力、面色无华、心悸不安或不宁、头晕眼花或胸闷气短；舌质淡紫，脉细涩；神经衰弱见上述证候者。一次20ml，每日2次。

脑力宝丸 由远志、五味子、地骨皮、川芎、生地黄、茯苓、菟丝子、石菖蒲、维生素E、维生素B_1等组成。能健脑安神，补脾益肾，养血清热。用于健忘失眠，神经衰弱，烦躁多梦，身体倦怠，以及血虚所致的虚热等；可提高记忆力。一次4丸，每日3次。

脑力静胶囊（糖浆） 由甘草浸膏、大枣、小麦、甘油磷酸钠组成。能养心安神，和中缓急，补脾益气。用于心气不足引起的神经衰弱，头晕目眩，身体虚弱，失眠健忘，精神忧郁烦躁。胶囊：一次4粒，一日3次。糖浆：一次10~20ml，每日3次。

脑立清丸（片、胶囊） 由磁石、赭石、珍珠母、清半夏、酒曲（炒）、牛膝、薄荷脑、冰片、猪胆粉组成。能平肝潜阳，醒脑安神。用于头晕目眩，耳鸣口苦，心烦难寐。丸剂，一次10丸；片剂，一次5片；胶囊，一次3粒；均一日2次。

脑灵素片 由人参、鹿茸、鹿角胶、龟甲、五味子、远志、酸枣仁、茯苓、淫羊藿、熟地黄、黄精、苍耳子、枸杞子、麦冬、大枣组成。能补气血，养心肾，健脑安神；主治心血不足、脾肾虚弱证。用于神经衰弱，症见惊悸失眠、头晕目眩、耳鸣健忘、身倦无力等；阳痿遗精、白带增多、体虚自汗。一次4~6片，每日早晚饭前各服1次。

七叶安神片（分散片） 由三七叶总皂苷精制而成。能益气安神，活血止痛。用于心血不足、心血瘀阻所致的心悸、失眠或多梦易醒、胸闷胸痹心痛，或肿瘤、痈肿疮毒及出血证；倦怠乏力，舌淡苔暗或有瘀斑、瘀点，脉弱或脉虚涩、结代；神经衰弱、冠心病见上述证候者。饭后服，一次1~2片（50~100mg），每日3次。

强力脑清素片 由刺五加浸膏、五味子流浸膏、鹿茸精、甘油磷酸钠精制而成。能益气健脑，补肾安神。用于心脾两虚所致的乏力、纳呆、腰膝酸软、失眠多梦、健忘、头晕；神经衰弱见上述证候者。一次3片，每日2次。

清脑复神液　由人参、黄芪、当归、鹿茸、菊花、薄荷、柴胡、决明子、荆芥穗、丹参、远志、五味子、枣仁、莲子心、麦冬、百合、竹茹、黄芩、桔梗、陈皮、茯苓、甘草、枳壳、半夏、干姜、石膏、冰片、大黄、木通、黄柏、柏子仁、莲子肉、知母、石菖蒲、川芎、赤芍、桃仁、红花、山楂、牛膝、白芷、藁本、蔓荆子、葛根、防风、羌活、钩藤、地黄组成。能清心安神，化痰醒脑，活血通络。用于神经衰弱、失眠、顽固性头痛、脑震荡后遗症所致的头痛、眩晕、健忘、失眠等证。轻症一次10ml，重症一次20ml，均每日2次。

神经衰弱丸　由磁石、首乌藤、合欢花、丹参、黄精、酸枣仁、知母、当归、远志、五味子组成。能补肾，益智，安神，强心。主治神经衰弱、失眠、阵发性心动过速等。一次6g，每日2次。

神衰康颗粒　由倒卵叶五加精制而成。能益气健脾，补肾安神。用于脾肾阳虚所致的失眠多梦、体虚乏力、食欲不振；舌淡苔薄，脉细弱；神经衰弱、妇女更年期综合征见上述证候者。开水冲服，一次5g，每日2次。

十五味沉香丸　由沉香、红花、余甘子、藏木香、紫檀香、高山辣根菜、悬钩子茎、宽筋藤、干姜、石灰华、毛诃子、诃子、檀香、广枣、肉豆蔻等组成。能调和气血，止咳，安神。用于气血瘀滞，干咳气短，失眠。每次3丸，每日3次。

舒眠胶囊　由酸枣仁、柴胡、白芍、合欢花、合欢皮、僵蚕、蝉蜕、灯心草组成。能疏肝解郁，宁心安神。用于肝郁伤神所致的失眠多梦、精神抑郁或急躁易怒、胸胁苦满（闷）或胸膈不畅、口苦、目眩；舌边、尖略红，苔白或微黄，脉弦。饭后、睡前一次3粒，每日2次。

睡宁丸　由龟甲、龙骨、远志、石菖蒲组成。能宁心安神。用于失眠健忘、心烦多梦、精神恍惚、心神不宁、面色无华、唇甲色淡；舌质淡，脉细弱；失眠症、神经衰弱症见上述证候者。一次1丸，每日2次。

酸枣仁合剂　由酸枣仁、川芎、茯苓、知母、甘草组成。能养血安神，清热除烦。用于神经衰弱、神经官能症、精神分裂症，症见虚劳不寐（眠）、心悸盗汗、头晕目眩、咽干口燥、脉细弦等。一次10ml，每日3次。

天王补心丸（片）　由地黄、天冬、麦冬、炒酸枣仁、柏子仁、当归、党参、五味子、茯苓、制远志、石菖蒲、玄参、丹参、朱砂、桔梗、甘草组成。能滋阴养血，补心安神。用于肾精不足，肝气血亏所致的精神疲惫、失眠多梦、头晕目眩、体乏无力、记忆力减退、心悸不寐；病毒性心肌炎、冠心病、原发性高血压、室性早搏、甲状腺功能亢进症、神经官能症、更年期综合征、老年记忆力减退等见上述证候者。丸剂：水蜜丸一次6g，小蜜丸一次9g，大蜜丸一次1丸，均每日2次；浓缩丸一次8丸，每日3次。片剂：一次4～6片，一日2次。

甜梦胶囊（口服液）　由黄精、黄芪、刺五加、桑椹、党参、砂仁、山楂、陈皮、法半夏、淫羊藿、山药、泽泻、茯苓、蚕蛾、枸杞子、熟地黄、制马钱子组成。能益气补肾，健脾和胃，养心安神。主治脑血管疾病及神经衰弱，见头晕耳鸣、视物模糊、听力减退、失眠健忘、食欲缺乏、腰膝酸软、心慌气短者；对脑功能减退、冠心病、脑血管疾病及脱发也有一定作用。胶囊：一次 3 粒，每日 2 次。口服液：一次 10~20ml，每日 2~3 次。

乌灵胶囊　由乌灵菌粉精制而成。能补肾填精，养心安神。用于心肾不交所致的失眠、健忘、神疲乏力、腰膝酸软、头晕目眩、耳鸣、少气懒言、脉细或无力；神经衰弱见上述证候者。一次 3 粒，每日 3 次。

五加参精　由刺五加、蜂蜜精制而成。能补气健脾，补肾安神。用于脾肾阳虚所致的失眠多梦、体虚乏力；气短懒言、食欲不振、腰膝酸软或冷痛；舌淡，脉沉细或沉迟；神经衰弱见上述证候者。早晨空腹时温开水送服，一次 10ml，每日 2 次。

五味子糖浆　由五味子精制而成。能益气生津，补肾宁心。用于心肾不足所致的失眠、多梦、易醒、心悸、气短、头晕、自汗盗汗、神疲乏力、腰膝酸软；神经衰弱见上述证候者。一次 5~10ml，一日 3 次。

消疲灵颗粒　由人参、当归、黄芪、茯苓、龙眼肉、阿胶、麦冬、五味子、灵芝、鸡血藤、丹参、枣仁、肉桂、山楂组成。能益气健脾，养血活血，宁心安神。用于过度疲劳或病后气血两虚所致的心悸气短、四肢酸痛、全身无力、精神疲惫、烦躁失眠、食欲不振；贫血见上述证候者。开水冲服，一次 10~20g，每日 3 次。6 天为 1 个疗程。

泻肝安神丸（胶囊）　由珍珠母、龙骨、牡蛎、柏子仁、炒酸枣仁、制远志、龙胆、黄芩、栀子、地黄、当归、麦冬、盐车前子、蒺藜、茯苓、盐泽泻、甘草组成。能平肝泻火，养心安神。主治阴虚肝热引起的心烦失眠、头晕耳鸣、性情急躁等；神经官能症、癫痫、高血压及梅尼埃病见上述证候者。水丸，一次 3~5g；胶囊，一次 3 粒，均每日 2 次。

心神宁片　由炒酸枣仁、远志、茯苓、栀子、六神曲、甘草组成。能养血除烦，宁心安神。用于心肝血虚，失眠多梦，烦躁不安，疲倦食少。一次 4~6 片，每日 3 次。

养心安神丸　由黄芪、党参、白术、茯苓、熟地黄、白芍、当归、川芎、酸枣仁、远志、石菖蒲、琥珀、甘草组成。能补血养心，安神定志。用于失眠、心律失常等；症见面色无华、唇甲色淡、头晕目眩、夜难入睡、神疲乏力、气短懒言；或心悸不宁、精神恍惚、气短等。一次 1 丸，每日 3 次。

养心宁神片（丸）　由合欢花、五味子、首乌藤、黄精、当归、丹参、酸枣仁、远志、知母、磁石组成。能补气、生津，养血安神。用于心气不足、心阴亏虚所致的失眠多梦、心悸、记忆力减退；多汗、面色少华；舌淡红、苔少、脉细弱；神经衰弱见上述证候者。片剂，一次 5 片；丸剂，一次 6g；均每日 3 次。

养阴镇静片　由当归、麦冬、五味子、首乌藤、地黄、玄参、柏子仁、党参、茯苓、珍珠母、朱砂、丹参、远志、桔梗组成。能滋阴养血，镇静安神。用于心血不足、心神失养所致的失眠多梦、心烦不安、心悸气短、盗汗自汗、健忘；神经衰弱见上述证候者。一次 4~6 片，每日 3 次。本品含有朱砂，不宜久服、过量服用。

夜宁糖浆（颗粒）　由甘草、浮小麦、首乌藤、合欢皮、灵芝、女贞子、大枣组成。能养心安神。用于心血不足所致的失眠、多梦、头晕、乏力；神经衰弱见上述证候者。糖浆，一次 40ml；颗粒，开水冲服，一次 20g；均每日 2 次。

益心宁神片 由人参茎叶总皂苷、灵芝、合欢藤、五味子组成。能补心生津，养血安神。用于心气不足、心阴亏虚所致的失眠多梦、心悸、记忆力减退、健忘、多汗、面色无华、舌淡红、苔少、脉细弱；神经衰弱见上述证候者。一次5片，每日3次。

枣仁安神颗粒（口服液） 由炒酸枣仁、醋五味子、丹参组成。能养血安神。用于心血不足、心神失养引起的失眠、健忘、心烦、心悸不宁、气短懒言、记忆力减退、头晕、面色少华或无华、舌淡红、苔薄、脉细弱；神经衰弱见上述证候者。颗粒：开水冲服，一次5g。口服液：一次10~20ml。均睡前服。

滋肾宁神丸 由熟地黄、何首乌、黄精、炒白芍、女贞子、首乌藤、酸枣仁、制菟丝子、五味子、丹参、山药、茯苓、牛蒡子、五指毛桃、珍珠母、金樱子组成。能滋补肝肾，宁心安神。用于肝肾阴亏所致的头晕耳鸣、失眠多梦或多梦易醒、怔忡健忘、腰酸遗精者。一次10g，每日2次。

第四节 抑郁、焦虑

【特别提示】注意劳逸结合，不宜过度劳累；保持心情舒畅，避免恼怒、抑郁、过于惊恐或激动等不良情绪；忌辛辣油腻食物和烟酒。

安乐片 由柴胡、当归、川芎、茯苓、钩藤、首乌藤、白术、甘草组成。能疏肝解郁，定惊安神。用于精神抑郁、惊恐失眠、胸闷不适、纳少神疲、绝经期综合征等。一次4~6片，每日3次。

舒肝解郁胶囊 由贯叶金丝桃、刺五加精制而成。能舒肝解郁，健脾安神。用于轻中度单相抑郁症属肝郁脾虚所致的情绪低落、兴趣下降、迟滞、入睡困难、早醒、多梦、紧张不安、急躁易怒、食少纳呆、胸闷、疲乏无力、多汗、疼痛、舌苔白或腻、脉弦或细等症。一次2粒，每日2次，早、晚各服一次，疗程6周。

第五节 癫痫

【特别提示】服用本类中成药期间如出现严重的癫痫发作或癫痫持续状态，应在加服药物有效后根据具体病情请专科会诊治疗。

白金丸 由郁金、白矾组成。能清心安神，豁痰通窍。用于痰气壅盛，癫痫发狂，突然仆倒、口吐涎沫等症。每次3~6g，每日2次。

补脑丸 由枸杞子、当归、五味子、肉苁蓉、核桃、益智、柏子仁、酸枣仁、远志、石菖蒲、天麻、龙骨、琥珀、胆南星、天竺黄组成。能滋补精血，安神健脑，化痰息风。用于精血不足或亏虚、风痰阻络所致的健忘失眠、癫痫抽搐、烦躁胸闷、心悸不宁、头晕耳鸣、五心烦热，或心烦失眠；或突然仆倒、不省人事、口吐涎沫、两目上视、四肢抽搐；舌红，苔黄腻，脉弦滑数；癫痫发作间歇期、记忆力减退、神经衰弱、自主神经功能紊乱见上述证候者。一次2~3g，每日2~3次。

磁朱丸 由磁石、朱砂、六神曲组成。能摄纳浮阳，镇心明目。用于各类型精神疾病及白内障、癫痫、耳鸣等。用温开水在空腹时送服，一次 3g，每日 2 次。7 岁以下儿童剂量减半。因含朱砂不可过服久服，尤其是儿童不宜多服久服。

癫痫康胶囊 由天麻、石菖蒲、僵蚕、胆南星、川贝母、丹参、远志、全蝎、麦冬、淡竹叶、生姜、琥珀、人参、冰片、人工牛黄组成。能镇惊息风，化痰开窍。用于癫痫风痰闭阻，痰火扰心，神昏抽搐，口吐痰沫者。一次 3 粒，每日 3 次。

癫痫宁片 由蜘蛛香、甘松、石菖蒲、钩藤、牵牛子、千金子、薄荷脑、缬草组成。能豁痰开窍，息风安神。用于风痰上扰所致的癫痫，症见突然昏倒、不省人事、四肢抽搐、喉中痰鸣、口吐痰沫，或眼目上视、少顷清醒或移时苏醒；平素可见头晕、头痛或头昏沉感、胸闷不适、胃脘痞满、舌苔垢腻等证。一次 2～4 片，每日 3 次。一般癫痫患者未发作即给药治疗；对于发作频繁者，可配合抗癫痫药治疗，如出现严重的癫痫发作或癫痫持续状态，应在加服药物有效后根据具体病情请专科会诊治疗；本品含攻逐之品，妊妇禁用；因含千金子，有一定毒性，不可过服、久服。

癫痫散 由郁金、巴豆、全蝎、香附、蜈蚣组成。能息风豁痰定癫痫。主治癫痫及一切痰迷心窍、癫狂之证。一次 3g（1 瓶），每日 2 次。

桂芍镇痫片 由桂枝、白芍、党参、柴胡、黄芩、半夏、甘草、生姜、大枣组成。能调和营卫，缓解痉挛，清舒肝胆。主治癫痫。一次 6 片，每日 3 次。

小儿抗痫胶囊 由胆南星、天麻、太子参、茯苓、水半夏、橘红、九节菖蒲、青果、琥珀、沉香、六神曲、麸炒枳壳、川芎、羌活组成。能豁痰息风，健脾理气。用于原发性全身性强直-阵挛发作型儿童癫痫风痰闭阻证，发作时症见四肢抽搐、口吐涎沫、二目上窜，甚至昏仆。3～6 岁一次 5 粒，7～13 岁一次 8 粒，每日 3 次。

羊痫疯丸 由白矾、郁金、金礞石、全蝎、黄连、乌梅组成。能息风止惊，清心安神。用于痰火内盛所致的癫痫，症见抽搐、口角流涎；或突然昏倒，不省人事，四肢抽搐，口吐涎沫，两目上视，移时苏醒。或平素大便秘结、心烦少寐、口干口苦、咳痰色黄；舌质红，苔黄腻，脉弦滑。一次 6g，每日 1～2 次。

医痫丸 由生白附子、天南星、半夏、僵蚕、猪牙皂、乌梢蛇、蜈蚣、白矾、雄黄、全蝎、朱砂组成。能祛风化痰，定痫止抽搐。用于痰阻脑络所致的癫痫，抽搐昏迷，双目上视，口吐涎沫；喉中痰鸣，苔白腻，脉弦滑。一次 3g，每日 2～3 次。本品含朱砂、雄黄，不宜过服、久服。

镇痫丸（片） 由人工牛黄、石菖蒲、胆南星、莲子心、酸枣仁、茯苓、朱砂、郁金、红参、珍珠母、麦冬、远志、甘草组成。能镇心安神，豁痰开窍。主治癫痫，癫狂心乱、痰迷心窍、昏迷、四肢抽搐、口角流涎等。丸剂：一次 1 丸，每日 3 次。片剂：一次 4 片，每日 3 次；饭后服。7 岁以上小儿剂量减半；3～7 岁小儿服成人 1/3 剂量。

止痫散 由寒水石、紫石英、赤石脂、白石脂、石膏、龙骨、钩藤、牡蛎、赭石、桂枝、大黄、干姜、滑石、甘草组成。能镇惊安神，清热化痰，平肝息风。主治痰热内盛，蒙闭清窍所致之症；精神分裂症、抑郁症、癫痫等。一次 10g，每日 2 次。温开水调服。2 个月为 1 个疗程，宜调成糊状服用。

第六节 老年痴呆

【特别提示】本类中成药感冒者慎用；气滞胃不和者不宜久用；饮食宜清淡易消化，忌辛辣、油腻、生冷食物和烟酒；失眠者睡前忌饮浓茶和咖啡等兴奋剂。

复方苁蓉益智胶囊 由制何首乌、荷叶、肉苁蓉、地龙、漏芦等组成。能益智养肝，活血化浊，健脑。用于轻中度血管性痴呆肝肾亏虚兼痰瘀阻络证，症见智力减退、思维迟钝、神志呆滞、健忘，或喜怒不定、腰膝酸软、头晕耳鸣、失眠多梦等。一次4粒，每日3次。

活力源口服液 由人参茎叶总皂苷、麦冬、五味子、黄芪、附片组成。能益气养阴，强心补肾。用于气阴两虚、心肾亏损所致的失眠健忘、记忆力减退；气短、眩晕、心悸；耳鸣目眩、行为迟钝；舌淡，脉细弱；神经衰弱、老年痴呆（脑功能退化综合征）见上述证候者。一次20ml，每日2～3次。

健脑胶囊（丸） 由当归、肉苁蓉、山药、丹参、人参、枸杞子、益智、酸枣仁（炒）、五味子、柏子仁、赭石、琥珀、龙齿、胆南星、天竺黄、制远志、九节菖蒲、天麻、菊花组成。补肾健脑，养血安神。用于心肾亏虚所致的记忆力减退，健忘眩晕或头晕目眩、心悸失眠、腰膝酸软；老年轻度认知障碍（早期脑功能退化综合征）见上述证候者。胶囊，一次5粒，一日2～3次，饭后服。丸剂，一次2粒，每日3次。

抗脑衰胶囊 由制何首乌、熟地黄、枸杞子、山药、人参、党参、黄芪、茯神、酸枣仁、麦冬、龙骨、石菖蒲、远志、丹参、白芍、菊花、黄芩、葛根、香附、卵磷脂、维生素E组成。能补肾填精，益气养血，强身健脑。用于肾精不足、肝气血亏所致的精神疲惫、失眠多梦、头晕目眩、体乏无力、记忆力减退；健忘、眩晕、不寐，脑动脉硬化早期、认知能力降低、早期脑功能退化综合征、失眠者等见上述证候者。一次5～6粒，每日3次。

抗衰灵膏 由黄芪、白术、枸杞子、紫河车、桑椹、熟地黄组成。能宁心安神，强身抗老。用于衰老、早老综合征、贫血及多种消耗性疾病，症见年老体弱患者头晕眼花、腰膝酸软、步履艰难、形体枯槁、失眠健忘、耳聋、便秘；或身体虚弱无力、心悸失眠、发白齿落、记忆力减退、食欲不佳、少气懒言等。一次10g，每日2次。

退龄颗粒 由制何首乌、枸杞子、黑芝麻、桑椹、菟丝子、楮实子、黄精、山楂、三七、菊花组成。能滋补肝肾，生精益血。用于肝肾亏虚、精血不足所致的神疲体倦、失眠健忘、腰膝酸软，或须发早白、视物昏暗；或失眠、易醒多梦、精神疲惫、体倦乏力；或久病失养而虚弱等；老年痴呆（脑功能退化综合征）、神经衰弱见上述证候者。饭前用温开水冲服，一次10g，每日2～3次。

益脑胶囊 由人参、灵芝、龟甲胶、五味子、党参、茯苓、麦冬、龙骨、石菖蒲、远志组成。能补气养阴，滋肾健脑，益智安神。用于气阴两亏、肝肾不足所致的神志不安、失眠多梦、头晕耳鸣、乏力腰酸、记忆力减退、健忘；神经衰弱、脑动脉硬化、心律失常见上述证候者。一次3粒，每日3次。

第五章

内分泌系统疾病用中成药

第一节 糖尿病

【特别提示】用药期间应定期测定血糖、尿糖、尿酮体、尿蛋白、肝肾功能和血象，并进行眼科检查；注意早期防治各种并发症，如糖尿病脑病、糖尿病性心脏病、糖尿病肾病等，以防止病情恶化。经服本品3个月治疗无效时，应改用其他降糖药并进行综合对症治疗，以防病情加重。糖尿病患者应忌肥甘、辛辣之品，控制饮食，适当运动，遵医嘱综合治疗。在治疗过程中，尤其是与西药降糖药联合用药时，要及时监测血糖，避免低血糖反应发生。

参精止渴丸（降糖丸） 由红参、黄芪、黄精、茯苓、白术、黄连、五味子、葛根、大黄、甘草等组成。能益气养阴，生津止渴。用于非胰岛素依赖型糖尿病，症见少气乏力，口干多饮，易饥，形体消瘦。一次10g，每日2～3次。

参芪降糖颗粒（胶囊、片） 由人参茎叶皂苷、五味子、山药、地黄、麦冬、黄芪、覆盆子、茯苓、天花粉、泽泻、枸杞子组成。能益气养阴，滋脾补肾。用于气阴两虚所致的非胰岛素依赖型糖尿病。症见咽干口燥，倦怠乏力，口渴多饮，多食多尿，消瘦。颗粒：每次1g，每日3次，1个月为1个疗程，效果不显著或治疗前症状较重者，每次用量可达3g，每日3次。胶囊：一次3粒，一日3次。片剂：一次3片，一日3次。

参芪消渴胶囊 由天花粉、乌梅肉、枇杷叶、麦冬、五味子、瓜蒌、人参、黄芪、粉葛、檀香组成。能益气养阴，生津止渴。用于消渴病气阴两虚；症见口渴喜饮，自汗盗汗，倦怠乏力，五心烦热；非胰岛素依赖型糖尿病（2型糖尿病）见上述证候者。一次6粒，每日3次。

甘露消渴胶囊 由人参、黄芪、熟地黄、生地黄、枸杞子、地骨皮、山茱萸、玄参、党参、菟丝子、天花粉、当归、黄连、白术、桑螵蛸、天冬、麦冬、泽泻、茯苓组成。能滋阴补肾，健脾生津。用于非胰岛素依赖型糖尿病（2型糖尿病）。一次4～5粒，每日3次。

降糖甲片 由黄芪、酒黄精、地黄、太子参、天花粉组成。能补中益气，养阴生津。用于气阴两虚型消渴病、非胰岛素依赖型糖尿病（2型糖尿病）；症见口渴，多饮，多食，多尿，消瘦，乏力。每次6片，每日3次。

降糖胶囊 由知母、三颗针、人参、五味子、干姜、人参茎叶皂苷组成。能清热生津，滋阴润燥。用于阴虚燥热所致的消渴病，症见口渴多饮，消谷善饥，尿频量多，形体消瘦，体倦乏力；2 型糖尿病见上述证候者。每次 4～6 粒，每日 3 次。

降糖舒胶囊　由人参、枸杞子、黄芪、葛根、山药、黄精、五味子、熟地黄、生地黄、乌药、玄参、麦冬、知母、生石膏、天花粉、刺五加、益智、牡蛎、芡实、枳壳、丹参、荔枝核、乌药组成。能益气养阴，生津止渴。用于气阴两虚所致的消渴病，症见口渴多饮，多食善饥，小便频多，形体消瘦，倦怠乏力；2 型糖尿病见上述证候者。每次 4～6 粒，每日 3 次。

金芪降糖片（颗粒、胶囊）　由黄芪、金银花、黄连组成。能清热泻火，补益中气。用于内热兼气虚所致的消渴病，症见口渴喜饮，多食易饥，气短乏力；2 型糖尿病轻、中度见上述证候者。片剂，每次 7～10 片；颗粒，一次 5g；胶囊，一次 6～8 粒；均饭前 30min 口服，每日 3 次，疗程 2 个月。

津力达颗粒　由人参、黄精、麸炒苍术、苦参、麦冬、地黄、制何首乌、山茱萸、茯苓、佩兰、黄连、知母、炙淫羊藿、丹参、粉葛、荔枝核、地骨皮组成。能益气养阴，健脾生津。用于 2 型糖尿病气阴两虚型，症见口渴多饮、消谷易饥、尿多、形体渐瘦、倦怠乏力、五心烦热、便秘等。开水冲服，每次 1 袋（9g），每日 3 次，8 周为 1 个疗程。

渴乐宁胶囊　由黄芪、黄精、地黄、太子参、天花粉组成。能益气养阴，生津止渴。用于气阴两虚所致的消渴病，症见口渴多饮，五心烦热，乏力多汗，心慌气短；2 型糖尿病见上述证候者。一次 4 粒，每日 3 次。3 个月为 1 个疗程。

木丹颗粒　由黄芪、延胡索、三七、赤芍、丹参、川芎、红花、苏木、鸡血藤组成。能益气活血，通络止痛。用于治疗糖尿病性周围神经病变属气虚阻络证，临床表现为四肢末梢及躯干部麻木、疼痛及感觉异常；或见肌肤甲错、面色晦暗、倦怠乏力、神疲懒言、自汗等。饭后 30min 用温开水冲服，每次 1 袋，每日 3 次，4 周为 1 个疗程，可连服 2 个疗程。

芪药消渴胶囊　由西洋参、黄芪、山药、生地黄、山茱萸、枸杞子、麦冬、知母、天花粉、五味子、五倍子、葛根组成。能益气养阴，健脾补肾。用于非胰岛素依赖型糖尿病（属气阴不足、脾肾两虚证）的辅助治疗，症见气短乏力、腰膝酸软、口干咽燥、小便数多；或自汗、手足心热、头眩耳鸣、肌肉消瘦、舌红少苔或舌淡体胖等。餐后温开水送服，每次 6 粒，每日 3 次，4 周为 1 个疗程。

芪蛭降糖胶囊（片）　由黄芪、地黄、黄精、水蛭组成。能益气养阴，活血化瘀。用于气阴两虚兼血瘀所致的消渴病，症见口渴多饮、多尿易饥、体疲乏力、自汗盗汗、面色晦暗、肢体麻木；2 型糖尿病见上述证候者。胶囊，一次 5 粒；片剂，饭前 30min 口服，一次 7～10 片；均一日 3 次，2 个月为 1 个疗程。

十味玉泉胶囊　由天花粉、葛根、地黄、麦冬、五味子、人参、黄芪、茯苓、乌梅、甘草组成。能益气养阴，生津止渴。用于气阴两虚所致的消渴病，症见气短乏力、口渴喜饮、易饥烦热；2 型糖尿病见上述证候者。一次 4 粒，每日 4 次。

糖脉康颗粒（胶囊、片）　由黄芪、地黄、赤芍、丹参、牛膝、麦冬、黄连、黄精、葛根、桑叶、淫羊藿等组成。能养阴清热，活血化瘀，益气固肾。用于气阴两虚血瘀所致的口渴喜饮，倦怠乏力，气短懒言，盗汗，五心烦热，胸中闷痛，肢体麻木或刺痛，便秘；非胰岛素依赖型糖尿病及并发症见上述证候者。颗粒：每次1袋，每日3次。胶囊：一次3～5粒，一日3次。片剂：一次5片，一日3次。

糖尿乐胶囊（片） 由天花粉、山药、黄芪、红参、地黄、葛根、枸杞子、知母、天冬、茯苓、山茱萸、五味子、炒鸡内金组成。能益气养阴，生津止渴。用于气阴两虚所致的消渴病，症见多食、多饮、多尿、消瘦、四肢无力、小便频数而有甜味；2型糖尿病见上述证候者。胶囊，一次3～4粒；片剂，一次3～4片；均每日3次。

糖尿灵片 由天花粉、生地黄、葛根、麦冬、五味子、南瓜粉、糯米（炒黄）、甘草组成。能滋阴清热，生津止渴。用于阴虚燥热所致的消渴病，症见口渴多饮，消谷善饥，尿多尿频，疲乏无力，形体消瘦，五心烦热，盗汗，失眠；2型糖尿病见上述证候者。每次4～6片，每日3次。

天麦消渴片 由五味子、麦冬、天花粉、吡考啉酸铬组成。能滋阴，清热，生津。可用于消渴病气阴两虚，阴虚内热，症见口渴多饮，消谷善饥，形体消瘦，气短乏力，自汗盗汗及五心烦热。第一周每次2片，每日2次；以后每次1～2片，每日2次。

天芪降糖胶囊 由黄芪、天花粉、女贞子、石斛、人参、地骨皮、黄连、山茱萸、墨旱莲、五倍子组成。能益气养阴，清热生津。用于2型糖尿病气阴两虚型，症见倦怠乏力，口渴喜饮，五心烦热，自汗盗汗，气短懒言，心悸失眠。一次5粒，一日3次，8周为1个疗程。

消渴安胶囊 由地黄、知母、人参、枸杞子、玉竹、黄连、地骨皮、丹参组成。能清热生津，益气养阴，活血化瘀。用于阴虚燥热兼气滞血瘀所致的消渴病，症见口渴多饮，多食易饥，五心烦热，大便秘结，倦怠乏力，自汗；2型糖尿病见上述证候者。每次3粒，每日3次。

消渴灵片 由地黄、大黄、牡丹皮、五味子、天花粉、麦冬、枸杞子、黄芪、茯苓、黄连、红参、石膏组成。能滋补肾阴，生津止渴，益气降糖。用于2型糖尿病。一次8片（1小袋），每日3次。

消渴平片 由人参、黄连、天花粉、天冬、黄芪、丹参、枸杞子、沙苑子、葛根、知母、五倍子、五味子组成。能益气养阴，益肾缩尿，清热泻火。用于消渴燥热偏盛型，症见口渴喜饮，多食、多尿、消瘦、气短乏力、手足心热。一次6～8片，每日3次。1个月为1个疗程，连服3个月。

消渴丸（片） 由地黄、葛根、黄芪、天花粉、南五味子、山药、玉米须、格列本脲组成。能滋肾养阴，益气生津。用于气阴两虚所致的消渴病，症见多饮、多尿、多食、消瘦、体倦乏力、眠差腰痛；2型糖尿病见上述证候者。丸剂：1次1.25～2.5g（5～10丸），每日3次。片剂：一次8片，每日3次；均饭后温水送服。服用本品时禁止加服磺酰脲类抗糖尿病药；本品含格列本脲（优降糖）。下列情况应禁用：1型糖尿病患者；2型糖尿病患者伴有酮症酸中毒、昏迷、严重烧伤、感染、严重外伤和重大手术者；孕妇、乳母；肝、肾功能不全者；白细胞减少、粒细胞缺乏、血小板减少等患者；对磺胺类药物过敏者；体质虚弱、高热、老年患者、有肾上腺皮质功能减退或垂体前叶功能减退者慎用。

消糖灵胶囊 由黄芪、天花粉、人参、白芍、黄连、知母、枸杞子、五味子、杜仲、沙苑子、丹参、格列本脲组成。能益气养阴，清热泻火。用于阴虚燥热、气阴两虚所致的消渴病，症见口渴喜饮，体倦乏力，多尿、多食、消渴、消瘦；2型糖尿病见上述证候者。每次3粒，每日2次。

养阴降糖片 由黄芪、玉竹、党参、枸杞子、玄参、葛根、地黄、知母、五味子、牡丹皮、川芎、虎杖组成。能益气养阴，清热活血。用于气阴不足，内热消渴之2型糖尿病；症见烦热口渴，多食多饮，倦怠乏力。4～8片，每日3次，3个月为1个疗程。

益津降糖口服液 由人参、白术、茯苓、甘草、仙人掌组成。能益气生津，清热润燥，活血解毒。用于2型糖尿病及气阴两虚，高脂血症。饭后30min口服，一次20ml，每日3次。临床偶见一过性恶心、呕吐、头晕等不良反应。

玉泉丸（颗粒、胶囊、片） 由葛根、天花粉、地黄、麦冬、五味子、甘草组成。能清热养阴，生津止渴。用于阴虚内热所致的消渴，症见多饮、多食、多尿；2型糖尿病见上述证候者。丸剂：每次60粒，每日4次。胶囊：每次1～2粒，每日3次。颗粒：每次1袋，每日3次。片剂：一次4片，一日4次。

第二节 甲状腺疾病

【特别提示】本类中成药孕妇慎用；忌生冷、辛辣、油腻食物和烟酒。

甲亢灵片（颗粒） 由夏枯草、墨旱莲、龙骨、牡蛎、丹参、山药组成。能平肝潜阳，软坚散结。用于阴虚阳亢所致的心悸、多汗、烦躁、易怒、咽干；甲状腺功能亢进见上述证候者。片剂：一次6～7片，每日3次。颗粒：开水冲服，一次1袋，每日3次。

消瘿丸 由昆布、海藻、蛤壳、浙贝母、夏枯草、桔梗、槟榔、陈皮组成。能散结消瘿。用于辅助治疗甲状腺肿大、肿瘤，症见多因情志不遂，或饮食水土失宜而致痰气胶结，日久化火，郁结于颈部出现的颈前肿块，烦热、口苦、多汗，舌红苔腻，脉弦滑；单纯性甲状腺肿大见上述证候者。饭后服，每次2丸，每日3次。本品不得与甘草同用。

消瘿五海丸 由夏枯草、海藻、海带、海螺（煅）、昆布、蛤壳、木香、川芎组成。能消瘿软坚，破瘀散结。用于淋巴结核、地方性甲状腺肿大。一次1丸，每日2次。本品不得与甘草同用。

第六章

泌尿生殖系统疾病用中成药

第一节 前列腺疾病

【特别提示】本类中成药服药期间饮食宜清淡易消化，忌辛辣、油腻、生冷食物和烟酒，不宜久坐。对小便闭塞，点滴全无已成尿闭者，或前列腺增生症导致尿路梗阻抑制者，非本品所宜，应请外科会诊治疗

萆薢分清丸 由粉萆薢、盐益智、乌药、石菖蒲、甘草组成。能分清化浊，温肾利湿。用于肾不化气、清浊不分所致的白浊、小便频数或淋沥不尽，尿液混浊或如米泔（米汤）；慢性前列腺增生症见上述证候者。一次 6～9g，每日 2 次。

蛾苓丸 由雌性柞蚕蛾、茯苓组成。能健脾安神，补肝壮阳。用于男性前列腺肥大、妇女绝经期综合征。每次 9～10 丸，每日 2 次。

复方梅笠草片 由小麦胚油、伞花梅笠草乙醇提取物、白杨乙醇提取物、洋白头翁乙醇提取物、木贼乙醇提取物、精制牛胆膏、四水氯化锰组成。有清热、利尿、消炎等作用。用于一、二期前列腺肥大症、前列腺炎、附睾炎等；症见尿意频数而急、尿潴留、排尿困难。每次 1～2 片，每日 2 次。

复方雪参胶囊 由三七、三棱、莪术、皂角刺、泽兰等十七味组成。能活血化瘀、消肿散结、利水通淋。主治前列腺增生症（湿热蕴结瘀阻证）所致排尿困难、尿阻闭、尿滴沥、尿线细、尿频、尿等待及尿淋痛等证。一次 3 粒，一日 3 次。四周为 1 个疗程。

癃闭舒胶囊（片） 由补骨脂、益母草、琥珀、金钱草、海金沙、山慈菇组成。能益肾活血，清热通淋。用于肾气不足、湿热瘀阻所致的癃闭，症见腰膝酸痛、尿频、尿急、尿痛、尿线细，伴有小腹拘急疼痛；前列腺增生症见上述证候者。一次 3 粒（片），每日 2 次。

癃清片（胶囊） 由败酱草、白花蛇舌草、金银花、黄连、黄柏、泽泻、车前子、牡丹皮、赤芍、仙鹤草组成。能清热解毒，凉血通淋。用于下焦湿热所致的热淋，症见尿频、尿急、尿痛、腰痛、小腹坠胀；或小便频数、淋沥不畅、尿道灼热或涩痛；舌红苔黄、脉弦或滑数；下尿道感染、前列腺增生症见上述证候者。片剂：一次 6 片，每日 2 次，重症一次 8 片，每日 3 次。胶囊：一次 4 粒，一日 2 次，重症一次 5～6 粒，一日 3 次。

尿塞通片（胶囊） 由王不留行、川楝子、败酱草、盐小茴香、陈皮、白芷、丹参、

红花、桃仁、泽兰、赤芍、盐黄柏、泽泻组成。能理气活血，通淋散结。用于气滞血瘀、下焦湿热所致的轻、中度癃闭，症见排尿不畅、小便不利、尿流变细甚至点滴而下，小腹胀满疼痛、尿频、尿急、舌紫暗或有瘀点，脉细涩；前列腺增生症见上述证候者。一次 4～6 片（粒），每日 3 次。

前列安栓　由虎杖、大黄、黄柏、栀子、泽兰、毛冬青、吴茱萸、荔枝核、威灵仙、石菖蒲组成。能清热利尿，通淋散结。用于湿热壅阻所致的精浊、白浊、劳淋，症见少腹痛、会阴痛、睾丸疼痛或茎中疼痛、少腹胀痛，排尿不利、尿频、尿痛、尿道口滴白、尿道不适；脉滑；慢性前列腺炎见上述证候者。将栓剂塞入肛门口 3～4cm，一次一粒，每日 1 次。30 日为 1 个疗程。本品塞入肛门后，如有便意感，腹痛、腹泻等不适感，可将栓剂外涂植物油，或将栓剂塞入更深处，待适应后自行缓解或消失。

前列倍喜胶囊　由猪鬃草、蝼蛄、王不留行、皂角刺、刺猬皮组成。能清利湿热，活血化瘀，利尿通淋。用于前列腺增生症、前列腺炎，症见小便不利、淋沥涩痛等湿热瘀阻证。饭前服，一次 6 粒，每日 3 次。20 日为 1 个疗程。

前列康舒胶囊　由土茯苓、虎杖、鳖甲、莪术、淫羊藿、黄芪、枸杞子组成。能解毒活血，补气益肾。用于肾虚湿热瘀阻型慢性前列腺炎的治疗，可改善尿频、尿急、尿痛、腰膝酸软、会阴胀痛、睾丸隐痛等症状。一次 5 粒，一日 3 次，疗程 2 周。

前列癃闭通颗粒（胶囊、片）　由黄芪、土鳖虫、冬葵果、桃仁、桂枝、淫羊藿、柴胡、茯苓、虎杖、枳壳、川牛膝组成。能益气温阳，活血利水。用于肾虚血瘀所致癃闭，症见尿频，排尿延缓、费力，尿后余沥，腰膝酸软；前列腺增生见上述证候者。颗粒：开水冲服，一次 1 袋，一日 3 次。胶囊：一次 4 粒，一日 3 次。片剂：一次 3 片，一日 3 次。

前列舒乐颗粒　由淫羊藿、黄芪、川牛膝、蒲黄、车前草组成。能益气温阳，活血利水。用于肾脾两虚、血瘀湿阻所致的淋证（癃闭），症见腰膝酸软、小腹坠胀、小便频数、淋沥不畅、尿道涩痛；前列腺增生症、慢性前列腺炎见上述证候者。开水冲服，一次 6g，每日 3 次。

前列舒通胶囊　由黄柏、赤芍、当归、川芎、土茯苓、三棱、泽泻、马齿苋、马鞭草、虎耳草、柴胡、川牛膝、甘草组成。能清热利湿，化瘀散结。用于慢性前列腺炎、前列腺增生症属湿热瘀阻证，症见尿频、尿急、尿淋沥、会阴、下腹或腰骶部坠胀或疼痛、阴囊潮湿等。一次 3 粒，每日 3 次。

前列舒丸　由熟地黄、薏苡仁、冬瓜子、山茱萸、山药、牡丹皮、苍术、桃仁、泽泻、茯苓、桂枝、附子、韭菜子、淫羊藿、甘草组成。能扶正固本，益肾利尿。用于肾虚所致的淋证，症见尿频尿急、尿痛、排尿困难、滴沥不尽；慢性前列腺炎、前列腺增生见上述证候者。水蜜丸，一次服 6～12g；大蜜丸，一次服 1～2 丸，均每日 3 次。

前列泰丸（片、胶囊）　由益母草、萹蓄、红花、油菜蜂花粉、盐知母、盐黄柏组成。能清热利湿，活血散结。适用于慢性前列腺炎湿热夹瘀证。丸剂：一次 5 粒，一日 3 次。片剂：一次 5 片，一日 3 次。胶囊：一次 5 粒，一日 3 次。

前列通胶囊（片）　由蒲公英、泽兰、黄柏、薜荔、车前子、琥珀、黄芪、两头尖、八角茴香油、肉桂油组成。能清利湿热，化瘀散结。用于热瘀蕴结下焦所致的轻、中度癃闭，症见排尿不畅、尿流变细、小便频数，可伴尿急、尿痛或腰痛；前列腺炎、前列腺增生症见上述证候者。胶囊，一次6粒；大片剂，一次4片；小片剂，一次6片；均每日3次，30~45日为1个疗程。本品含两头尖有一定毒性，不宜过服、久服。

前列欣胶囊 由炒桃仁、没药、丹参、赤芍、红花、泽兰、炒王不留行、皂角刺、败酱草、蒲公英、川楝子、白芷、石韦、枸杞子组成。能活血化瘀，清热利湿。用于瘀血凝聚、湿热下注所致的淋证；症见尿急、尿频、尿痛、排尿困难，或淋沥不畅，尿道涩滞而灼痛；前列腺增生见上述证候者。一次4~6粒，每日3次。

翁沥通颗粒 由薏苡仁、浙贝母、川木通、栀子、金银花、旋覆花、泽兰、大黄、自然铜、甘草、黄芪组成。能清热利湿，散结祛瘀。用于湿热、痰瘀交阻之前列腺增生，症见尿频、尿急、尿痛，或尿线细而淋沥涩痛、排尿困难者。饭后用温开水冲服，一次1袋，每日2次。

夏荔芪胶囊 由黄芪、女贞子、滑石、夏枯草、荔枝核、琥珀、肉桂、关黄柏组成。能健脾益肾，利水散结。用于轻、中度良性前列腺增生症之脾肾气虚兼痰瘀证，症见排尿无力、滴沥不尽、夜尿频多、小腹坠胀、腰膝酸软、倦怠乏力等。一次3粒，一日3次。4周为1个疗程。

泽桂癃爽胶囊 由泽兰、皂角刺、肉桂组成。能行瘀利水，化气利尿。用于膀胱瘀阻所致的癃闭，症见夜尿频多频数、尿线变细或点滴涩痛等排尿困难及小腹胀满隐痛等临床症状；前列腺增生症见上述证候者。饭后服，一次2粒，每日3次，30日为1个疗程。

第二节　泌尿系感染

【**特别提示**】急性肾炎、肾盂肾炎、膀胱炎、输尿管炎、附件炎等尿路感染可选用以下中成药。本类中成药性多苦寒，易伤正气，不可过服久服；年老、体弱、便溏者慎用；孕妇忌用。服用本品期间宜多饮水，避免憋尿和劳累；节房事；忌辛辣油腻和煎炸类食品，以免助湿生热。本品多含利尿通淋、活血化瘀药物，孕妇忌用。

八正片（胶囊、合剂） 由瞿麦、车前子、大黄、滑石、川木通、栀子、萹蓄、灯心草、甘草等组成。能清热、利尿、通淋。用于湿热下注，小便短赤，淋沥涩痛，口燥咽干；舌苔黄腻，脉滑数；下尿路感染、泌尿系统感染、非细菌性前列腺炎见上述证候者。片剂（胶囊），一次3~4片（粒）；合剂，一次15~20ml；均每日3次。

荡涤灵颗粒 由黄连、琥珀、赤芍、知母、地黄、地龙、黄芪、猪苓、石韦、车前子、虎杖、甘草、当归组成。能清热利湿，利尿通淋。用于湿热蕴结下焦所致的热淋，症见小便不利、尿频、尿急、尿痛等，肾盂肾炎、膀胱炎等尿路感染见上述证候者。每次20g，每日3次。

导赤丸 由黄连、栀子、黄芩、连翘、木通、大黄、玄参、赤芍、滑石、天花粉组成。能清热泻火，利尿通便。用于火热内盛所致的口舌生疮、咽喉疼痛、心胸烦热、小便短赤、大便秘结；或尿道灼热，有时小腹刺痛，舌尖红赤，苔薄黄而腻，脉数；泌尿系感染（淋证）、口腔炎、口腔溃疡、复发性口疮、小儿鹅口疮、舌炎、急性咽炎以及便秘见上述证候者。一次 1 丸，每日 2 次。

分清五淋丸 由木通、盐车前子、瞿麦、萹蓄、栀子、黄芩、黄柏、大黄、茯苓、泽泻、滑石、猪苓、知母、甘草组成。能清热泻火，利尿通淋。用于湿热下注的热淋，症见小便黄赤、尿频尿急、尿道灼热涩痛；或症见小便频数、淋沥不尽、尿时涩痛、尿液浑赤，少腹急满、甚则尿中带血等；尿路感染见上述证候。每次 6g，每日 2～3 次。

分清止淋丸 由木通、瞿麦、萹蓄、泽泻、茯苓、猪苓、黄芩、黄柏、栀子、大黄、滑石、车前子、知母、甘草组成。能清热泻火，利尿通淋。用于湿热下注、热结膀胱型尿路感染，症见小便频数、淋沥不尽、尿时涩痛、尿液浑赤，少腹急满，甚则尿中带血等。每次 6g，每日 2～3 次。

妇科分清丸 由当归、地黄、白芍、栀子、甘草、木通、川芎、滑石、黄连、石韦、海金沙组成。能清热利湿，活血止痛。主治湿热下注膀胱，尿频涩痛，短赤浑浊，尿道刺痛，尿路感染。对血虚有湿热者最为适宜；也用于妇女热淋、子淋、血淋、石淋；膀胱炎、尿道炎、前列腺炎、泌尿系结石、急性肾盂肾炎等下焦湿热证。每次 9g，每日 2 次。

复方石韦片 由石韦、萹蓄、苦参、黄芪组成。能清热燥湿，利尿通淋。用于下焦湿热所致的热淋，症见小便不利、尿频、尿急、尿痛、下肢浮肿，舌红苔薄黄腻，脉浮数；急性肾小球肾炎、肾盂肾炎、膀胱炎、尿道炎见上述证候者。一次 5 片，每日 3 次。15 日为 1 个疗程，可连服两个疗程。

复肾宁片 由车前子、木通、萹蓄、栀子、黄柏（盐）、知母、大黄、瞿麦、牛膝、乳香、防己组成。能清热利湿，益肾化瘀。用于湿热下注、瘀血阻滞所致的热淋，症见尿频、尿急、尿痛，口干口苦，大便干结，腰痛；舌有紫点或紫斑，苔黄，脉数；急、慢性尿路感染、急慢性膀胱炎、急慢性肾盂肾炎见上述证候者。每次 6 片，每日 3 次。

荷叶丸 由荷叶、藕节、大蓟炭、小蓟炭、茅根炭、棕榈炭、栀子（焦）、知母、黄芩炭、地黄（炭）、玄参、当归、白芍、香墨组成。能凉血止血。用于血热所致的咯血、衄血、尿血、便血、崩漏；急性泌尿系感染、急性肾盂肾炎等见上述证候者。一次 1 丸，每日 2～3 次。

泌尿宁颗粒 由黄柏、苘麻子、萹蓄、桑寄生、续断、五味子、柴胡、白芷、甘草组成。能清热利尿，通淋止痛。用于下焦湿热所致的热淋，症见小便赤涩热痛、腰痛、小腹坠痛、苔黄腻、脉滑数；泌尿系感染见上述证候者。开水冲服，一次 12g，每日 3 次。

尿感宁颗粒 由海金沙藤、连钱草、凤尾草、紫花地丁、葎草组成。清热解毒，通淋利尿。用于膀胱湿热所致的淋证，症见尿频、尿急、尿道涩痛、尿黄或赤、腰痛、小便淋沥不尽；或大便秘结，舌苔黄腻，脉濡数；急慢性尿路感染见上述证候者。温开水送服，一次 15g，每日 3～4 次。

宁必泰胶囊 由四季红、木芙蓉叶、仙鹤草、大风藤、白茅根、连翘、三颗针组成。能清热解毒，利湿通淋。用于湿热蕴结所致的淋证，症见小便不利，尿血以及下尿路感染，慢性前列腺炎见上述证候者。一次 3～4 粒，每日 3 次，7 日为 1 个疗程。

清淋颗粒 由瞿麦、木通、萹蓄、盐车前子、滑石、大黄、栀子、炙甘草组成。能清热解毒，利水通淋。用于膀胱湿热所致的淋证，癃闭，症见尿频涩痛、淋沥不尽、小腹胀满、口干咽痛；下尿路感染、前列腺增生症见上述证候者。开水冲服，一次10g，一日2次。

清热通淋丸 由爵床、苦参、白茅根、硼砂组成。能清热、利湿、通淋、止痒。用于下焦湿热所致热淋，症见小便频数、尿急、尿道刺痛灼痛、尿液混浊、口干口苦等；急性下尿路泌尿系感染见上述证候者。一次10丸或1小袋，每日3次。

清浊祛毒丸 由金沙藤、大血藤、蒲公英、牡丹皮、虎杖、地黄、山茱萸、山药、茯苓、泽泻、益母草、黄芪组成。能清热解毒，利湿祛浊。用于湿热下注所致的尿频、尿急、尿痛等。每次8g，每日3次。

热淋清颗粒（片、胶囊） 由头花蓼组成。能清热泻火，利尿通淋。用于下焦湿热所致的热淋，症见尿频、尿急、尿痛；尿路感染、肾盂肾炎、肾结石伴感染见上述证候者。本品尚用于治疗非淋菌性尿道炎。颗粒，开水冲服，一次1~2袋；片剂，一次3~6片；胶囊，一次4~6粒；均每日3次。

三金片（颗粒、胶囊） 由菝葜、羊开口、积雪草、金沙藤、金樱根组成。能清热解毒，利尿通淋，益肾。用于下焦湿热所致的热淋，尿急频数，小便短赤，淋沥涩痛；舌苔黄腻，脉滑数；急慢性肾盂肾炎、膀胱炎、尿路感染见上述证候者；尚可用于治疗内伤或外感引起的腰腿痛，滴虫性阴道炎。小片，一次5片；大片，一次3片；胶囊，一次2粒；颗粒，开水冲服，一次14g，均每日3~4次。

肾安胶囊 由石椒草、肾茶、黄柏、白茅根、茯苓、白术、金银花、黄芪、泽泻、淡竹叶、灯心草、甘草组成。能清热解毒，利尿通淋。用于湿热蕴结所致淋证，症见小便不利，淋沥涩痛；下尿路感染见上述证候者。口服，一次1~2粒，一日3次；饭前服用。孕妇慎用。

肾舒颗粒 由白花蛇舌草、海金沙藤、瞿麦、大青叶、黄柏、淡竹叶、萹蓄、茯苓、地黄、甘草组成。能清热解毒，利水通淋。用于下焦湿热所致的热淋，症见小便短赤、频急，尿色黄赤，尿道灼热刺痛，或由此引起腰腹疼痛，发热，呕吐，或呕恶，苔黄腻，脉滑数；尿道炎、膀胱炎、急慢性肾盂肾炎见上述证候者。开水冲服，一次30g，每日3次。

肾炎解热片 由白茅根、连翘、荆芥、陈皮、蝉蜕、茯苓、盐泽泻、车前子、赤小豆、蒲公英、大腹皮、石膏、炒苦杏仁、桂枝组成。能疏风解热，宣肺利水。用于风邪犯肺所致水肿，症见发热恶寒、头面浮肿、咽喉干痛、小便短赤，舌苔薄黄，脉浮数；急性肾炎见上述证候者。一次4~5片，每日3次。

肾炎片 由一枝黄花、马鞭草、白茅根、车前草、葫芦壳、白前组成。能清热解毒，利水消肿。用于急慢性肾炎和泌尿道感染。一次6~8片，一日3次。

调中四消丸 由香附、五灵脂、牵牛子、猪牙皂及熟大黄组成。能消食化滞，利水止痛。用于急、慢性肾小球肾炎，便秘而有气滞症状者，腹痛属气滞血瘀者，症见胸膈满闷，腹胀积聚，胃脘疼痛，食欲缺乏，小便不利，大便不畅或秘结，全身水肿或下半身肿胀为甚。每次6g，每日1~2次。年老、体弱、便溏者勿用；孕妇忌用。

五淋丸 由海金沙、石韦、木通、琥珀、茯苓皮、栀子、黄连、川芎、当归、白芍、地黄、甘草组成。能清热利湿，分清止淋。用于湿热所致的淋证，症见尿频、尿急、小便涩痛、浑浊不清，尿色深红或夹血块，苔黄，脉滑数；泌尿系感染见上述证候者。一次6g，每日2次。

血尿胶囊 由棕榈子、菝葜、薏苡仁组成。能清热利湿，凉血止血。用于急慢性肾盂肾炎血尿和不明原因血尿。亦可用于尿路系统肿瘤的辅助止血治疗。饭后温开水送服，一次5粒，每日3次。

炎可宁片 由黄连、黄柏、板蓝根、大黄、黄芩组成。能清热泻火，消炎止痛，去三焦热。可用于包括尿路感染的各种感染性轻中度炎症，如急性腭扁桃体炎、细菌性肺炎、急性结膜炎、中耳炎、疮疖、乳腺炎、肠炎、痢疾、尿路感染等。一次3~4片，每日3次。

炎宁颗粒 由鹿茸草、白花蛇舌草、鸭跖草组成。清热解毒，利湿止痢。用于外感风热、湿毒壅结所致的发热头痛、咽部红肿、咽痛、喉核肿大、小便淋沥、泄痢腹痛；上呼吸道感染、感冒、扁桃体炎（急乳蛾）、尿路感染（淋证）、急性痢疾、急性肠炎（泄泻）见上述证候者。或慢性肾炎伴有上述证候者。开水冲服，一次14g，每日3~4次。

银花泌炎灵 由金银花、半枝莲、萹蓄、瞿麦、石韦、川木通、车前子、淡竹叶、桑寄生、灯心草组成。能清热解毒，利湿通淋。用于急性肾盂肾炎、膀胱炎下焦湿热证；症见发热恶寒、尿频、尿急、尿痛、尿道刺痛涩痛、尿血、腰痛等。一次4片，每日4次。2周为1个疗程，可连服3个疗程。

滋肾丸 由黄柏、知母、肉桂组成。能滋肾清热，化气通关。用于热蕴膀胱，小腹胀满，尿闭不通及淋证。每次6~9g，每日2~3次。

第三节 慢性肾炎、肾衰竭

【特别提示】肾病宜低盐、低蛋白、高营养、低磷饮食，防凉避寒，防止感染，注意劳逸结合；糖尿病性肾病应用无糖型颗粒剂。本类中成药多具利水之功，孕妇慎用或禁用。

海昆肾喜胶囊 由褐藻多糖硫酸酯精制而成。能化浊排毒。用于肾功能衰竭（代偿期、失代偿期和尿毒症早期）湿浊证，症见恶心呕吐、纳差腹胀、身重困倦、尿少、浮肿、苔厚腻。每次2粒，每日3次，2个月为1个疗程。

黄葵胶囊 由黄蜀葵花组成。能清热利湿，解毒消肿。用于慢性肾炎之热证，症见水肿、腰痛、蛋白尿、血尿、舌苔黄腻等。每次5粒，每日3次，8周为1个疗程。

康肾颗粒 由连钱草、水蜈蚣、忍冬藤、白茅根、石韦、石菖蒲、葛根、茜草、艾叶、生姜、陈皮、老鹳草组成。能补脾益肾，化湿降浊。用于脾肾两虚所致的水肿、头痛眩晕、恶心呕吐、畏寒肢倦，轻度尿毒症见上述证候者。每次12g，每日3次。

慢肾宝液 由地骨皮、太子参、泽泻、龟甲等组成。能益气育阴，清热利水，通络。用于慢性肾小球肾炎、慢性肾炎、慢性肾盂肾炎、肾功能不全等属气阴两虚、湿热瘀阻者。每次 5ml，每日 3 次。尿毒症者禁用。

尿毒灵灌肠液　由大黄、土茯苓、连翘、栀子、白茅根、麦冬、桂枝、金银花、地榆、青黛、黄柏、龙骨、牡蛎、槐花、钩藤、蒺藜、丹参、红花、生晒参、枸杞子组成。能通腑泄浊，通利消肿。用于湿热内阻，脾肾衰败所致的全身浮肿，恶心呕吐，大便不通，无尿少尿，疼痛烦躁；舌黄苔腻，脉实有力；慢性肾衰竭、尿毒症及肾性高血压见上述证候者。将甲、乙两组（甲组 10g，乙组 10ml）混合，摇匀，一次灌肠，每日 1～2 次。脾肾衰败较重者，可与补肾健脾口服药同用。

尿毒清颗粒　由大黄、黄芪、丹参、制何首乌、党参、白术、茯苓、桑白皮、苦参、车前草、白芍等组成。能通腑降浊，健脾利湿，活血化瘀。用于脾肾亏损，湿浊内停，瘀血阻滞所致的少气乏力、腰膝酸软、恶心呕吐、肢体浮肿、面色萎黄；慢性肾衰（氮质血症期或尿毒症早期）见上述证候者。开水冲服，每日服 4 次，于每日 6 时、12 时、18 时各服 1 袋（5g），22 时服 2 袋。每日最大剂量为 8 袋。慢性肾功能衰竭尿毒症晚期患者不宜用。

肾康宁片（颗粒、胶囊）　由黄芪、淡附片、山药、锁阳、丹参、益母草、泽泻、茯苓组成。能补脾温肾，渗湿活血。用于脾肾阳虚、血瘀湿阻所致的水肿，症见浮肿、乏力、腰膝冷痛；慢性肾炎见上述证候者。一次 5 片，每日 3 次。颗粒：开水冲服，一次 1 袋，一日 3 次。胶囊：一次 4 粒，一日 3 次。

肾康栓　由大黄、黄芪、丹参、红花组成。能降逆泄浊，益气活血，通腑利湿。用于慢性肾炎、慢性肾盂肾炎、高血压肾损伤、糖尿病肾损伤等多种原因引起的肾脏疾病，表现为面色晦暗、身重困倦、腰痛、口中黏腻、腹胀、纳呆、肌肤甲错、肢体麻木等。直肠给药：戴上一次性指套，用食指将栓塞入肛门内 2cm 以上，一日 5 粒，分 4 次使用，早、中、晚各 1 粒，睡前 2 粒。8 周为 1 个疗程。个别患者用药后出现肛门灼热、腹痛、腹泻、全身怕冷等；肛周、直肠重度疾病者禁用。

肾康注射液　由大黄、丹参、红花、黄芪组成。能降逆泄浊，益气活血，通腑利湿。用于慢性肾功能衰竭，属湿浊血瘀证；症见恶心，呕吐，口中黏腻，面色晦暗，身重困倦，腰痛，纳呆，腹胀，肌肤甲错，肢体麻木，舌质紫暗或有瘀点，舌苔厚腻；脉涩或细涩。应单独静脉滴注：每次 100ml（5 支），每日 1 次，使用前用 10%葡萄糖注射液稀释溶解摇匀，每分钟 20～30 滴，疗程 4 周。除前述用法外，本品还可以 60～100ml，按每 20ml 药液加入 10%葡萄糖注射液稀释使用；高血糖患者宜用 5%葡萄糖注射液或0.9%氯化钠注射液按前述比例稀释后使用。

肾衰康灌肠液　由黄芪、大黄、丹参、红花组成。能清热解毒，益气利尿，活血化瘀。用于急性肾功能衰竭。普通型灌肠：成人每次 100ml，小儿按体重每 1kg 2ml 计算。用时加 4%碳酸氢钠溶液 10～20ml，保留 30min 后放出，一日 6～8 次。浓缩型直肠灌注，一次 20ml，一日 6 次。

肾衰宁胶囊　由丹参、大黄、太子参、黄连、牛膝、法半夏、红花、茯苓、陈皮、甘草组成。能益气健脾，活血化瘀，通腑泄浊。用于慢性肾衰竭，脾失运化，瘀浊阻滞，升降失调所致的腰痛疲倦，面色萎黄，恶心呕吐，食欲缺乏，小便不利，大便黏滞及多种原因引起的慢性肾功能不全。一次 4～6 片（粒），每日 3～4 次。45 日为 1 个疗程。

肾炎康复片 由人参、西洋参、山药、地黄、盐杜仲、土茯苓、白花蛇舌草、黑豆、泽泻、白茅根、丹参、益母草、桔梗组成。能益气养阴，清解余毒。用于气阴两虚、脾肾不足、水湿内停所致的水肿，症见神疲乏力、腰膝酸软、面目四肢浮肿、头晕耳鸣；慢性肾炎、蛋白尿、血尿见上述证候者。此外，本品还用于糖尿病性肾病、肾病综合征所致的水肿、蛋白尿。一次 8 片，每日 3 次。

肾炎灵胶囊 由猪苓、茯苓、车前子、赤芍、栀子、大蓟、小蓟、地榆、马齿苋、茜草、当归、川芎、墨旱莲、女贞子、狗脊、地黄、山药组成。能清热利尿，凉血止血，滋阴补肾。用于下焦湿热、热迫血行、肾阴不足所致的浮肿、腰痛、尿频、尿血；慢性肾炎见上述证候者。一次 6～7 粒，每日 3 次。

肾炎平颗粒 由金樱子、益母草、女贞子、墨旱莲、莲须、紫苏叶、山药、蝉蜕、白术、党参、黄芪、菟丝子、茯苓组成。能补肾固摄，健脾益气，活血祛风。主治肝肾不足、脾气虚衰所致的水肿、倦怠乏力、纳呆食少、腰膝酸软等；慢性肾炎。每次 15g，每日 2 次。

肾炎舒片（胶囊、颗粒） 由人参、菟丝子、黄精、枸杞子、苍术、茯苓、防己、白茅根、金银花、蒲公英组成。能益肾健脾，利湿消肿。用于脾肾阳虚、水湿内停所致的水肿，症见浮肿、腰痛、乏力、怕冷、夜尿多；慢性肾炎、肾盂肾炎见上述证候者。颗粒：冲服，一次 10g（1 小袋）。片剂，一次 6 片。胶囊，一次 4 粒；均每日 3 次。

肾炎四味丸（颗粒、片） 由细梗胡枝子、黄芪、石韦、黄芪组成。能清热利尿，补气健脾。用于湿热内蕴兼气虚所致的水肿、腰痛、乏力、小便不利；慢性肾炎见上述证候者。丸剂，一次 5g；颗粒，开水冲服，一次 5g；片剂，一次 8 片；均每日 3 次。

肾炎温阳片 由黄芪、人参、党参、茯苓、附子、肉桂、香加皮、木香、白术、葶苈子、大黄组成。能温阳健脾，化气行水。用于肾炎中末期病程中有脾肾阳虚者，如慢性肾炎、肾病综合征、狼疮性肾炎等。饭后服，每次 5 片，每日 3 次。20 天为 1 个疗程，可连用 3 个疗程。

肾炎消肿片 由桂枝、苍术、陈皮、茯苓、香加皮、大腹皮、姜皮、冬瓜皮、益母草、泽泻、椒目、关黄柏组成。能健脾渗湿，通阳利水。用于脾虚气滞、水湿内停所致的水肿，症见肢体浮肿、晨起肿甚、按之凹陷、身体重倦、尿少、脘腹胀满、舌苔白腻、脉沉缓；急、慢性肾炎见上述证候者。一次 4～5 片，每日 3 次。

五苓片（散、胶囊） 由茯苓、泽泻、猪苓、桂枝、白术等组成。能温阳化气，利湿行水。用于阳不化气、水湿内停所致的水肿，症见小便不利，水肿腹胀，呕逆泄泻，渴不思饮。片剂，一次 4～5 片，一日 3 次；胶囊，一次 3 粒；散剂，一次 6～9g；均一日 2 次。

第四节 泌尿系结石

【特别提示】服药期间饮食宜清淡、低盐，忌生冷油腻之品。妊娠禁用。服药期间做适度的跳跃运动，常饮水有助于排石。

复方金钱草颗粒　由广金钱草、车前草、光石韦、玉米须组成。能清利湿热，通淋排石。用于湿热下注所致的热淋、湿淋，症见尿频、尿急、尿痛、腰痛等；或排尿时突然中断，少腹拘急，或腰腹绞痛难忍，尿中带血；舌红苔薄黄，脉弦或弦数；泌尿系结石、尿路感染见上述证候者。开水冲服，一次 1～2 袋，每日 3 次。

复方石淋通片　由海金沙、石韦、滑石粉、忍冬藤、广金钱草组成。能清热利湿，通淋排石。用于下焦湿热所致的热淋、石淋；症见肾区绞痛、尿频、尿涩痛，或尿中带血，或尿时灼热刺痛，少腹拘急；舌苔薄黄或舌红苔黄，脉弦或数；尿路结石、尿路感染见上述证候者。一次 6 片，每日 3 次。

琥珀消石颗粒　由赤小豆、琥珀、海金沙、金钱草、当归、蒲黄、郁金、鸡内金、牛膝组成。能清热利湿，通淋止血。用于治疗石淋、血尿、泌尿系结石及尿路感染。一次 15g，每日 3 次。

结石康胶囊　由三叶青、广金钱草、海金沙、琥珀、预知子、黄芪、毛柱铁线莲、延胡索、乌药、三棱、鸡内金、威灵仙组成。能清热利湿，益气活血，利尿排石。用于肾、输尿管或膀胱的小结石（结石横径≤1.0cm，纵径≤1.8cm），或是肾输尿管结石经过体外碎石后，粉碎之结石在肾、输尿管内结集凝结成团块状或条索状不能自排，中医辨证属于湿热蕴结兼气滞血瘀证者，症见腰腹疼痛、排尿困难、小便淋沥不尽、尿血。一次 4 粒，一日 3 次。2 个月为 1 个疗程。

结石通片（胶囊）　由广金钱草、鸡骨草、白茅根、海金沙、车前草、玉米须、石韦、茯苓组成。能清热利湿，通淋排石，止痛止血。用于下焦湿热所致的淋证，症见小便淋沥混浊、尿道灼痛；泌尿系统感染、尿路结石见上述证候者。片剂：一次 5 片，每日 3 次。胶囊：一次 4 粒，一日 3 次。

金钱草片（颗粒、胶囊）　主要成分为金钱草。能清热利湿，利湿通淋。用于湿热下注所致的热淋、石淋，症见肾区绞痛、尿频、尿急、尿赤涩痛；或尿中时夹沙石，或排尿时突然中断，或见血尿、腰膝酸痛，舌苔薄黄，脉弦或数；下尿道感染、尿路结石见上述证候者。片剂，一次 4～8 片；颗粒，开水冲服，一次 10g；胶囊，一次 3～6 粒；均一日 3 次。

净石灵胶囊　由黄芪、淫羊藿、巴戟天、广金钱草、萹蓄、海金沙、车前子、滑石、延胡索、冬葵子、茯苓、鸡内金、当归、桃仁、赤芍、夏枯草、甘草组成。能益气通阳，利尿排石。用于下焦湿热、脾肾亏虚所致的热淋，症见腹痛、腰痛、乏力、尿频、尿急、尿痛，小便淋沥不已，面色少华，少气乏力，小便艰难而涩痛；或排尿时突然中断，少腹拘急；或腰腹绞痛，内痔带血，舌淡边有齿印，脉细而弱；或小便短数，尿有余沥，面色淡白，尿道灼热刺痛，苔薄白，脉滑数；泌尿系结石、尿路感染见上述证候者。一次 5 粒，每日 3 次。

丽安舒（肾石通颗粒）　由金钱草、王不留行、萹蓄、瞿麦、海金沙、丹参、鸡内金、延胡索、牛膝、木香组成。用于肾结石、胆结石、输尿管结石、膀胱结石及由结石引起的肾盂积水、尿路感染等。颗粒，一次 1 袋；大蜜丸，一次 1 丸；水蜜丸，一次 6g；均一日 2 次。

尿路通片　由金钱草、海金沙、鸡内金组成。能清热利湿，通淋排石。用于下焦湿热所致的石淋，症见腰痛、尿频、尿急、尿痛、淋沥不爽或赤灼、苔黄腻或舌红、脉弦滑或数；泌尿系结石见上述证候者。一次 4～6 片，每日 3 次。

尿石丸 由广金钱草、海金沙、茯苓、车前草、荷麻子、川木通、丝瓜络、鸡内金、枳实、牛膝组成。能清热祛湿，行气逐瘀，通淋排石。用于气滞湿阻型尿路结石以及震波碎石后者。口服，一次 4g，一日 2 次，一个半月为 1 个疗程。

排石颗粒 由连钱草、盐车前子、荷麻子、木通、石韦、瞿麦、滑石、徐长卿、忍冬藤、甘草组成。能清热利水，通淋排石。用于下焦湿热所致的石淋，症见腰腹疼痛、排尿不畅；或伴有血尿；或尿见沙石、小便艰涩或排尿突然中断、少腹拘急，舌红苔黄，脉弦；泌尿系统结石见上述证候者。开水冲服，一次 1 袋，每日 3 次。

肾石通颗粒 由金钱草、炒王不留行、萹蓄、瞿麦、海金沙、炒鸡内金、丹参、牛膝、醋延胡索、木香组成。能清热通淋，化瘀排石。用于湿热下注，瘀血内阻所致的石淋，症见腰腹疼痛、尿血、尿频、尿急、尿痛；可见尿中排出沙石、尿道窘迫疼痛，或腰腹绞痛难忍，尿中带血，舌红苔薄黄，脉弦或弦数；泌尿系统结石见上述证候者。温开水冲服，一次 1 袋（15g），每日 2 次。本品对结石直径在 0.5cm 或以下者成功率较高，双肾结石或结石直径在 1.5cm 及以上者，结石嵌顿时间长者均忌用。为促进排石，可在饭后 1h 饮水 300～500ml，并做跳跃运动 10～15 次。

石淋通片（颗粒） 由广金钱草制成。能清热利尿，通淋排石。用于湿热下注所致的热淋、石淋，症见尿频尿急、尿痛，或尿有沙石；尿路结石、肾盂肾炎见上述证候者。片剂，一次 5 片；颗粒，每次 1 袋（15g）；均每日 3 次。

五淋化石丸 由广金钱草、海金沙、车前子、石韦、琥珀、沙牛、鸡内金、泽泻、延胡索、黄芪、甘草组成。能利湿通淋，化石止痛。用于淋证（症见小便短数、尿黄赤或混浊，可有尿道灼痛、腰痛，苔黄腻，脉滑数）；尿路结石（症见小便淋沥不畅、尿中时夹沙石，或排尿时突然中断，少腹拘急，或腰腹绞痛难忍，尿中带血，舌红，苔薄黄，脉弦或数）；前列腺炎（症见小便量少而短赤灼热，小腹胀痛，或排尿不畅，淋沥不尽，舌红苔黄腻，脉弦数）；乳糜尿（症见小便淋沥不畅，尿道灼热，尿液混浊，舌苔黄，脉滑数）；癃闭，尿路感染见上述证候者。一次 5 丸，每日 3 次。

消石片 由半边莲、郁金、铁线草、猪苓、琥珀、核桃、红穿破石、水河剑、威灵仙、乌药组成。能清热利尿，通淋排石。用于湿热下注所致石淋，症见尿频、尿急、尿涩痛、腰痛；泌尿系统结石见上述证候者。一次 4～6 片，每日 3 次。

第五节 性功能障碍

【**特别提示**】本类中成药感冒者慎用，以免表邪不解；服药期间忌生冷辛辣食物，以免影响疗效。

巴戟口服液（胶囊） 由巴戟天、淫羊藿、肉苁蓉、仙茅、杜仲、何首乌、续断、熟地黄、枸杞子、狗脊、黄芪、当归、党参、金樱子、覆盆子、甘草组成。能补肾壮阳，固精止遗，调经。用于肾阳虚证，男性遗精早泄、阳痿不举、精冷而稀，女性月经不调、闭经等，包括肾阳不足所致的神疲不振、腰膝酸软、尿液频多等。口服液，一次 10ml；胶囊，每次 3 粒；均每日 3 次。

力补金秋胶囊　由人参、海龙、鹿茸、羊睾丸、肉苁蓉、菟丝子、枸杞子、山茱萸、杜仲、地黄、大黄、五味子、西红花、蜂王浆冻干粉组成。能益气固本，滋阴壮阳。用于肾阳不足、气血亏虚所致的腰膝酸软、畏寒肢冷、神疲乏力、失眠健忘、头晕耳鸣以及阳痿、遗精、早泄。早晚空腹时分别服 2 粒。

补肾益脑片（丸、胶囊）　由鹿茸、红参、熟地黄、当归、枸杞子、盐补骨脂、麦冬、炒酸枣仁、远志、牛膝、玄参、五味子、川芎、朱砂组成。能补肾生精，益气养血。用于肾虚精亏，气血两虚证，症见心悸，失眠，健忘，遗精，盗汗，耳鸣耳聋；腰膝酸软无力，气短懒言，面色无华，倦怠乏力，或精神疲惫、萎靡；慢性神经衰弱、性功能障碍疾病等见上述证候者。片剂：一次 4～6 片，每日 2 次。丸剂：一次 8～12 丸，一日 2 次。胶囊：一次 4～6 粒，一日 2 次。本品含有朱砂（有毒），不可过服久服。

补肾益寿片　由红参、淫羊藿、制何首乌、枸杞子、黄精、灵芝、珍珠、丹参、甘草组成。能补肾益寿，延缓衰老。主治肾虚证，失眠、耳鸣、腰膝酸软、健忘、倦怠、胸闷、夜尿频数，性功能减退。一次 6 片，每日 3 次。

参茸丸　由红参、黄芪、鹿茸、当归、熟地黄、巴戟天、陈皮、白术、山药、茯苓、枸杞子、菟丝子、牛膝、肉苁蓉、肉桂、小茴香、白芍、甘草组成。能益气滋肾，补血生津。用于气血不足、肾寒精冷、阳痿遗精、腰膝酸软、自汗盗汗、头晕目眩、耳鸣、失眠健忘等症。一次 1 丸，每日 2 次。

丹莪颗粒　由淫羊藿、肉苁蓉、黄芪、丹参、山茱萸、蛇床子、茯苓、山药组成。能温阳补肾。主治命门火衰证，症见腰膝酸软、畏寒肢冷、神疲乏力、舌苔淡白、脉沉细弱等；阳痿、早泄、绝经期综合征见上述证候者。开水冲服，每次 1 袋，每日 3 次。

定心丸　由地黄、石菖蒲、柏子仁、当归、党参、茯苓、五味子、麦冬、酸枣仁、甘草、远志、黄芩、琥珀、朱砂、虫白蜡组成。能益气养血，宁心安神。主治气血不足、心失所养、心神浮越所致的早泄、梦遗、心悸怔忡、失眠健忘、燥热、小便短赤、脉细弱等症。本品对风湿性心脏病、心动过速、心律不齐、心力衰竭等亦有疗效。一次 1 丸，每日 2 次。

古汉养生精口服液（片、颗粒）　由人参、炙黄芪、枸杞子、菟丝子、金樱子、女贞子、黄精、白芍、炙甘草、淫羊藿、炒麦芽组成。能滋肾益精，补脑安神。主治头晕心悸、目眩耳鸣、健忘失眠、阳痿滑精、疲软乏力、病后虚弱等；梅尼埃病、低血压、贫血、神经衰弱、性功能减退等。口服液：每次 10～20ml，每日 2～3 次。片剂：每次 4 片，每日 2 次。颗粒：开水冲服，每次 10～20g，每日 2 次。

健脑安神片　由酒黄精、鹿茸、鹿角胶、鹿角霜、淫羊藿、枸杞子、熟地黄、南五味子、茯苓、制远志、炒酸枣仁、麦冬、龟甲、红参、大枣、苍耳子组成。能补肾益气，养血安神，滋补强壮，镇静。用于心肾不足所致的头晕目眩、耳鸣心悸、腰膝酸软、失眠健忘、遗精滑精；神经衰弱症和性功能障碍者见上述证候者。淡盐水送服，一次 5 片，每日 2 次。

健脑补肾丸　由红参、鹿茸、狗鞭、肉桂、金牛草、炒牛蒡子、金樱子、杜仲炭、川牛膝、金银花、连翘、蝉蜕、山药、制远志、炒酸枣仁、砂仁、当归、龙骨（煅）、煅牡蛎、茯苓、炒白术、桂枝、甘草、豆蔻、酒白芍组成。能健脑补肾，益气健脾，安神定志。用于脾肾两虚所致的健忘、失眠、头晕目眩、耳鸣、心悸、腰膝酸软、遗精滑精；神经衰弱和性功能障碍见上述证候者。用淡盐水送服，一次15丸，每日2次。

健肾地黄丸　由生地黄、熟地黄、茯苓、山药、泽泻、覆盆子、枸杞子、五味子、沙苑子、菟丝子组成。能滋补肾水，养精益髓，益肾固精。用于精髓亏损，脾虚气亏之性神经衰弱，阳痿倦怠，腰酸腿痛，气短头晕，须发早白及性神经官能症、慢性前列腺炎、脑动脉硬化、贫血、神经衰弱患者等。空腹，每次9g，一日2次，淡盐水送服。

健阳胶囊　由蜈蚣粉、淫羊藿提取物粉、甘草提取物粉、蜂王浆组成。能补肾益精，助阳兴痿。用于肾虚阳衰引起的阳痿、早泄。黄酒或温开水送服，每次3粒，每日2次。

金锁固精丸　由沙苑子、芡实、莲须、龙骨、莲子、牡蛎组成。能补肾养精，固涩止遗。用于肾虚而精关不固，梦遗滑泄，头眩耳鸣，腰膝酸软疼痛，四肢无力，烦躁盗汗，失眠多梦及带下病、骨折迟缓愈合、儿童虚喘、遗尿症、慢性泄泻等。空腹用淡盐水或温开水送服，一次15丸，一日3次。

抗衰复春片　由红参、鹿茸、地黄、羊肾、肉苁蓉、淫羊藿、玄参、巴戟天、续断、何首乌、当归、灵芝、五味子、丹参、三七、青皮、山楂、麦芽、六神曲、茵陈、泽泻组成。能温肾壮阳，补养阴血。用于阴阳两虚所致的阳痿、早泄、腰膝酸软、四肢乏力、神情倦怠、眩晕、耳鸣、脉沉细无力；贫血见上述证候者。一次6片，每日2～3次。阴虚火旺者慎用。

蛮龙液　由雄蚕蛾、淫羊藿、菟丝子、补骨脂、熟地黄、刺五加组成。能补肾壮阳，填精益髓。用于肾虚精亏所致的阳痿、早泄、梦遗、滑精，腰膝酸软疼痛，小便频数；舌淡，脉沉细无力；或勃起不坚、性欲减退，面色无华，神疲倦怠；性功能障碍疾病见上述证候者。一次30～40ml，每日2次。

麒麟丸　由制何首乌、墨旱莲、锁阳、白芍、菟丝子、枸杞子、桑椹、淫羊藿、覆盆子、党参、黄芪、山药、丹参、郁金、青皮组成。能补肾填精，益气养血。用于肾虚精亏，气血不足所致的腰膝酸软、倦怠乏力、面色不华、阳痿早泄；不育症、不妊症见上述证候者。一次6g，每日2～3次。

强肾颗粒（片）　由鹿茸、人参茎叶总皂苷、补骨脂、杜仲、枸杞子、桑椹、地黄、山茱萸、山药、牡丹皮、益母草、丹参组成。能补肾填精，益气壮阳。用于阴阳两虚所致的肾虚水肿、腰痛、遗精、阳痿、早泄、夜尿频数；慢性肾炎和久治不愈的肾盂肾炎见上述证候者。颗粒：开水冲服，一次3g，每日3次。片剂：一次4～6片，每日3次。用淡盐水或温开水送服，30天为1个疗程。

清宫长春胶囊　由人参、熟地黄、茯苓、山药、菟丝子、肉苁蓉、牛膝、杜仲、覆盆子、花椒、枸杞子、地黄、山茱萸、当归、白芍、天冬、麦冬、五味子、柏子仁、石菖蒲、远志、泽泻、木香、地骨皮组成。能补肾益精，强筋壮骨，延缓衰老。用于阴阳两虚所致的神疲乏力、健忘、头晕、耳鸣、腰痛膝酸、性欲减退、畏寒肢冷；舌淡，脉沉细；神经衰弱、神经衰弱性耳聋、贫血、眩晕、腰肌劳损见上述证候者。一次2～4粒。每日2～3次。

三宝胶囊 由熟地黄、山药、玄参、山茱萸、鹿茸、菟丝子、杜仲、肉苁蓉、人参、何首乌、牡丹皮、泽泻、灵芝、当归、麦冬、菊花、丹参、赤芍、五味子、砂仁、醋龟甲组成。能阴阳双补，填精益肾，温阳化气，清脑养心，化瘀生新。用于头晕眼花，耳鸣耳聋，心悸气短，失眠多梦，阳痿遗精，腰腿酸软，以及妇女带下清稀。也用于神经衰弱、带下病、慢性肾炎、支气管哮喘等见上述证候者。每次3～5粒，每日2次。

肾宝合剂 由淫羊藿、胡芦巴、熟地黄、金樱子、菟丝子、肉苁蓉、制何首乌、枸杞子、覆盆子、黄芪、当归、茯苓、蛇床子、川芎、补骨脂、红参、小茴香、五味子、白术、车前子、山药、炙甘草组成。能调和阴阳，温阳补肾，扶正固本。主治肾阳虚证，症见腰腿酸软、精神不振、夜尿频多、畏寒怕冷、妇女月经过多、白带清稀。饭前服，每次10～20ml，每日2～3次。感冒发热期停用。

五子衍宗丸 由枸杞子、菟丝子、覆盆子、五味子、盐车前子组成。能补肾益精。用于肾虚精亏所致的阳痿不育、遗精早泄、腰痛、尿后余沥。水蜜丸，一次6g；小蜜丸，一次9g；大蜜丸，一次1丸；均一日2次。

鱼鳔丸 由鱼鳔、鹿角胶、鹿角霜、熟地黄、生地黄、山药、沙苑子、山茱萸、枸杞子、麦冬、天冬、石斛、五味子、当归、菟丝子、覆盆子、巴戟天、牛膝、杜仲、肉苁蓉、柏子仁、酸枣仁、远志、石菖蒲、白术、木香、花椒、泽泻、茯苓、车前子、赤石脂、地骨皮组成。能滋阴补肾，添精益髓。用于气血两虚、肾水不足所致的腰膝酸软、梦遗滑精、阳痿早泄、失眠健忘及慢性前列腺炎等。每次1丸，每日3次。

至宝三鞭丸 由鹿茸、海狗鞭、狗鞭、蛤蚧、海马、鹿茸、人参、肉桂、沉香、龙骨、阳起石、覆盆子、补骨脂、桑螵蛸、菟丝子、远志、炙淫羊藿、蛇床子、牛膝、花椒组成。能补血生精，补肾壮阳，强身益寿。用于体质衰弱、肾亏阳痿、腰酸背痛、贫血头晕、神经衰弱、惊悸健忘、畏寒失眠、气虚食少、未老先衰及性功能减退。大蜜丸，每次1丸；浓缩丸，每次8丸；均每日1次。早饭前或睡前服用。

壮腰健肾丸（片、口服液） 由狗脊、鸡血藤、黑老虎、金樱子、千斤拔、牛蒡子、桑寄生、菟丝子、女贞子组成。能壮腰健肾，祛风燥湿，养血。用于腰背酸痛，腰肌劳损，风湿骨痛，健忘失眠，神疲无力，遗精梦泻，小便频数，及遗尿、阳痿、慢性肾炎、神经官能症等。水蜜丸，每次3.5g；大蜜丸，每次1丸；口服液，每次10ml；均每日2～3次，4周为1个疗程。

第七章

血液系统疾病用中成药

第一节 贫血

【特别提示】本类中成药实热证或身体壮实者忌用；感冒者慎用。

阿胶补血膏（颗粒、口服液） 由阿胶、党参、熟地黄、枸杞子、白术、黄芪组成。能补气益血，滋阴润肺。用于气血两虚所致的久病体虚、目昏、虚劳咳嗽、面色无华；贫血见上述证候者。煎膏：一次20g，一日2次；早晚服。口服液：一次20ml，一日3次。颗粒：一次4g，一日2次。2个月为1个疗程。

阿胶三宝膏 由阿胶、黄芪、大枣组成。能补气血，健脾胃。用于气血两亏、脾胃虚弱所致的缺铁性贫血、功能性子宫出血、崩漏、心悸、水肿等症。开水冲服，每次10ml，每日2次。

阿胶益寿晶颗粒 由人参、熟地黄、炙黄芪、制何首乌、阿胶、陈皮、木香、甘草组成。能补气养血。用于气血双亏所致的未老先衰、面黄肌瘦、四肢无力、腰膝酸软、健忘失眠、妇女产后诸虚如月经过少、闭经；眩晕、贫血见上述证候者。尚有用于治疗白细胞减少、血小板减少性紫癜、肿瘤、高脂血症、阳痿、失眠的报道。开水冲服，一次20g，每日4次。

参归养血片 由人参、黄芪、白术、五味子、当归、川芎、女贞子、牡蛎、枸杞子、何首乌、大黄、木香组成。能益气养血。用于气血两虚所致的头晕目眩、心悸失眠、神疲倦怠、气短乏力、纳差等症，对白细胞减少症，贫血有一定的疗效。每次2～4片，每日3次，饭后服用。4周为1个疗程。

当归补血口服液（丸、颗粒） 由当归、黄芪组成。能补气生血。主治血虚发热、气虚血虚（弱）之出血证、疮疡溃烂后经久不愈等；身体虚弱、气血两亏之白细胞减少症、血小板减少性紫癜、眩晕、心悸、失眠、风湿性关节炎、功能性子宫出血等。大蜜丸：一次1丸，每日2次。水蜜丸：一次6g，每日3次。均用温开水送服。口服液：一次10ml，每日3次。颗粒：一次10g，每日3次，冲服，以空腹服用为宜。

复方阿胶浆（胶囊、颗粒） 由阿胶、熟地黄、红参、党参、山楂组成。能补血滋阴，益气养营，填精生髓。用于虚劳、惊悸、怔忡、不寐、健忘、眩晕、贫血等；白细胞减少、缺铁性贫血、血小板减少性紫癜、再生障碍性贫血见上述证候者。糖浆，每次20ml；胶囊，每次6粒；颗粒，每次4g；均每日3次。

肝肾滋 由枸杞子、党参、阿胶、麦冬、黄芪组成。能滋养肝肾，补益气血，明目安神。用于肝肾阴虚、气血两亏所致的目眩昏暗、心烦失眠、不思饮食、面色无华；贫血、球后视神经炎、视神经萎缩、神经衰弱见上述证候者。开水冲服，一次 10g，一日 2 次。早晚服用。

归芍地黄丸 由当归、酒白芍、熟地黄、酒萸肉、山药、牡丹皮、茯苓、泽泻组成。能滋肝肾，补阴血，清虚热。用于肝肾两虚，阴虚血少，头晕目眩，耳鸣咽干，午后潮热，腰腿酸痛，足跟疼痛。水蜜丸，每次 6g；小蜜丸，每次 9g；大蜜丸，每次 1 丸；均每日 2～3 次。

健脾生血片（颗粒） 由党参、茯苓、黄芪、山药、醋南五味子、山麦冬、醋龟甲、大枣、龙骨、煅牡蛎、甘草、炒白术、炒鸡内金、硫酸亚铁组成。能健脾和胃，养血安神。用于血虚证，缺铁性贫血，症见面黄纳差、腹胀、大便不调、失眠、心慌气短、心神不足、烦躁多汗等。颗粒：每次 2～3 包，每日 3 次，饭后冲服；小儿酌减，4 周为 1 个疗程。片剂：小儿每次半片至 2 片；成年人每次 3 片，均每日 3 次，4 周为 1 个疗程。

驴胶补血颗粒 由阿胶、黄芪、党参、白术、熟地黄、当归组成。能补血，益气，调经。用于久病气血两虚所致的体虚乏力、面黄肌瘦、头晕目眩、月经过少、闭经、少气懒言、食欲不振、精神疲惫；贫血见上述证候者。开水冲服，一次 20g，每日 4 次。

山东阿胶膏 由阿胶、黄芪、枸杞子、白芍、党参、白术、甘草组成。能补益气血，润燥。用于气血两虚所致的虚劳咳嗽、吐血、妇女崩漏、胎动不安；身体倦怠，神疲乏力，气短懒言，食少纳呆，面黄肌瘦，舌淡苔薄白，脉细弱；贫血见上述证候者。开水冲服，一次 20～25g。每日 3 次。

升气养元糖浆 由党参、黄芪、龙眼肉组成。能益气、健脾、养血。用于气血不足、脾胃虚弱所致的面色萎黄、四肢乏力、精神疲惫、不思饮食，或劳思过度，或久病失养而伤脾胃，气血生化无源而致面色萎黄等；营养不良性贫血见上述证候者。一次 20ml，每日 2 次。

升血灵颗粒 由黄芪、新阿胶、皂矾、大枣、山楂组成。能补气养血。用于气血两虚所致的面色淡白、眩晕、心悸、神疲乏力、气短；色淡苔白，脉虚细；缺铁性贫血见上述证候者。成人一次 10g，每日 3 次；儿童一次 10g，每日 2 次；3 岁以下儿童一次 5g。

生血宁片 由蚕沙提取物组成。能益气补血。用于缺铁性贫血属气血两虚证者，症见面色无华、肌肤萎黄或苍白、神疲乏力、眩晕耳鸣、心悸气短、舌淡或胖、脉弱等。轻度缺铁性贫血患者，每次 2 片，每日 2 次；中重度患者，每次 2 片，每日 3 次；儿童患者每次 1 片，每日 3 次；30 天为 1 个疗程。

新血宝胶囊 由鸡血藤、黄芪、大枣、当归、白术、陈皮、硫酸亚铁组成。能益气养血，健脾和胃。用于气血不足、脾胃虚弱所致血虚证，如消化道出血、痔出血、月经过多、妊娠、偏食等引起的缺铁性贫血。每次 2 粒，每日 3 次，饭后服。

血宝肠溶胶囊 由皂矾、黄芪、当归、白术、陈皮等组成。能补血益气，健脾和胃。用于心脾两虚，气血不足之萎黄病，对缺铁性贫血尤佳。每次 2 粒，每日 3 次，饭后服，2 周为 1 个疗程。

血宝胶囊 由鹿茸、紫河车、人参、制何首乌、熟地黄、丹参、刺五加、党参、当归、漏芦、鸡血藤、附子、桂枝、仙鹤草、川芎、补骨脂、虎杖、连翘、赤芍、女贞子、狗脊、阿胶、白术、陈皮、牛髓、黄芪、枸杞子、牛西西、水牛角浓缩粉等组成。能填精益髓，助阳益气，补血止血，扶正解毒。用于血虚疲劳，面色萎黄或苍白无华，头昏眼花，疲劳无力以及吐血、崩漏、便秘等；再生障碍性贫血、缺铁性贫血、慢性白细胞减少症、继发性贫血、巨幼红细胞贫血、原发性血小板减少性紫癜等见上述证候者。每次4～5粒，每日3次，一般1个月为1个疗程；再生障碍性贫血疗程至少3个月。

益气维血颗粒 由黄芪、大枣、猪血提取物组成。能补血益气。用于气血两虚所致的面色萎黄或苍白、头晕目眩、神疲乏力、少气懒言、自汗、唇舌色淡、脉细弱；缺铁性贫血见上述证候者。一次10g，每日3次。

益气养血口服液 由人参、黄芪、当归、制何首乌、党参、炒白术、鹿茸、地黄、麦冬、五味子、淫羊藿、地骨皮、陈皮组成。能益气养血。用于气血不足所致的气短心悸、面色无华、体虚乏力；贫血见上述证候者。一次15～20ml，每日3次。

益气养元颗粒 党参、熟地黄、黄芪、白术、当归、白芍、麦冬、紫河车、陈皮、远志、肉桂组成。能益气补血，养心安神。用于气血两亏所致的头晕目眩、精神恍惚、肢体倦怠、气短自汗、心悸失眠、月经过多，或体虚脾弱、久病不愈、气短懒言、食欲减退、面色无华、肌肉消瘦；贫血、神经衰弱见上述证候者。开水冲服，一次15g，每日3次。

益血生丸（胶囊） 由阿胶、龟甲胶、鹿角胶、鹿血、牛髓、紫河车、鹿茸、茯苓、白芍、当归、白术、大枣、炒山楂、炒麦芽、炒鸡内金、知母、大黄、花生衣、黄芪、熟地黄、党参、制何首乌组成。能健脾益气，滋阴填精，补血生血。用于各种贫血、血小板减少症、再生障碍性贫血，症见面色苍白，唇甲色淡无华，头晕目眩，疲倦乏力，手足麻木者。每次3～4粒，每日2～3次，温开水服用。

益中生血片 由党参、山药、薏苡仁、大枣、绿矾、陈皮、法半夏、草豆蔻、甘草组成。能健脾和胃、益气生血。用于脾胃虚弱、气血两虚所致的面色萎黄、头晕、纳差、心悸气短、食后腹胀、神疲倦怠、失眠健忘；缺铁性贫血见上述证候者。一次6片，一日3次，饭后服用。本品含绿矾，多服可致呕吐腹痛，胃弱者慎用。

再造生血片 由菟丝子、女贞子、墨旱莲、枸杞子、黄精、补骨脂、鹿茸、淫羊藿、黄芪、红参、党参、白术、当归、熟地黄、白芍、制何首乌、阿胶、鸡血藤、麦冬、仙鹤草、益母草组成。能补益肝肾，补气养血。用于肝肾不足、气血两虚所致的血虚，症见心悸气短、头晕目眩、倦怠乏力、腰膝酸软、面色苍白、唇甲色淡或伴出血；再生障碍性贫血、缺铁性贫血、心悸、眩晕见上述证候者。一次5片，每日3次。

再障生血片 由当归、何首乌、党参、枸杞子、人参、阿胶、白芍、白术、鹿茸、益母草、墨旱莲、淫羊藿、仙鹤草、鸡血藤、熟地黄、黄芪、女贞子组成。能气血双补，滋肾补脾，活血止血。用于保护骨髓的造血功能，各类贫血和血细胞减少症；虚劳及血虚重证；血细胞减少性疾病与各种出血证、月经不调、闭经、阳痿遗精等。每次5片，每日3次。一般血细胞减少情况1～3个月为1个疗程；再生障碍性贫血不得少于3个月。

第二节 白细胞减少症

【特别提示】本类中成药服药期间忌食生冷、辛辣、油腻、生冷之品，宜食清淡易消化食物。白细胞减少症必要时采取综合治疗措施。

地榆升白片 由地榆组成。可升高白细胞计数，用于白细胞减少症。每次 2～4 片，每日 3 次。

复方扶芳藤合剂 由红参、黄芪、扶芳藤组成。能益气补血，健脾养心。用于气血不足、心脾两虚，症见气短胸闷、少气懒言、神疲乏力、自汗、心悸健忘、失眠多梦、面色不华、纳谷不馨、脘腹胀满、大便溏或软、舌淡胖或有牙齿痕、脉细弱；神经衰弱、白细胞减少症见上述证候者。一次 10ml，每日 2 次。

芪胶升白胶囊 由大枣、阿胶、血人参、淫羊藿、苦参、黄芪、当归组成。能补血益气。用于气血亏损所致头昏眼花、气短乏力、自汗盗汗以及白细胞减少症见上述证候者。每次 4 粒，每日 3 次。

升血调元汤 由骨碎补、黄芪、制何首乌、女贞子、党参、鸡血藤、麦芽、佛手组成。能补肾健脾、益气养血。用于脾肾不足、气血两亏所致的头目晕眩、心悸、气短少言、神疲乏力、腰膝酸软、夜尿频数；舌淡苔薄，脉细弱，白细胞减少症见上述证候者。一次 25～50ml，每日 2 次。

第三节 血小板减少性紫癜

【特别提示】本类中成药服药期间，忌食生冷油腻之品，以免影响药效。

洞天长春膏 由党参、黄芪、熟地黄、何首乌、茯苓、狗脊、女贞子、覆盆子、牛膝、当归、陈皮、南沙参、杜仲、川芎、百合、白芍、白术、甘草、山药、泽泻组成。能补气血，益肝肾，养肺阴。用于病后虚弱，气血亏损，肝肾不足引起的头晕目眩，腰膝酸软；血小板减少性紫癜、不明原因发热、久病及年老体弱者康复、预防感冒。开水冲服，每次 9～15g，每日 2 次。

复方皂矾丸 由海马、西洋参、皂矾、肉桂、核桃仁、大枣组成。能温肾健髓，益气养阴，生血养血。用于再生障碍性贫血，骨髓增生异常综合征及放化疗所致骨髓损伤性白细胞减少症、血小板减少症，属肾阳不足、气血两虚者。一次 7～9 丸，每日 3 次，饭后服。

固本统血颗粒 由淫羊藿、黄芪、锁阳、巴戟天、菟丝子、党参、山药、附子、肉桂、枸杞子组成。能温肾健脾，填精益气。用于阳气虚损，血失固摄所致的紫斑，症见畏寒肢冷，腰酸乏力，尿清便溏，皮下紫斑，其色淡暗。亦可用于轻型原发性血小板减少性紫癜见上述证候者。饭前开水冲服，一次 20g，每日 2 次。1 个月为 1 个疗程。

裸花紫珠片 由裸花紫珠干浸膏组成。能消炎，解毒，收敛，止血。用于上呼吸道感染、流行性感冒、支气管炎、支气管肺炎、大叶性肺炎、肺脓肿、支气管扩张、呼吸道出血、出血性钩端螺旋体病；紫癜性出血、再障性出血等；泌尿系统感染、血尿。每次2片，每日3次；重症加倍。

人参归脾丸　由人参、黄芪、当归、龙眼肉、白术、茯苓、远志、甘草、酸枣仁、木香组成。能益气补血，健脾养心。用于心脾两虚、气血不足所致的心悸、怔忡、失眠健忘、食少体倦、面色萎黄；脾不统血所致的便血、崩漏、带下；舌淡、脉细弱；心律失常、神经衰弱、心肌炎、血小板减少性紫癜、疲劳综合征及再生障碍性贫血等见上述证候者。一次1丸，每日2次。

升血小板胶囊　由青黛、连翘、仙鹤草、牡丹皮、甘草组成。能清热解毒，凉血止血，散瘀消斑。用于原发性血小板减少性紫癜，症见全身瘀点或瘀斑，发热烦渴，小便短赤，大便秘结，或见鼻衄，齿衄，舌红苔黄，脉滑数或弦数。口服，一次4粒，一日3次。

维血宁颗粒（糖浆、合剂）　由虎杖、炒白芍、仙鹤草、地黄、鸡血藤、熟地黄、墨旱莲、太子参组成。能滋阴养血，清热凉血。用于阴虚血热所致出血；胃、肠出血及肺结核咯血、功能性子宫出血、各种贫血、白细胞减少症、血小板减少性紫癜等。颗粒，开水冲服，每次1袋（1块）；糖浆、合剂，每次25～30ml；均每日3次。

血康口服液　由肿节风浸膏粉组成。能活血化瘀，消肿散结，凉血止血。用于血热妄行所致的皮肤紫斑；原发性及继发性血小板减少性紫癜见上述证候者。一次15～20ml，每日3次。

血美安胶囊　由猪蹄甲、地黄、赤芍、牡丹皮组成。能清热养阴，凉血活血。用于原发性血小板减少性紫癜血热伤阴挟瘀证，症见皮肤紫癜、齿龈出血、鼻出血、妇女月经过多、口渴、烦热、盗汗等。亦可用于肿瘤化疗引起的白细胞减少症，中医属热毒伤阴证患者。每次6粒，每日3次。

血宁胶囊　由落花生种皮的浸膏粉组成。能止血。用于血友病、血小板减少性紫癜及其他内脏出血。每次5～7粒，每日3次。

第四节　出血症

【特别提示】本类中成药孕妇慎用；出血量多者，应综合急救。

八宝治红丸　由荷叶、石斛、大蓟、小蓟、香墨、甘草、白芍、牡丹皮、藕节、黄芩、侧柏叶、栀子（焦）、百合、陈皮、棕榈、地黄、竹茹、浙贝母组成。能清热泻火，凉血止血。用于急性肺炎、支气管炎、急性支气管扩张、肺结核等引起的咯血；十二指肠球部溃疡、肝硬化引起的胃底静脉曲张破裂；食管炎、急性胃炎、胃黏膜脱垂、全身性疾病引起的吐血；血液病、不明原因的鼻出血、维生素缺乏等。每次1丸，每日2～3次。

八宝五胆药墨　由水牛角浓缩粉、羚羊角、人工麝香、冰片、珍珠、蟾酥、人工牛黄、朱砂、牛胆、熊胆、蛇胆、猪胆、川芎、青鱼胆、藕节、红花、小蓟、大蓟、白茅根、夏枯草、牡丹皮、丁香组成。能消炎解毒，活血止痛，凉血止血，消肿软坚，防腐收敛。主治吐血、咯血、鼻出血、便血、赤白痢下、痈疽肿毒、顽癣、皮炎、湿疹；上消化道出血、血小板减少性紫癜、血友病、支气管扩张、功能性子宫出血、痔、菌痢、急性乳腺炎、链球菌感染引起的网状淋巴管炎、腭扁桃体周围脓肿、带状疱疹、神经性皮炎、银屑病、体癣；大叶性肺炎咯血、尿路感染、肾结核、肾小球肾炎引起的尿血等。捣碎后开水冲取：每次 0.5g，每日 2 次；小儿酌减。外用：取适量加水磨浓汁涂患处。

白及粉（片、颗粒、膏、糖浆）　由白及组成。能收敛，止血，补肺，生肌定痛。用于久病咳嗽、多种出血，尤其是肺结核、支气管扩张出血、上消化道出血、痔术后继发性出血、术后出血等。片剂：嚼碎服，每次 10～30 片；外用研粉敷患处。颗粒：开水冲服，每次 5～10g。煎膏：每次 2 汤匙；糖浆：每次 5～10ml；均每日 3 次。

荷叶丸　由荷叶、大蓟炭、小蓟炭、栀子（焦）、知母、白芍、藕节、黄芩炭、地黄、棕榈炭、白茅根炭、玄参、当归、香墨组成。能凉血止血，抗菌，解热。用于原发性血小板减少性紫癜，齿龈炎，干燥性鼻炎出血；肺结核、支气管扩张咯血；急性泌尿系感染、急性肾盂肾炎的尿血。每次 1 丸，每日 2～3 次。

地榆槐角丸　由蜜槐角、麸炒枳壳、地榆炭、地黄、白芍、荆芥穗、黄芩、炒槐花、大黄、当归、赤芍、红花、防风组成。能清热止血，消肿止痛。治痔；大便下血，大肠积热，痔肿痛。每次 1 丸，每日 2 次。

槐角丸　由槐角、地榆炭、黄芩、麸炒枳壳、当归、防风等组成。能清肠疏风，凉血止血。用于血热所致的肠风便血、痔肿痛。一次 6g，一日 2 次。

槐榆清热止血胶囊　由槐花、地榆、侧柏叶、荆棘炭、黄芩、栀子、当归、枳壳组成。具有清热利湿，凉血止血的作用。用于湿热壅滞所致的Ⅰ、Ⅱ期内痔、混合痔急性发作时出现的便血、肛门坠胀疼痛，痔黏膜充血糜烂，排便黏滞不爽。饭后口服，一次 3 粒，一日 3 次。疗程为 7 天。

景天三七糖浆　由景天三七组成。能止血。用于各种出血病症，诸如热灼血脉，瘀血阻络，导致血不循经，溢于脉外而致咯血、吐血、便血、崩漏、外伤出血等。每次 15～25ml，每日 3 次。重症大出血症应综合急救。

裸花紫珠片　由裸花紫珠干浸膏组成。能清热解毒，收敛止血。用于血热毒盛所致的咯血、吐血、崩漏下血；呼吸道、消化道出血、子宫功能性出血、人流后出血见上述证候者及细菌感染性炎症。一次 3～5 片，一日 3～4 次。

三七片（胶囊）　由三七精制而成。能散瘀止血，消肿止痛。用于咯血，吐血，衄血，便血，崩漏，外伤出血，胸腹刺痛，跌仆肿痛。小片，一次 4～12 片；大片，一次 2～6 片；均每日 3 次。胶囊：一次 3～5 粒，一日 1～2 次。

三七血伤宁胶囊　由三七、大叶紫珠、重楼、冰片、制草乌、黑紫藜芦、山药组成。能止血镇痛，祛瘀生新。用于瘀血阻滞、血不归经所致的咯血、吐血、月经过多、痛经、闭经、外伤出血、痔出血；胃及十二指肠溃疡出血、支气管扩张出血、肺结核咯血、功能性子宫出血见上述证候者。虚寒证出血者忌用。本品含有朱砂、生草乌有毒药物，应在医生指导下使用，不宜过量、久服。轻伤及其他病症患者忌服保险子。出血量多者，应采取综合急救措施。温开水送服。一次 1 粒（重症者 2 粒），一日 3 次，每隔 4h 服一次，初服者若无副作用，可如法连服多次；小儿2~5岁一次1/10粒，5岁以上一次1/5粒。跌打损伤较重者，可服1粒保险子。瘀血肿痛者，用酒调和药粉，外擦患处。

三七止血胶囊　由三七、地锦草组成。具有行瘀止血，消肿，定痛的功效。用于吐血、衄血，血痢血崩，产后流血不止，月经过多及外伤出血。口服。一次2粒，一日3次；儿童酌减。

十灰散（丸）　由大蓟、小蓟、茜草、栀子、牡丹皮、棕榈皮、侧柏叶、白茅根、大黄、荷叶组成。能清热泻火，凉血止血。主治吐血、鼻出血、血崩及一切出血不止。用于肺结核咯血、支气管扩张咯血、消化道溃疡出血、妇女月经过多、功能性子宫出血、鼻出血、尿血及其他不明原因出血。散剂，温开水冲服，每次3~9g；水丸，每次3~9g；均每日1~2次。

血宁颗粒　由花生衣组成。能泻火解毒，化湿泄热，凉血止血。用于肝火犯胃或胃中积热型吐血，肝火犯肺型咯血及上消化道出血。开水冲服，每次1~2包，每日2~3次。

益气止血颗粒　由白及、党参、黄芪、白术、茯苓、功劳叶、地黄、防风组成。能益气，止血，固表。用于气不摄血所致的咯血，吐血；症见血色淡红，夹有痰涎，气短懒言，神疲乏力，面色苍白，唇甲色淡，舌质淡，脉细无力的肺结核咯血，支气管扩张咯血，胃、十二指肠出血患者。每次20g，每日3~4次。

脏连丸　由黄连、黄芩、槐角、地黄、赤芍、槐花、地榆炭、当归、荆芥穗、阿胶组成。能清肠止血。主治肠热便血、肛门灼热、痔肿痛、内痔出血、肛裂出血、便血等。水蜜丸，每次6~9g；小蜜丸，每次9g；大蜜丸，每次1丸；均每日2次。

震灵丸　由赤石脂、禹余粮、朱砂、紫石英、乳香、没药、五灵脂、赭石组成。能固涩冲任，止血定痛。用于功能性子宫出血、胃溃疡出血、月经过多、痔出血、血尿等。每次9g，每日2~3次，空腹温开水送服。

止红肠辟丸　由地黄、当归、黄芩、地榆炭、栀子、白芍、槐花、阿胶、荆芥穗、侧柏叶炭、黄连、乌梅、升麻组成。能清热凉血，养血止血。用于血热所致的肠风便血，痔下血。小丸每次6丸，大丸每次1丸；每日2次。

止血定痛片　由三七、煅花蕊石、海螵蛸、甘草组成。能散瘀，止血，止痛。用于十二指肠溃疡疼痛，胃酸过多，出血属血瘀证者；胃痛、吐血、便血患者，症见胃脘疼痛，痛有定处而拒按，或有针刺感，食后痛甚，呕吐酸水，或舌质紫暗，脉涩；胃、十二指肠溃疡、出血见上述证候者。每次6片，每日3次。

止血复脉合剂　由阿胶、附片（黑顺片）、川芎、大黄组成。能止血祛瘀，滋阴复脉。用于上消化道出血量多，症见烦躁或神志淡漠，肢冷汗出，脉弱无力。可作为失血性休克的辅助治疗药物。每次20~40ml，每日3~4次。治疗失血性休克，开始2h内服180ml，第3~12h和第12~24h分别服90~180ml，第2~7天可根据病情恢复情况，每天给药90~180ml，分数次口服。

止血片　由墨旱莲、地锦草、拳参、土大黄、珍珠母组成。能清热凉血，止血。用于胃、十二指肠溃疡出血、肠息肉出血、溃疡性结肠炎出血、肺结核咯血、支气管扩张咯血、功能性子宫出血、产后出血不止、手术后或避孕药引起的出血。每次4片，每日

3 次；中量或大量出血，每次 8 片，每日 3~4 次。

止血镇痛胶囊　由独一味组成。能止血镇痛，化瘀消肿。用于计划生育术后（安、取节育环，人工流产）出血，痛经，功能性子宫出血及跌打损伤、骨折、腰部扭伤疼痛。口服，一次 2~3 粒，一日 3 次，孕妇慎用。

治红丸　由鲜荷叶、侧柏叶、地黄、陈皮、牡丹皮、黄芩、百合、石斛、橘络、甘草、关木通、大蓟、铁树叶、京墨、浙贝母、棕榈组成。能清热，凉血，止血。主治吐血、便血、咳嗽痰中带血。每次 1 丸，每日 2 次。关木通对肾功能有损伤，不可多服、久服。

致康胶囊　由大黄、黄连、三七、白芷、阿胶、煅龙骨、白及、醋没药、海螵蛸、茜草、龙血竭、甘草、珍珠、冰片组成。能清热凉血止血，化瘀生肌定痛。用于创伤性出血、崩漏及便血。每次 2~4 粒，每日 3 次。

紫地宁血散　由大叶紫珠、地稔组成。能清热凉血，收敛止血。用于胃中积热所致的吐血、便血、血色鲜红、夹有食物残渣、身热烦躁、口干口臭、口疮、便秘尿赤；或肛门灼热，大便秘结，小便黄赤；舌红苔黄，脉数有力；胃及十二指肠溃疡出血、痔疮出血见上述证候者。开水冲服，每次 8g，每日 3~4 次。

紫珠止血液　由紫珠草叶组成。能清热解毒，收敛止血。用于热毒所致胃肠出血、吐血、便血、血色鲜红、身热烦躁、口干口臭、牙龈红肿热痛、口舌生疮、舌红苔黄、脉数有力；或大便秘结；胃、十二指肠溃疡出血，痔疮出血见上述证候者。每次 40ml，每日 2~3 次；亦可用胃管灌胃。外用，取本品制成蘸药纱布条使用。

第八章

肿瘤用中成药

第一节 抗癌中成药

【特别提示】本类中成药服药期间忌食生冷、肥腻、辛辣之品。抗癌中成药一般含有活血逐瘀、消癥破积的成分，体弱气虚，有出血倾向（阴道出血量多）者忌用。服药之前仔细阅读说明书，疗程应按说明书服用，或遵医嘱。孕妇、哺乳期妇女、小儿和年老体衰患者应在医师或药师指导下使用。

艾迪注射液 由斑蝥、人参、黄芪、刺五加组成。能消瘀散结，益气解毒。用于瘀毒内结所致的原发性肝癌、肺癌、直肠癌、恶性淋巴瘤、妇科恶性肿瘤，症见腹部或颈部出现肿块，按之如石，痛有定处，面色晦暗，肌肤甲错，或大便色黑，腹痛拒按，或崩漏，兼有腹胀纳差，倦怠乏力，舌质紫暗，或有瘀斑、瘀点，脉细涩。静脉滴注：每次 50～100ml，以 0.9%生理盐水或 5%葡萄糖注射液 400～450ml 稀释后使用，每天 1次，30 天为 1 个疗程。

安替可胶囊 由蟾皮、当归精制而成。能软坚散结，解毒止痛，养血活血。用于瘀毒内结所致的食管癌，症见吞咽困难，胸部灼痛，食少呃逆，口干口苦，舌红或暗紫，苔黄或黄腻，脉弦数或滑数；放、化疗后热毒伤津耗血，症见胸痛、口干咽燥、大便干燥、舌红少苔、脉细数者。每次 2 粒，每天 3 次。饭后服用，5 周为 1 个疗程。

鳖甲煎丸 由鳖甲胶、阿胶、露蜂房、鼠妇虫、土鳖虫、蜣螂、硝石、柴胡、黄芩、半夏、党参、干姜、厚朴、桂枝、白芍、射干、桃仁、牡丹皮、大黄、石韦、凌霄花、葶苈子、瞿麦组成。能活血化瘀，软坚散结。用于瘀血日久之胁下癥块；肝炎、肝硬化、肝癌、久疟、白血病等引起的肝脾大，属血瘀癥结者。水蜜丸，每次 3g；小蜜丸，每次 6g；大蜜丸，每次 2 丸；均每日 2 次。

参莲胶囊 由苦参、半枝莲、山豆根、防己、三棱、莪术、丹参、补骨脂、苦杏仁、乌梅、白扁豆组成。能清热解毒，活血化瘀，软坚散结。用于由气血瘀滞、热毒内阻所致的中晚期肺癌、胃癌、食管癌的辅助治疗。一次 6 粒，每日 3 次。

鸦胆子油注射液 由精制鸦胆子油、精制豆磷酸酯、甘油组成。能清热解毒，消癥散结。用于热毒瘀阻所致的消化道肿瘤、肺癌、脑转移瘤等，症见因热毒瘀阻所致的咳嗽咯血，咳痰黄稠，胸闷胸痛，便秘；消化道肿瘤症见脘腹疼痛，肿块拒按，黑便和便鲜血；可有口苦口干、尿黄或赤、舌红或紫暗、苔黄腻、脉弦数或滑数等表现。单用静脉滴注：一次 10~30ml，每日 1 次（本品需加灭菌生理盐水 250ml，稀释后立即使用，不可与其他药物混合滴注）。

复方斑蝥胶囊 由斑蝥、三棱、莪术、人参、黄芪、刺五加、山茱萸、女贞子、半枝莲、熊胆粉、甘草组成。能破血消癥，攻毒蚀疮。用于瘀毒内结所致的原发性肝癌、肺癌、直肠癌、恶性淋巴瘤、妇科肿瘤；症见腹部或颈部出现肿块，按之如石，痛有定处，面色晦暗，肌肤甲错，或大便色黑，腹痛拒按，或崩漏，兼有腹胀纳差，倦怠乏力，腰膝酸软，舌质紫暗，或有瘀斑、瘀点，脉细涩。每次 3 粒，每天 2 次。

复方苦参注射液 由苦参、土茯苓组成。能清热利湿，凉血解毒，散结止痛。用于湿热瘀毒内结所致的癌性疼痛、出血，症见灼热疼痛，出血，口干口苦多饮，身热不扬，食欲缺乏，便溏或便秘，小便黄赤，舌红，苔黄腻，脉滑数或弦数。肌内注射，每次 2~4ml，每天 2 次；静脉滴注，每次 12ml，以 0.9%氯化钠注射液 200ml 稀释后使用，每天 1 次。全身用药以总量 200ml 为 1 个疗程，可连续使用 2~3 个疗程

肝复乐片 由党参、鳖甲、重楼、白术、黄芪、茯苓、薏苡仁、桃仁、土鳖虫、大黄、郁金、苏木、牡蛎、半枝莲、败酱草、陈皮、香附、沉香、川木通、茵陈、柴胡组成。能健脾理气，化瘀软坚，清热解毒。用于肝郁脾虚为主症的原发性肝癌，症见上腹肿块，胁肋疼痛，神疲乏力，食少纳呆，脘腹胀满，心烦易怒，口苦咽干；舌淡红，苔薄白，脉弦细。糖衣片，一次 10 片；薄膜衣片，一次 6 片，均每日 3 次；二期原发性肝癌疗程 2 个月，三期原发性肝癌疗程 1 个月。

宫颈癌栓（片） 由掌叶半夏组成。能消肿散结。用于子宫颈癌及子宫颈癌前期病变。外用宫颈癌栓：用前冲洗净阴道患处，同时需口服宫颈癌片。阴道用栓剂：阴道给药，每次 1 枚，每日 1~2 次。宫颈管栓：宫颈管给药，每次 1 枚，每日 1~2 次。宫颈癌片：每次 2~3 片，每日 3 次，须配合外用宫颈癌栓剂。

宫瘤清胶囊（颗粒、片） 由熟大黄、土鳖虫、水蛭、桃仁、蒲黄、黄芩、枳实、牡蛎、地黄、白芍、甘草组成。能活血逐瘀，消癥破积，养血清热。用于瘀血内停所致小腹胀痛，经色紫暗有块，以及子宫壁间肌瘤及浆膜下肌瘤见上述症状者。胶囊：每次 3 粒，每日 3 次。颗粒：一次 1 袋，一日 3 次。片剂：一次 3 片，一日 3 次。

鹤蟾片 由仙鹤草、干蟾皮、猫爪草、浙贝母、生半夏、鱼腥草、天冬、人参、葶苈子组成。能解毒除痰，凉血祛瘀，消癥散结。用于原发性支气管肺癌、肺部转移癌。一次 6 片，每日 3 次。

华蟾素注射液（口服液、片） 由干蟾皮提取物制成的注射剂。用于热毒内蕴所致的中期肿瘤、晚期肿瘤、慢性乙型肝炎；症见局部肿块、不痛不痒，或伴红肿热痛，口干口苦，心烦易怒，大便干燥，小便黄赤，舌红，苔黄或黄腻，脉弦细数的肿瘤患者。注射液，肌内注射，每次 2~4ml，每天 2 次；静脉滴注，每次 10~20ml，用 5%葡萄糖注射液 500ml 稀释后缓慢滴注。用药 7 天，休息 1~2 天，4 周为 1 个疗程。当病情缓解或稳定后，可改为口服给药。片剂：每次 3~4 片，每天 3~4 次。口服液：每次 10~20ml，每天 3 次。

化癥回生片（口服液） 由益母草、桃仁、红花、醋三棱、烫水蛭、干漆、阿魏、醋延胡索、川芎、乳香、没药、五灵脂、蒲黄炭、苏木、降香、大黄、人工麝香、姜黄、

醋香附、炒苦杏仁、虻虫、紫苏子、盐小茴香、丁香、制吴茱萸、肉桂、高良姜、花椒、醋艾叶炭、两头尖、人参、当归、白芍、熟地黄、鳖甲胶组成。功能消癥化瘀。用于瘀血内阻所致的癥积、妇女干血痨、产后血瘀，少腹疼痛拒按；腹腔肿瘤症见腹内出现肿块、固定不移、疼痛拒按、面色晦暗、肌肤甲错、舌暗紫，或有瘀斑、瘀点，脉沉细或细涩；肝脾肿大等。饭前温酒送服片剂，每次 5～6 片，每天 2 次。口服液：一次 10～20ml，一日 2 次。

化癥益肝片（消癥益肝片） 由蜚蠊（即蟑螂）提取物组成。能破瘀化积，消肿止痛。用于毒瘀内结所致的原发性肝癌、肝脾肿大；症见腹部肿块，腹胀腹痛，口苦咽干，食少，舌紫暗，苔黄腻，脉弦数。一次 6～8 片，每日 3 次。

回生口服液 由益母草、红花、花椒、水蛭、当归、苏木、三棱、两头尖、川芎、降香、香附、人参、高良姜、姜黄、没药、苦杏仁、大黄、紫苏子、小茴香、桃仁、五灵脂、虻虫、鳖甲、丁香、延胡索、白芍、蒲黄、乳香、干漆、吴茱萸（甘草水炙）、阿魏、肉桂、艾叶、熟地黄组成。能消癥化瘀。用于原发性肝癌、肺癌。口服，一次 10ml，一日 3 次。

金复康口服液 由黄芪、北沙参、麦冬、天冬、女贞子、山茱萸、淫羊藿、胡芦巴、绞股蓝、石上柏、石见穿、重楼组成。功能益气养阴，清热解毒。用于不宜手术、放疗、化疗的原发性非小细胞肺癌属气阴两虚、热毒瘀阻证；症见咳嗽咳痰，胸闷气短，潮热盗汗，口干喜饮，腰膝酸软，舌淡红，苔薄白或少苔，脉沉细弱或细数。尚可与化疗并用，可提高化疗疗效、改善免疫功能、减轻化疗所致白细胞下降等副作用，症见神疲乏力，腰膝酸软，恶心纳差，口干喜饮，舌淡，苔薄白，脉沉细。每次 30ml，每天 3 次；30 天为 1 个疗程，可连续使用 2 个疗程。

金龙胶囊 由鲜守宫、鲜金钱白花蛇、鲜蕲蛇组成。用于治疗系统性红斑狼疮、天疱疮、再生障碍性贫血、糖尿病、白塞综合征、干燥综合征、硬皮病等自身免疫性疾病。口服，一次 4 粒，一日 3 次。

康莱特软胶囊 由注射用薏苡仁油而成。功能益气养阴，消癥散结。适用于不宜手术的气阴两虚，脾虚湿困型：①原发性肺癌，症见咳嗽、咳痰或痰中带血，胸闷胸痛，低热，乏力，纳差，气短，舌质淡红，苔白或白腻，脉细或细数；②原发性肝癌，症见腹部包块，上腹胀满，形体消瘦，疲乏无力，食少便秘，舌淡或舌体胖大，边有齿痕，苔白腻，脉沉细或滑细；③因放、化疗所致气阴两虚，症见神疲乏力，少气懒言，恶心纳差，脉细；④癌性疼痛（以钝痛为主），伴有神经倦怠、舌体胖大或有齿痕、脉滑或弦细；⑤恶病质，肿瘤晚期，气阴两虚，症见形体消瘦，疲乏无力，少气懒言，气短，纳差，便秘，舌淡，脉细弱。注射液：缓慢静脉滴注，200ml，每天 1 次，21 天为 1 个疗程，间隔 3～5 天后进行下 1 个疗程。联合放、化疗时可酌情减量。首次使用，滴注速度应缓慢，开始 10min 滴速应为每分钟 20 滴，20min 后持续增加，30min 后控制于每分钟 40～60 滴。软胶囊：一次 6 粒，一日 4 次。

抗癌平丸（片） 由珍珠菜、半枝莲、白花蛇舌草、蛇莓、藤梨根、蟾蜍、香茶菜、肿节风、兰香草、石上柏组成。能清热解毒，散瘀止痛。用于热毒瘀血壅滞而引起的胃癌、食管癌、贲门癌、直肠癌等消化系统肿瘤。一次 0.5～1g，每日 3 次。饭后 30min

服用。初服时可由少到多，逐步增量；如胃部有发胀感，可酌情减少剂量。服药期间忌食真菌类食物。

狼疮丸 由金银花、连翘、蒲公英、地黄、玄参、蝉蜕、黄连、甘草、当归、丹参、大黄、红花、蜈蚣、赤芍、炒桃仁、浙贝母组成。能清热解毒，凉血活血。用于热毒壅滞、气滞血瘀所致的系统性红斑狼疮、系统性硬皮病、皮肌炎、脂膜炎、白塞综合征、结缔组织病，以及皮痹、肌痹、痰核、狐惑证见上述证候者。小蜜丸，一次10g；水蜜丸，一次5.4g；大蜜丸，一次2丸；均每日2次。系统性红斑狼疮急性期每次服用剂量加倍，每日3次。

平消胶囊（片） 由郁金、五灵脂、干漆、麸炒枳壳、白矾、硝石、马钱子粉、仙鹤草组成。能活血化瘀，止痛散结，清热解毒，扶正祛邪。用于肿瘤因瘀毒内结所致，症见胸腹疼痛，痛有定处，或有肿块，面色晦暗，舌质紫暗，或有瘀斑、瘀点，脉沉涩；食管癌、胃肠道肿瘤、肝癌、乳腺癌及乳腺增生等良性肿瘤见上述证候者。胶囊：每次4～8粒，每天3次。片剂：每次4～8片，每天3次。

软坚口服液 由白附子、三棱、重楼、半枝莲、山豆根、人参、黄芪等组成。能化瘀软坚，解毒，益气。用于二期原发性肝癌瘀毒气虚的患者，症见腹部肿块、纳呆、腹胀、神疲乏力、面色萎黄，舌淡暗或舌体淡胖，边有齿痕，苔白或薄黄，脉弦细或细涩；并对胁肋疼痛、纳呆、腹胀、神疲乏力等症有改善作用，可作为原发性肝癌等的辅助治疗药。若配合化疗介入治疗方法，有助于提高疗效。一次20ml，每日3次，摇匀后服用。1～2个月为1个疗程。

威麦宁胶囊 主要成分为威麦宁。能活血化瘀，清热解毒，去邪扶正。配合放、化疗治疗肿瘤有增效、减毒作用；亦可单独用于放、化疗肺癌的患者。饭后一次6～8粒，每日3次。

消癌平丸（胶囊） 由乌骨藤组成。具有抗癌，消炎，平喘的功效。用于食管癌、胃癌、肺癌。对大肠癌、宫颈癌、白血病等多种恶性肿瘤均有一定疗效。并可配合放疗、化疗及手术后治疗。并用于治疗慢性气管炎和支气管哮喘。丸剂：一次8～10丸，一日3次。胶囊：一次4～5粒，每日3次。

鸦胆子油乳注射液 由精制鸦胆子油、精制豆磷脂、甘油组成。功能清热解毒，消癥散结。用于热毒瘀阻所致的消化道肿瘤、肺癌、脑转移癌。静脉滴注，每次10～30ml，每天1次（本品需加灭菌生理盐水250ml稀释后立即使用）。

中华肝灵胶囊 由柴胡、鳖甲、青皮、木香、三七、当归、郁金、川芎、枳实、厚朴、香附、糖参组成。功能疏肝理气，化瘀散结。用于肝郁气滞血阻，两胁胀痛，食少便溏，积聚不消，舌有瘀斑，脉沉涩无力；肝癌早期见胁下积块或刺痛、舌有瘀斑、脉沉涩无力、肝硬化等。每次7～8粒，每天3次。

紫金龙片 由黄芪、当归、白英、龙葵、丹参、半枝莲、蛇莓、郁金组成。能益气养血，清热解毒，理气化瘀。用于气血两虚证原发性肝癌、肺癌化疗患者，症见乏力、少气懒言、头昏眼花、食欲不振、气短自汗、咳嗽、疼痛等。一次4片，每日3次。在化疗时同时使用。每4周为1个周期，2个周期为1个疗程。

第二节 抗癌辅助用中成药

【特别提示】本类中成药服药期间忌食生冷、肥腻、辛辣之品。服药之前仔细阅读说明书，疗程应按说明书服用，或遵医嘱。孕妇、哺乳期妇女、小儿和年老体衰患者应在医师或药师指导下使用。

艾愈胶囊 由山慈菇、白英、苦参、淫羊藿、人参、当归、白术组成。能解毒散结，补气养血。用于中晚期癌症的辅助治疗以及癌症放化疗引起的白细胞减少症属气血两虚者。口服，一次3粒，一日3次。定期复查肝功能。

安多霖胶囊 由抗辐射植物提取物、鸡血藤等中药材组成。能益气补血，扶正解毒。主治气血两虚证，适用于放、化疗引起的白细胞下降、免疫功能低下、食欲不振、神疲乏力、头晕气短等症。对肿瘤放射治疗中因辐射损伤造成的淋巴细胞微核率增高等有改善作用，可用于辐射损伤。一次4粒，一日3次。

安康欣胶囊 由半枝莲、山豆根、夏枯草、鱼腥草、石上柏、枸杞子、穿破石、人参、黄芪、鸡血藤、灵芝、黄精、白术、党参、淫羊藿、菟丝子、丹参组成。能活血化瘀，软坚散结，清热解毒，扶正固本。用于肺癌、胃癌、肝癌等肿瘤的辅助治疗。饭后温开水送服：一次4~6粒，每日3次。疗程30天。

博尔宁胶囊 由炙黄芪、女贞子、光慈菇、重楼、马齿苋、鸡内金、龙葵、紫苏子、僵蚕、大黄、冰片等组成。能扶正祛邪，益气活血，软坚散结，消肿止痛。本品为癌症辅助治疗药物，可配合化疗使用，有一定减毒、增效作用。一日3次，一次4粒。

参丹散结胶囊 由人参、黄芪、白术、鸡内金、瓜蒌、半夏、厚朴、枳壳、郁金、丹参、全蝎、蜈蚣等组成。能益气健脾，理气化痰，活血祛瘀。合并化疗具有改善原发性非小细胞肺癌、胃肠癌、乳腺癌中医脾虚痰瘀证所致的气短、面色㿠白、胸痛、纳谷少馨、胸胁胀满等症状的作用，可提高患者化疗期间的生活质量。每次6粒，每日3次，1个疗程42天。

参芪扶正注射液 由党参、黄芪精制而成。有益气扶正、补脾的功能。用于肺癌、胃癌气虚证的辅助治疗。注射液：静脉滴注，每天1次，每次250ml，21天为1个疗程；与化疗合用，在化疗前开始应用，疗程可与化疗同步结束。

十一味参芪片 由人参、黄芪、天麻、泽泻、决明子、菟丝子、枸杞子、细辛、当归、熟地黄、鹿角组成。能补气养血，健脾益肾，填精生髓。用于气虚体弱，四肢无力；放、化疗所致白细胞减少以及伴随的头晕、倦怠乏力、消瘦、恶心呕吐等。每次4片，每日3次。

参一胶囊 主要成分为人参皂苷 Rg_3。能培元固本，补益气血。与化疗配合可提高原发性肺癌、肝癌的疗效；可改善肿瘤患者的症状，提高机体免疫功能，防止白细胞减少、脱发；尚可抑制肿瘤血管内皮细胞的增殖生长和新生血管形成。饭后服，一次2粒，每日2次；8周为1个疗程。

得力生注射液 由红参、黄芪、蟾酥、斑蝥组成。能益气扶正，消癥散结。用于中、晚期原发性肝癌气虚瘀滞证，症见右肋腹积块、疼痛不移、腹胀食少、倦怠乏力等。静脉滴注：将本品 40～60ml 用 5%葡萄糖注射液或 0.9%氯化钠注射液 500ml 稀释后使用，每日 1 次；滴速应低于每分钟 60 滴，以患者能耐受为宜。每疗程首次剂量减半，用前述输液 500ml 稀释后使用，初始滴速应每分钟低于 15 滴，以后缓慢渐增至患者能耐受良好为止，但不得超过每分钟 60 滴。45 日为 1 个疗程。停药 1 周后可进行下一个疗程。

复方皂矾丸　由海马、西洋参、皂矾、肉桂、核桃仁、大枣（去核）组成。能温肾健髓，益气养阴，生血止血。用于再生障碍性贫血、白细胞减少症、血小板减少症，骨髓增生异常综合征及放疗和化疗所致的骨髓损伤、白细胞减少属肾阳不足、气血双虚证者。一次 7～9 丸，每天 3 次，饭后服用。

槐耳颗粒　由槐耳清膏制成。能扶正固本，活血消瘀。适用于正气虚弱，瘀血阻滞，原发性肝癌不宜手术和化疗者辅助治疗用药，有改善肝区疼痛、食欲不振、腹胀、乏力等症状作用；症见腹部肿块、腹胀腹痛、纳差、面色晦暗、肌肤甲错、舌淡暗或有瘀斑、瘀点、苔薄黄、脉弦细等。温开水送服，一次 20g，每日 3 次。30 天为 1 个疗程。

健脾益肾颗粒　由党参、枸杞子、女贞子、菟丝子、白术、补骨脂组成。能健脾益肾。用于脾肾两虚所致的脘腹胀满、纳呆、面色㿠白、体倦乏力、腰膝酸软；减轻肿瘤患者术后放、化疗的不良反应，提高机体免疫功能以及脾肾虚弱所引起的疾病。开水冲服，一次 10～30g。一日 2 次。

健延龄胶囊　由熟地黄、制何首乌、黄芪、黄精、山药、西洋参、黑芝麻、茯苓、芡实、天冬、麦冬、紫河车、珍珠、龙骨、琥珀、黑豆、侧柏叶组成。功能补肾填精，益气养血。用于肾虚精亏、血气不足所致的神疲乏力、健忘失眠、头晕耳鸣、食欲减退；放、化疗后白细胞减少症；高脂血症见上述证候者。每次 4 粒，每天 2 次，8 周为 1 个疗程。

康艾注射液　由黄芪、人参、苦参素组成。能益气扶正，增强机体免疫功能。用于原发性肝癌、肺癌、直肠癌、恶性淋巴瘤、妇科恶性肿瘤、各种原因引起的白细胞低下、减少症，以及慢性乙型肝炎的治疗。临床单独缓慢静脉注射或滴注，一次 40～60ml，每日 1～2 次；给药前先用 5%葡萄糖注射液或 0.9%氯化钠注射液 250～500ml 稀释。30 天为 1 个疗程。

莲芪胶囊　由半枝莲、败酱草、莪术、三棱、浙贝母、白术、薏苡仁、水蛭、黄芪、人参、当归、女贞子、甘草组成。能解毒化瘀，扶正祛邪。用于肺癌、肝癌、食管癌属毒蕴血瘀兼正虚证患者的放、化疗时的合并用药（可以减轻放、化疗引起的免疫功能低下，白细胞降低，并具有一定的增效作用）以及慢性肾炎、肾病综合征和糖尿病肾病等。一次 3 粒，一日 3 次。

螺旋藻片（胶囊）　由螺旋藻组成。能益气养血，化痰降浊。用于气血亏虚，痰浊内蕴，面色萎黄，头晕头昏，四肢倦怠，食欲不振；病后体虚、贫血、营养不良、肿瘤属上述证候者。片剂，一次 4～8 片；胶囊，一次 2～4 粒；均一日 3 次。

生白颗粒（合剂、口服液）　由淫羊藿、黄芪、补骨脂、附子、枸杞子、麦冬、当归、鸡血藤、茜草、芦根、甘草组成。能温肾健脾，补益气血。用于癌症患者放、化疗引起的白细胞减少属脾肾阳虚、气血不足证者，症见神疲乏力、少气懒言、畏寒肢冷、纳差便溏、腰膝酸软。颗粒：开水冲服，一次 1 袋，一日 3 次。口服液（合剂）：每次 40ml，每日 3 次。

生血宝颗粒（合剂） 由制何首乌、黄芪、女贞子、桑椹、墨旱莲、白芍、狗脊组成。能滋补肝肾，益气生血。用于肝肾不足、气血两虚所致的神疲乏力、腰膝酸软、头晕目眩、耳鸣、心悸、失眠、气短、咽干、纳差；放、化疗所致的白细胞减少、缺铁性贫血、高血压、神经性耳鸣耳聋、功能性心律失常、神经衰弱见上述证候者。颗粒：开水冲服，每次 8g，每日 2～3 次。合剂：一次 15ml，一日 3 次。

生血丸 由鹿茸、黄柏、山药、炒白术、桑枝、炒白扁豆、稻芽、紫河车组成。能补肾健脾，填精补髓。主治失血血亏，放、化疗后全血细胞减少及再生障碍性贫血。每次 5g，每日 3 次。

十全大补口服液（丸） 由熟地黄、党参、炒白术、茯苓、炙黄芪、当归、酒白芍、肉桂、川芎、炙甘草组成。功能温补气血。可用于抗癌并对对抗癌药有增效减毒作用，症见气血两虚，面色苍白，气短心悸，头晕自汗，体倦乏力，四肢不温，月经量多。口服液：每次 1～2ml，每天 3 次。浓缩丸：每次 8～10 丸，每天 3 次。大蜜丸：每次 1 丸，每天 2～3 次。

胃复春片（胶囊） 由红参、香茶菜、麸炒枳壳组成。能健脾益气，活血解毒。用于防治胃癌前期病变和胃癌手术后辅助治疗。一次 4 片（粒），每日 3 次。

香菇多糖注射液（片、胶囊） 主要成分为香菇多糖。能益肝健脾，补虚扶正。临床用于慢性乙型肝炎、迁延性肝炎，并是消化道肿瘤放化疗的辅助治疗用药；症见倦怠乏力，食欲不振，头晕气短，面色萎黄少华，或上腹胀满、食少、便溏；舌淡苔白或白腻，脉细弱或弦细无力。注射液：肌内注射或静脉单独用药，一次 2mg，每周一次，一般 3 个月或 8 周为一个疗程。片剂、胶囊：成人一次 12.5mg，每日 2 次；儿童一次 5～7.5mg，每日 2 次。

血复生胶囊 由炙黄芪、当归、白芍、熟地黄、川芎、女贞子、墨旱莲、茯苓、山药、天花粉、牡丹皮、泽泻、川牛膝、甘草、大黄、猪脾粉组成。能益气养血，滋阴凉血，化瘀解毒。用于气血两虚、阴虚津亏、自汗盗汗、烦躁失眠、出血性紫癜等恶性贫血，癌症放、化疗的血象异常；尤其对白细胞减少症有明显的升高或调整血象作用。每次 2～4 粒，每日 3 次。

养血饮口服液 由黄芪、当归、鹿角胶、阿胶、大枣组成。能补气养血。用于气血两亏所致的体虚羸弱，崩漏下血；血小板减少，贫血及放、化疗后白细胞减少症见上述证候者；尚可用于功能性子宫出血患者。每次 10ml，每日 2 次。

养阴生血合剂 由地黄、黄芪、当归、麦冬、石斛、玄参、川芎组成。能养阴清热，益气生血。用于阴虚内热、气血不足所致的口干咽燥，食欲减退，倦怠无力；有助于减轻肿瘤患者白细胞下降，改善免疫功能，肿瘤患者放、化疗毒副作用见上述证候者。每次 50ml，每日 1 次。放疗治疗前 3 天开始服用，放疗期间在每次放射治疗前 1h 服用，至放疗结束。

养正合剂 由红参、黄芪、枸杞子、女贞子、猪苓、茯苓组成。能益气健脾，滋养肝肾。用于肿瘤患者化疗后引起的气阴两虚，症见神疲乏力、少气懒言、五心烦热、口干咽燥等症及白细胞减少。口服，一次 20ml，一日 3 次。

养正消积胶囊　由黄芪、女贞子、人参、莪术、灵芝、绞股蓝、炒白术、半枝莲、白花蛇舌草、茯苓、土鳖虫、鸡内金、蛇莓、白英、茵陈、徐长卿组成。能健脾益肾，化瘀解毒。用于不宜手术的脾肾两虚，瘀毒内阻型原发性肝癌辅助治疗；与肝内动脉介入灌注加栓塞化疗合用，有助于提高介入化疗疗效，减轻对白细胞、肝功能、血红蛋白的毒性作用，改善患者生存质量，改善脘腹胀满，纳呆食少，神疲乏力，腰膝酸软，尿赤便溏，疼痛。一次 4 粒，每日 3 次。

益肺清化膏　由黄芪、党参、北沙参、麦冬、川贝母、苦杏仁、紫菀、桔梗、败酱草、拳参、仙鹤草、白花蛇舌草、甘草组成。能益气养阴，清热解毒。用于气阴两虚所致的气短、乏力、咳嗽、咯血、胸痛；晚期肿瘤见上述证候者的辅助治疗。一次 20g，每日 3 次。两个月为一个疗程。

贞芪扶正片（颗粒）　由黄芪、女贞子组成。能补气活血解毒。用于气虚血瘀证为主要临床表现的肺癌、胃癌的辅助治疗。片剂：一次 10g，一日 3 次。颗粒：一次 1 袋，一日 2 次。

猪苓多糖注射液　由猪苓的有效成分猪苓多糖精制而成。本品能调节机体免疫功能，对慢性肝炎、肿瘤有一定疗效。与抗肿瘤化疗药物合用，可增强疗效，减轻毒副作用。肌内注射，一次 2～4ml，一日 1 次。

紫芝多糖片　由紫芝多糖组成。能滋补强壮，养心安神。用于神经衰弱、白细胞和血小板减少症、电离辐射及职业性造血功能损伤，肿瘤患者放、化疗后白细胞下降；气血两虚证、失眠，症见神疲乏力、腰膝酸软、心悸气短、健忘、面色无华、舌淡红、脉细弱。每次 3 片，每日 3 次。

第九章

妇（产）科疾病用中成药

第一节　功能性子宫出血（月经不调）

【特别提示】本类中成药需辨证使用。孕妇、哺乳期妇女禁用或遵医嘱。服用本类中成药期间禁食生冷、辛辣饮食。

一、下焦虚寒

艾附暖宫丸　由当归、艾叶（炭）、香附、吴茱萸、黄芪、川芎、白芍、地黄、肉桂、续断组成。能理气补血，暖宫调经。主治子宫虚寒，月经不调，经来腹痛，腰酸带下；不孕症、痛经等。小蜜丸，每次9g；大蜜丸，每次1丸；均每日2～3次。

暖宫七味丸（散）　由白豆蔻、天冬、手掌参、沉香、肉豆蔻、黄精、丁香组成。能调经养血，温暖子宫，驱寒止痛。用于心、肾脏"赫依"病，气滞腰痛，小腹冷痛，月经不调，白带过多。口服，一次11～15丸（1.5～3g），一日1～2次。

养血调经膏　由当归、白芍、牛膝、续断、鹿茸粉、人参粉、白术、茯苓、艾叶、生姜、川芎、丹参、益母草、泽兰、木香、香附、大腹皮、陈皮、柴胡组成。能益气养血，温经活血。用于气血两虚、寒凝血瘀所致的月经失调、痛经，症见月经错后，经水量少，经期小腹冷痛，腰膝酸痛；功能性月经紊乱、不调，原发性痛经见上述证候者。外用，加温软化，贴于脐腹和腰部。

二、血热证

安坤颗粒　由牡丹皮、栀子、当归、白芍、墨旱莲、女贞子、白术、茯苓、益母草组成。能滋阴清热，养血调经。用于阴虚血热所致的月经先期，月经量多，经期延长；症见月经期提前、经血量较多，行经天数延长，经色红质稀，腰膝酸软，五心烦热；放节育环后出血见上述证候者。亦可用于功能性子宫出血、药物流产后异常出血。开水冲服，每次10g，每日2次。

葆宫止血颗粒　由煅牡蛎、白芍、侧柏叶炭、地黄、金樱子、醋柴胡、三七、仙鹤草、椿皮、大青叶组成。能固经止血，滋阴清热。用于冲任不固、阴虚血热所致的月经过多，经期延长；症见月经量过多或经期延长，经色深红，质稠，或有小血块，腰膝酸软，咽干口燥，潮热心烦，舌红少津，苔少或无苔，脉细数，功能性子宫出血及上环后子宫出血见上述证候者。开水冲服，每次 1 袋（15g），每日 2 次。

参茜固经颗粒　由党参、地黄、白术、白芍、女贞子、墨旱莲、茜草、槐花、大蓟、小蓟、蒲黄、山楂组成。能益气养阴，清热，活血止血。用于气阴两虚、热迫血行所致的月经失调；症见经行提前、经血量多而有血块、经血淋沥不净、口干喜饮、体倦乏力、面色少华、脉细或弦细；功能性子宫出血、子宫肌瘤、放置宫内节育环后出血见上述证候者。开水冲服，每次 50g，每天 2 次。经前 1 周开始服用。

丹贞颗粒　由牡丹皮、黄柏、生地黄、海螵蛸等组成。能清热凉血，滋肾养阴，调经止血。用于血热所致的月经提前，经量过多，经色鲜红，质稠有块。冲服，每次 5g，每天 2 次，月经干净后起服，15 天为 1 个疗程。

丹栀逍遥丸　由牡丹皮、焦栀子、柴胡、酒白芍、当归、茯苓、白术、薄荷、炙甘草组成。能疏肝解郁，清热调经。用于肝郁化火，胸胁胀痛，燥闷胀痛，颊赤口干，食欲不振或有潮热，以及妇女月经先期，经行不畅，乳房与腹胀痛。每次 6~9g（1~1.5袋），每日 2 次。

三、气血亏虚

安坤赞育丸　由醋香附、鹿茸、阿胶、炒白术、砂仁、紫河车、白芍、当归、生地黄、炒酸枣仁、熟地黄、牛膝、川牛膝、陈皮、北沙参、没药、川芎、天冬、盐补骨脂、龙眼肉、续断、黄芩、茯苓、黄柏、龟甲、锁阳、盐杜仲、秦艽、醋鳖甲、醋艾叶炭、白薇、醋延胡索、山茱萸、橘红、泽泻、制远志、鹿尾、枸杞子、鸡冠花、黄芪、乳香、煅赤石脂、鹿角胶、肉苁蓉、青蒿、煨肉豆蔻、藁本、柴胡、菟丝子、鸡血藤、桑寄生、琥珀、甘草、红花、血余炭、木香、丹参、人参、丝棉、乌药、西红花、沉香、紫苏叶组成。能补气养血，调经止带。用于气血两亏，肝肾不足，形瘦虚羸，神倦体疲，面黄水肿，心悸失眠，腰酸腿软，午后低热，骨蒸潮热，月经不调，崩漏带下，产后虚弱，血瘀腹痛，大便溏泄。每次 1 丸，每日 2 次。

八宝坤顺丸　由熟地黄、生地黄、白芍、当归、川芎、人参、白术、茯苓、甘草、益母草、黄芩、牛膝、橘红、沉香、木香、砂仁、琥珀组成。能养血调经，补气解郁。用于气血两虚，月经不调，经期腹痛，腰酸腿痛，足跗水肿。亦用于闭经及赤白带下，胎动不安，胞衣不下或产后恶血不尽，脐腹刺痛，产后血晕、血崩。每次 1 丸，每日 2 次。

八珍益母丸（胶囊）　由益母草、党参、麸炒白术、茯苓、甘草、当归、酒白芍、川芎、熟地黄组成。能补气养血，调月经。用于气血两虚之体弱无力、月经不调、行经腹痛、白带过多、腰酸倦怠、不思饮食等。水蜜丸，每次 6g；小蜜丸，每次 9g；大蜜丸，每次 1 丸；均每日 2 次。胶囊：每次 3 粒，每日 3 次。

白凤饮（丸）　由乌鸡、熟地黄、生地黄、白芍等组成。能补气养血，调经止带。用于气虚血亏所致的月经不调、行经腹痛、崩漏带下、小腹冷痛、体弱乏力、腰酸腿软、产后虚弱、阴虚盗汗等。大蜜丸，每次 1 丸；水蜜丸，每次 6g；合剂，每次 10ml；均每日2次。

参茸白凤丸 由人参、鹿茸、党参、酒当归、黄芪、酒白芍、益母草、熟地黄、川芎、胡芦巴、酒续断、白术、酒黄芩、炙甘草、延胡索、香附、砂仁、桑寄生组成。能益气补血，调经安胎。主治气血不足、月经不调、经期腹痛、经漏早产、闭经、功能性子宫出血、产后恶露不尽等妇科疾病，慢性活动性肝炎、血小板减少症、再生障碍性贫血及术后出血等。每次1丸，每日1次。

当归流浸膏 由当归经加工制成的流浸膏。能养血调经。用于血虚血瘀所致的月经不调、痛经、月经稀少见上述证候者。每次3～5ml，每日3次。

当归养血丸 由当归、白芍、炙黄芪、阿胶、香附、茯苓、地黄、牡丹皮、杜仲、白术组成。能益气养血调经。用于气血两虚所致的月经不调，症见月经提前、经血量少或量多、经期延长，肢体乏力，脉虚弱，舌质淡。每次9g，每日3次。

二十七味定坤丸（丹） 由西洋参、白术、茯苓、熟地黄、当归、白芍、川芎、黄芪、阿胶、醋五味子、鹿茸、肉桂、艾叶（炒炭）、杜仲（炒炭）、续断、佛手、陈皮、姜厚朴、柴胡、醋香附、醋延胡索、牡丹皮、琥珀、醋龟甲、地黄、麦冬、黄芩组成。能补气养血，舒郁调经。用于冲任虚损，气血两亏，身体瘦弱，月经不调，经期素乱，行经腹痛，崩漏不止，腰酸腿软。小蜜丸，每次40丸；大蜜丸，每次1丸；均每日2次。

妇康宝口服液 由熟地黄、川芎、白芍、艾叶、当归、甘草、阿胶组成。能补血，调经，止血。用于面色萎黄，头晕乏力，月经错后，量多色淡，经期延长。一次1支（10ml），一日2次。

妇科金丹（丸） 由人参、白术、茯苓、甘草、当归、白芍、川芎、熟地黄、黄芪、阿胶、杜仲、续断、菟丝子、鹿角、山药、锁阳、陈皮、补骨脂、益母草浸膏、牡丹皮、延胡索、鸡冠花、乳香、没药、红花、血余炭、松香、艾叶、小茴香、白芷、藁本、黄柏、白薇、赤石脂组成。能补血调经，理气止痛，活血祛瘀。用于气血不足引起的闭经及行经时小腹冷痛、痛经；功能性子宫出血、产后出血；子宫肌瘤引起的月经过多；气血虚寒引起的不孕症。每次1丸，每日2次。

妇科养荣丸 由黄芪、白术、茯苓、甘草、当归、川芎、酒白芍、熟地黄、阿胶、醋香附、陈皮、砂仁、艾叶、杜仲、麦冬、益母草组成。能补气养血，调经止痛。用于气血两虚所致的月经不调、经行腹痛、崩中漏下、赤白带下、头晕目眩、心悸、不孕等。浓缩丸，每次16粒；蜜丸，每次2丸；均每日2次，温开水送服。

妇良片 由当归、熟地黄、续断、白芍、山药、白术、地榆炭、白芷、煅牡蛎、海螵蛸、阿胶珠、血余炭组成。能补血健脾，固经止带。用于血虚脾弱所致的月经不调，带下病；症见月经过多，持续不断，崩漏色淡，经后少腹隐痛，头晕目眩，面色无华，或带多清稀；月经过多、崩漏、带下病见上述证候者。每次4～6片，每日3次。

妇宁胶囊 由益母草、党参、地黄、当归、熟地黄、陈皮、乌药、白芍、川芎、麸炒白术、醋香附、茯苓、木香、紫苏叶、阿胶、砂仁、黄芩、琥珀、甘草、沉香、川牛膝组成。能养血调经，顺气解郁。用于月经不调，腰腹疼痛，赤白带下，精神倦怠，饮食减少。每次4粒，每日2次，2周为1个疗程。

宁坤养血丸（丹）　由当归、人参、茯苓、陈皮、白芍、白术、甘草、地黄、川芎、丹参、红花、柴胡、香附、厚朴、陈皮、肉桂组成。能补气养血，调经。用于气血虚寒兼寒湿凝滞所致的月经不调、行经腹痛等症。每次 1 丸，每日 2～3 次，用温黄酒或白开水送服。

十珍香附丸　由党参、炙黄芪、当归、川芎、白芍、熟地黄、白术、炙甘草、香附、艾叶炭组成。能益气养血，理气调经。用于月经不调、痛经、血虚气滞，表现为经期或前或后、经量或多或少、色暗有块、小腹胀甚连及胸胁乳房、舌淡苔白、脉弦；小腹胀痛或隐隐作痛、行经量少或淋沥不畅等。每次 1～2 丸，每日 1～2 次。

四物合剂（丸、膏、颗粒）　由当归、川芎、白芍、熟地黄组成。能养血调经。主治月经不调，头晕乏力，月经量少，色淡。合剂：每次 10～15ml，每日 3 次，用时摇匀。少女青春期功能性子宫出血时服用。水丸：每次 20 粒，每日 2 次。膏：一次 14～21g，一日 3 次。颗粒：温开水冲服，一次 5g，一日 3 次。合剂：一次 10～15ml，一日 3 次。

四物益母丸　由熟地黄、当归、川芎、白芍、益母草组成。能补血调经，活血祛瘀。用于月经不调、闭经不行、经前腹痛、产后恶露不绝、闭经、痛经、行经腹痛等症。水丸，每次 6g；蜜丸，每次 9g；均每日 2 次。

天紫红女金胶囊　由炙黄芪、党参、山药、炙甘草、熟地黄、阿胶（蛤粉制）、白术、益母草、酒白芍、地榆、酸枣仁、海螵蛸、酒黄芩、盐小茴香、牛膝、木香、醋延胡索、白薇、当归、香附、艾叶、茯苓、盐杜仲、川芎、桑寄生、肉苁蓉、酒续断、荆芥、肉桂、陈皮、三七、砂仁、盐益智、麦冬、椿皮、丁香组成。能益气养血，补肾暖宫。用于气血两亏，肾虚宫冷，月经不调，崩漏带下，腰膝冷痛，宫冷不孕；功能性子宫出血、原发性痛经、月经后期见上述证候者。每次 3 粒，每日 2～3 次。

乌鸡白凤丸（片、口服液）　由乌鸡、鹿角胶、白芍、人参、醋香附、丹参、山药、黄芪、甘草、当归、醋鳖甲、天冬、川芎、芡实、煅牡蛎、桑螵蛸、鹿角霜、生地黄、熟地黄、银柴胡组成。能补气养血，调经止带。用于气血两虚，身体瘦弱，腰膝酸软，月经不调，崩漏带下。大蜜丸，每次 1 丸；水蜜丸，每次 6g；小蜜丸，每次 9g；片剂，每次 2 片；均每日 2 次。口服液：每次 1 支（10ml），每日 2～3 次。

养血当归糖浆　由当归、熟地黄、白芍、黄芪、党参、茯苓、川芎、甘草组成。能补气养血，调经。用于气血两虚所致的月经失调，症见经行提前，月经量少，或见面黄肌瘦，神疲乏力；功能性月经不调见上述证候者。每次 10ml，每日 3 次。

四、血瘀证

潮安胶囊　由龙芽楤木干燥茎皮组成。能活血化瘀，清热凉血。用于血热瘀阻所致的妇人腹痛，症见行经腹痛，拒按，平日小腹疼痛，有灼热感，带下量多，色黄；盆腔炎、原发或继发性痛经见上述证候者。每次 3～5 粒，每日 3 次。

当归丸（片）　由当归、黄连、乌梅组成。能活血调经，补血和血，止痛。用于月经不调、痛经、带下，也用于心律失常、各种疼痛（如肌肉关节疼痛、头痛、外科手术后疼痛）、缺血性脑卒中、脑血栓栓塞、脑震荡后遗症、失眠、各种炎症、高脂血症、肺心病、皮肤病、肛裂、子宫脱垂、遗尿等。蜜丸，每次 1 丸；浓缩丸，每次 15～20 粒；水丸，每次 15～20 粒；片剂，每次 3～5 片；均每日 2 次。

得生丸（片） 由益母草、当归、白芍、柴胡、木香、川芎组成。能养血化瘀，调经止痛。主治血瘀气滞，月经不调，经期腹痛，癥瘕痞块；闭经、婚后不受孕、体质虚弱、精神负担过重属血虚血瘀气滞者。丸剂：每次 1 丸，每日 2 次。片剂：一次 4 片，一日 2 次。

丹莪妇康煎膏剂 由紫丹参、莪术、柴胡、三七、赤芍、当归、三棱、香附、延胡索、甘草组成。能活血化瘀，疏肝理气，调经止痛，软坚化积。用于妇女瘀血阻滞所致月经不调，经量过多或过少，痛经，经期下腹和（或）腰骶部疼痛，肛门坠胀痛，性交痛，经期不适，腹癥瘕积聚（指盆腔巧克力囊肿、包块、结节、粘连等），不孕症；轻、中度子宫内膜异位症等。每次 10～15g（2～3 勺），每日 2 次；自月经前第 10～15 天开始，连服 10～15 天为 1 个疗程，经期可不停药。

妇珍片 由益母草、川芎、当归组成。能活血化瘀、调经止痛。主治月经不调、闭经、产后腹痛、痛经、头痛、经期腹痛、产后瘀血等症。每次 4～5 片，每日 2～3 次，温开水送服。

加味八珍益母膏 由益母草、人参、茯苓、白术、甘草、熟地黄、当归、赤芍、川芎、桃仁、红花、丹参、泽兰、炮姜、香附组成。能活血养血，补气调经。用于瘀血内阻，气血不足所致的月经不调、闭经、痛经、产后恶露不绝；症见月经期错后，经水量少，有血块或淋漓不净，闭经不行，行经腹痛、拒按，产后恶露不净；功能性月经不调、产后子宫复旧不全见上述证候者。每次 10～15g，每日 2 次。

女宝胶囊 由人参、川芎、鹿胎粉、银柴胡、牡丹皮、沉香、吴茱萸、肉桂、延胡索、木香、香附、当归、海螵蛸、青皮等组成。能调经止血，温宫止带，逐瘀生新。主治月经不调、行经腰腹疼痛、四肢无力、带下、产后腹痛及不孕症、慢性盆腔炎等妇科疾病。每次 4 粒，每日 3 次。

田七痛经散（胶囊） 由三七、川芎、延胡索、五灵脂、蒲黄、木香、小茴香、冰片组成。能活血止血，温经止痛。用于血瘀所致的月经量过多、痛经，症见经血量多、有血块、血色紫暗，小腹冷痛喜热、拒按。轻、中度痛经，经前 3～5 天开始服用或痛经发作时服至月经来潮后 1～2 日，散剂每服 1～2g，胶囊每服 3～6 粒，一日 3 次。重度痛经，平时即服用，散剂每服 1～2g，或胶囊每服 3～6 粒，一日 3 次，服至经前 3～5 日，以后每服 2g，一日 3 次。

益母草颗粒（片、口服液、膏、胶囊） 由益母草组成。能活血调经。主治月经不调及产后子宫复旧不全；月经量少，产后腹痛、出血。颗粒，开水冲服，每次 1 袋；膏剂，每次 10g；均每日 2 次。片剂：每次 3～4 片，每日 2～3 次。胶囊，每次 3～6 粒；口服液，每次 10～20ml，均每日 3 次。

止痛化癥胶囊 由党参、炒白术、当归、芡实、山药、延胡索、全蝎、土鳖虫、炙黄芪、丹参、鸡血藤、鱼腥草、北败酱草、三棱、莪术、川楝子、蜈蚣、炮姜、肉桂组成。能益气活血，散结止痛。用于气虚血瘀所致的月经不调、痛经、癥瘕；症见行经后错，经量少，有血块，经行小腹疼痛、腹有癥块；慢性盆腔炎见上述证候者。每次 4～6 粒，每日 2～3 次。

五、肝肾不足

春血安胶囊　由熟地黄、盐车前子、茯苓、柴胡、牛膝、五味子、肉桂、泽泻、三七、附子片、山药、黄连、牡丹皮组成。能益肾固冲，调经止血。用于肝肾不足、冲任失调所致月经过多，经期腹痛，青春期功能失调性子宫出血、上环后子宫出血。每次 4 粒，每日 3 次。

妇科止血灵　由熟地黄、五味子、白芍、杜仲、续断、槲寄生、山药、牡蛎、海螵蛸、地榆、蒲黄组成。能补肾敛阴，固冲止血。用于肾阴不足所致的崩漏，症见行经先后无定期，经量多或淋沥不止、经色紫黑，伴头晕耳鸣、手足心热、腰膝酸软；功能性子宫出血见上述证候者。每次 5 片，每日 3 次。

复方滇鸡血藤膏（复方鸡血藤膏）　由滇鸡血藤膏粉、川牛膝、黑豆、续断、红花组成。能活血养血，益胃。用于瘀血阻络、肾失所养所致的月经不调，症见经水后错、经量少、有血块、腰酸、小腹下坠、手足麻木、关节酸痛。将膏研碎，用水、酒各半炖化服：每次 6～10g，每日 2 次。

女金丸（胶囊、片）　由当归、陈皮、白芍、川芎、熟地黄、炒白术、茯苓、甘草、肉桂、牡丹皮、没药、醋延胡索、藁本、白芷、黄芩、白薇、煅赤石脂、阿胶、党参、益母草、醋香附、砂仁、鹿角霜组成。能调经养血，理气止痛。用于月经不调、痛经、小腹胀痛、腰腿酸痛。丸剂：每次 1 丸，每日 2 次。胶囊：一次 3 粒，一日 2 次。片剂：一次 4 片，一日 2 次。

六、肝郁气滞

妇科得生丸　由益母草、柴胡、木香、当归、白芍、羌活组成。能养血舒肝，活血调经。用于气滞血瘀、肝气不舒所致的月经不调，月经前后诸症，症见经行错后或提前，经量少，有血块，经前烦躁易怒，胸闷不舒，双乳胀痛；功能性月经不调、经前期紧张综合征见上述证候者。每次 1 丸，每日 2 次。

妇科十味胶囊　由香附、当归、熟地黄、川芎、延胡索、白术、赤芍、白芍、红枣、甘草、碳酸钙组成。能疏肝理气，养血调经、止痛。用于肝郁血虚，月经不调、行经腹痛、闭经等。每次 4 片，每日 3 次。孕妇禁用。

妇科养坤丸　由熟地黄、甘草、川芎、当归、延胡索、酒黄芩、郁金、木香、盐杜仲、香附、酒白芍、蔓荆子、砂仁、生地黄组成。能疏肝理气，养血活血。用于经期不准或延期、量少、色红，头晕目眩，胸胁闷胀，腰酸腹痛，食欲缺乏，舌干口燥，脉细弦；闭经，月经数月不行，郁闷不乐，烦躁易怒，胸脘胀闷或两胁胀痛，小腹作胀，脉弦缓；痛经，经前或经期腹痛、腰酸及胸闷纳差，月经量少，脉弦细；经期头痛或经后头痛，痛时牵及眼眶、眉棱骨，或头晕，恶心，口干咽燥，不思饮食，舌淡苔薄，脉细。每次 1 丸，每日 2 次。

归芍调经片 由柴胡、白芍、白术、茯苓、当归、川芎、泽泻组成。能舒肝理脾，调经止带。用于肝郁脾虚证，月经不调，小腹疼痛，带下色黄量多。每次 4 片，每日 2 次。

红花逍遥胶囊（颗粒、片） 由竹叶柴胡、当归、白芍、白术、茯苓、皂角刺、红花、薄荷、甘草组成。能疏肝理气，活血调经。主治肝郁气滞所致的肝气不舒，胸胁胀痛，头晕目眩，食欲减退，月经不调，乳房胀痛及黄褐斑。胶囊：每次 2～4 粒，每日 3 次。颗粒：开水冲服，一次 1～2 袋，一日 3 次。片剂：一次 2～4 片，一日 3 次。

七制香附丸 由当归、白芍、川芎、熟地黄、炒白术、醋香附、生地黄、茯苓、益母草、艾叶、酒山茱萸、天冬、阿胶、炒酸枣仁、醋延胡索、艾叶、粳米、盐小茴香、人参、甘草、砂仁、黄芩组成。能疏郁和肝，理气调经，养血安胎。用于阴虚肝热、血虚气滞引起的子宫功能性疾病，症见胸胁闷胀、月经不调、经期错后、痛经、体倦食少、妊娠呕吐、胎动不安等症。大蜜丸，每次 1 丸；水丸，每次 6g，均每日 2 次。

逍遥丸（颗粒） 由柴胡、当归、白芍、炒白术、茯苓、炙甘草、薄荷组成。能疏肝健脾，益血调经。用于肝气不舒所致的月经不调、胸胁胀痛、头晕目眩、食欲减退。每次 8 丸，每日 3 次。忌食寒凉、生冷食物；感冒时不宜服本药；月经过多时不宜服本药。

愈带丸 由当归、白芍、熟地黄、香附、木香、艾叶（炒炭）、干姜、肉桂、知母、黄柏、牛膝、蒲黄、棕榈炭、百草霜、鸡冠花、芍药、甘草组成。能养血柔肝、固经止带。用于血虚肝郁所致的月经不调、带下病；症见月经先后不定期、赤白带下、头晕目眩、神疲乏力、胸闷不舒。每次 6g，每日 2 次。

第二节　崩漏

【**特别提示**】本类中成药服用期间禁食辛辣、刺激性饮食。

崩漏丸 由棕榈炭、莲房炭、贯众炭、牡丹皮炭、杏仁皮炭、血余炭、茜草炭、香附、陈皮、木香、焦枳壳、地黄、党参、当归、白术、甘草组成。能固崩塞漏。主治突发性崩漏下血，淋沥不止；功能性子宫出血、女性生殖器官炎症、肿瘤等阴道出血，产后恶露。每次 6g，每日 2 次。

断血流片（胶囊、口服液、颗粒） 由断血流精制而成。能凉血止血。用于血热妄行所致的月经过多，崩漏，吐血，衄血，咯血，尿血，便血；血色鲜红或紫红；功能性子宫出血，子宫肌瘤出血及多种出血症，单纯性紫癜，原发性血小板减少性紫癜见上述证候者。片剂（胶囊），一次 3～6 片（粒）；颗粒，温开水冲服，一次 10g；口服液，一次 10ml；均每日 3 次。

宫血宁胶囊 主要成分为重楼。能凉血止血，清热除湿，化瘀止痛。用于崩漏下血，月经过多，产后或流产后宫缩不良出血及子宫功能性出血属血热妄行者，以及慢性盆腔炎之湿热瘀结证所致的腹痛、腰骶痛、带下增多；产后阴液耗损，阴虚生热，热迫血行导致的恶露过期不止且量较多，色深红，质黏稠，口燥咽干，舌红，脉细而数；产后及流产后子宫复旧不全见上述证候者。月经过多或子宫出血期，每次1～2粒，每日3次，血止停服。慢性盆腔炎，每次2粒，每日3次，4周为1个疗程。

血安胶囊　由棕榈子等组成。能收敛止血。用于月经过多、崩漏，症见经血量多，淋沥不止，或产后恶露不尽；功能性子宫出血、产后子宫复旧不全见上述证候者。每次4粒，每日3次。

止血灵胶囊　由扶芳藤、地榆、黄芪、蒲公英组成。能清热解毒，益气养血。用于气虚血热所致的出血证，症见月经过多、崩冲漏下、产后恶露不净、痔疮出血、鼻衄、子宫肌瘤、功能性子宫出血、放环出血、产后子宫复旧不全、痔疮、鼻衄见上述证候者。每次2～3粒，每日3次。

第三节　痛经

【特别提示】本类中成药多含有具活血化瘀功效的药物，孕妇禁用。

妇女痛经丸　由延胡索、丹参、五灵脂、蒲黄（炭）组成。能活血化瘀，调经止痛。用于瘀血阻滞之痛经、闭经、产后腹痛等。每次50粒，每日2次。

妇痛宁滴丸　由当归油等组成。能养血、活血、止血。用于血虚挟瘀所致痛经、产后腹痛，症见行经不畅、血色紫暗、小腹隐痛、产后小腹绵绵作痛；痛经，流产及分娩后腹痛，排出胚胎或胎盘组织残留见上述证候者。每次10～15粒，每日1～2次。

复方当归注射液　由当归、川芎、红花组成。能活血通经。用于血瘀经络阻塞所致的痛经、月经后期、痹病，症见经行错后，经行不畅，有血块，行经腹痛，肢体关节疼痛；原发或继发痛经、功能紊乱性月经不调、风湿性关节炎、类风湿关节炎见上述证候者。肌内注射：每次1～2支，每天1次。穴内注射：每穴每次0.3～1ml，1次可选穴2～6穴，每1～2日注射1次。腱鞘内注射：用注射用水稀释至浓度为5%～10%后使用，每次1～5ml。

复方益母草口服液（胶囊）　由益母草、当归、熟地黄组成。能活血行气，化瘀止痛。用于气滞血瘀所致的痛经；症见月经期小腹胀痛拒按，经血不畅，血色紫暗成块，乳房胀痛，腰部酸痛。月经后期、功能性月经不调、痛经、产后子宫复旧不全见上述证候者。口服液：每次20ml，每日2次。胶囊：一次2～3粒，一日2次。

九气拈痛丸　由醋延胡索、五灵脂、醋香附、木香、甘草、高良姜、槟榔、陈皮、郁金、醋莪术组成。能理气，活血，止痛。用于胸胁胀满疼痛，痛经。每次6～9g，每日2次。

散结镇痛胶囊　由龙血竭、三七、浙贝母、薏苡仁组成。能软坚散结，化瘀定痛。用于痰瘀互结兼气滞所致的继发性痛经、月经不调、盆腔包块、不孕、子宫内膜异位症见上述症状者。每次4粒，每日3次。于月经来潮第一天开始服药，连服3个月经周期为1个疗程。

少腹逐瘀丸（颗粒）　由当归、蒲黄、五灵脂、赤芍、小茴香、延胡索、没药、川芎、肉桂、炮姜组成。能温经活血，散寒止痛。用于寒凝血瘀所致的月经期痛经、产后腹痛；症见行经后错、行经小腹冷痛、经血紫暗、有血块、产后小腹疼痛、喜热、拒按；功能紊乱性月经不调、寒凝血滞型月经量少见上述证候者。用温黄酒或温开水送服，丸剂：每次 1 丸，每日 2～3 次。颗粒：每次 5g，每日 3 次。

舒尔经颗粒（胶囊、片） 由当归、白芍、赤芍、醋香附、醋延胡索、陈皮、柴胡、牡丹皮、桃仁、牛膝、益母草组成。能活血疏肝，止痛调经。用于痛经，症见月经将至前之性情急躁，胸乳胀痛或乳房有包块，小腹两侧或一侧有胀痛，经初不畅，色暗或有血块。颗粒，开水冲服，每次 10g；胶囊，每次 3～5 粒；均每日 3 次；经前 3 天开始至月经行后 2 天止。片剂：每次 2 片，每日 2 次。忌辛辣生冷饮食，小腹冷痛者不宜服。

调经止痛片 由当归、党参、川芎、香附、益母草、泽兰、大红袍组成。能益气活血，调经止痛。用于气虚血瘀所致的月经不调、痛经、产后恶露不绝；症见经行后错、经血量少、有血块、行经小腹疼痛、产后恶露不净。每次 6 片，每日 3 次。

痛经宝颗粒 由肉桂、三棱、五灵脂、当归、丹参、莪术、延胡索、木香、红花组成。能温经化瘀，理气止痛。用于寒凝气滞血瘀之妇女痛经、少腹冷痛、月经不调、经色暗淡，或夹有血块，块下痛减，舌质暗淡，脉沉涩；原发性痛经见上述证候者。温开水冲服，每次 1 袋，每日 2 次，于月经前 1 周开始，持续至月经来 3 天后停服。可连续服 3 个月经周期。

痛经灵颗粒 由丹参、赤芍、香附、玫瑰花、蒲黄、延胡索、五灵脂、桂枝、红花、乌药组成。能活血化瘀，理气止痛。主治气滞血瘀、寒凝血滞所致的原发性痛经。冲服，月经来潮前 5 天开始服药，隔日服，每次 1～2 袋，每日 2 次。经期开始后连续服 2 天或遵医嘱。2～3 个月经周期为 1 个疗程。

痛经宁糖浆 由香附、当归、川楝子、延胡索、川芎、丹参、红花、白芍、甘草组成。能活血理气止痛。用于气滞血瘀所致的月经不调、痛经，症见经行后错、经水量少、有血块、行经小腹疼痛、经水畅行后则痛减、经前烦躁。一次 25ml，每日 2 次。

痛经丸（片） 由当归、醋香附、山楂、丹参、白芍、延胡索、五灵脂、川芎、熟地黄、木香、青皮、炮姜、肉桂、茺蔚子、红花、益母草组成。能活血散寒，调经止痛。主治气滞血瘀型、寒凝胞中型（血滞）、湿热下注型、气血虚弱型之经来腹痛。水丸：每次 6～9g，每日 1～2 次，临经时服用。片剂：每次 8 片，每日 3 次。

香附丸 由醋香附、当归、炒白芍、熟地黄、炒白术、砂仁、川芎、陈皮、黄芩组成。能理气养血。主治气滞血虚，胸闷胁痛，经期腹痛，月经不调。黄酒或温开水送服，每次 6～9g，每日 2 次。

第四节 妇科感染（炎）症

【特别提示】服用本类药物应忌食辛辣、生冷、油腻食物；脾虚大便溏者慎用；带下清稀者不宜选用。孕产妇、哺乳期妇女及妇女月经期间应遵医嘱。

一、内服药

白带丸　由黄柏、椿皮、白芍、当归、醋香附组成。能清湿热，止带下。主治湿热下注，赤白带下；阴道炎、子宫颈炎、子宫内膜炎等妇女生殖器炎症引起的白带增多以及糖尿病等。水蜜丸，每次 6～9g，温开水送服；大蜜丸，每次 1 丸；均每日 2 次。

除湿白带丸　由党参、炒白术、山药、白芍、芡实、车前子、当归、苍术、陈皮、白果仁、荆芥炭、柴胡、黄柏炭、茜草、海螵蛸、煅牡蛎组成。能健脾益气，除湿止带。用于脾虚湿盛所致的带下病；症见带下量多，色白质稀，纳少，腹胀，便溏。每次 6～9g，每日 2 次。

妇宝颗粒　由地黄、忍冬藤、盐续断、杜仲叶、麦冬、炒川楝子、白芍、醋延胡索、甘草、侧柏叶、莲房炭、大血红藤组成。能益肾和血，理气止痛。用于妇女盆腔炎、附件炎等引起的小腹胀痛、腰酸、白带、经漏等症。开水冲服，每次 20g（2 袋），每日 2 次。

妇科千金片　由党参、当归、千斤拔、金樱根、鸡血藤、穿心莲、两面针、十大功劳叶组成。能清热除湿，益气化瘀。用于急慢性盆腔炎、子宫颈炎、子宫内膜炎及其他妇女生殖器炎症；带下病、腹痛、月经不调等。每次 4 片，每日 2 次。

妇乐片（胶囊、颗粒）　由忍冬藤、大青叶、蒲公英、牡丹皮、赤芍、川楝子、延胡索、大血藤、大黄、甘草组成。能清热凉血，化瘀止痛。用于瘀热蕴结所致的带下病，症见带下量多、色黄、少腹疼痛；慢性盆腔炎见上述证候者。颗粒：开水冲服，每次 12g，每日 2 次。胶囊：一次 6 粒，一日 2 次。

妇平胶囊　由金荞麦、紫花地丁、败酱草、一枝黄花、杠板归、大血藤、莪术组成。能清热解毒，化瘀消肿。用于下焦湿热、瘀毒所致之白带量多色黄质黏，或赤白相兼，或如脓样，有异臭，少腹坠胀疼痛，腰部疼痛，尿黄便干，舌红苔黄腻，脉数；盆腔炎、附件炎等见上述症状者。每次 2 粒。每日 3 次。

妇炎净胶囊　由苦玄参、地胆草、当归、鸡血藤、两面针、横经席、柿叶、薪箕、五指毛桃组成。能清热祛湿，行气止痛。主治湿热带下、月经不调、痛经、附件炎、盆腔炎、子宫内膜炎等。每次 3 粒，每日 3 次。

妇炎康复片（胶囊）　由败酱草、薏苡仁、川楝子、柴胡、黄芩、赤芍、陈皮组成。能清热利湿，化瘀止痛。用于湿热瘀阻所致妇女带下色黄质黏稠或如豆渣状、气臭，少腹、腰骶疼痛，色暗苔腻等症及慢性盆腔炎见上述症状者。片剂：每次 5 片，每日 3 次。胶囊：一次 4 粒，一日 3 次。

妇炎康片（胶囊）　由当归、丹参、醋莪术、醋三棱、赤芍、炒川楝子、醋香附、山药、醋延胡索、苦参、土茯苓、炒芡实、黄柏组成。能活血化瘀，软坚散结，清热解毒。用于慢性附件炎、盆腔炎、阴道炎、膀胱炎、慢性阑尾炎、尿路感染等。片剂：每次 6 片，每日 3 次。胶囊：一次 3 粒，一日 3 次。

妇炎舒片（胶囊）　由忍冬藤、大血藤、甘草、大青叶、蒲公英、赤芍、酒大黄、丹参、虎杖、炒川楝子、醋延胡索组成。能清热凉血，活血止痛。用于妇女盆腔炎症等引起的带下量多，或伴有小腹隐痛。一次5片（粒），均一日3次。

复方杏香兔耳风颗粒　由杏香兔耳风、白术组成。能清热解毒，祛瘀生新。用于湿热下注所致慢性宫颈炎、子宫内膜炎、阴道炎、白带病等。开水冲服，每次9g，每日2次。

宫炎平片（胶囊）　由地稔、两面针、当归、五指毛桃、柘木组成。能清热利湿，祛瘀止痛，收敛止带。用于湿热瘀滞所致的小腹隐痛、带下病；症见小腹隐痛、经色紫暗、有块、带下色黄质稠；慢性盆腔炎见上述证候者。每次3~4片，每日3次。胶囊：一次2粒，一日3次。

花红片（胶囊、颗粒）　由一点红、白花蛇舌草、鸡血藤、桃金娘根、白背叶根、地桃花、菥蓂组成。能清热解毒，燥湿止带，祛瘀止痛。用于湿热瘀滞所致的带下病，月经不调；症见带下量多，色黄质稠，小腹隐痛，腰骶酸痛，经行腹痛；慢性盆腔炎、附件炎、子宫内膜炎见上述证候者。片剂（胶囊）：每次4~5片（粒），每日3次，7天为1个疗程。颗粒：开水冲服，每次10g，每日3次，7天为1个疗程。必要时可连续服2~3个疗程；每个疗程之间停药3天。

金刚藤糖浆（胶囊）　由金刚藤（菝葜）组成。能清热解毒，散结消肿。用于妇女附件炎、附件炎性包块及炎性不孕。糖浆，每次20ml；胶囊，每次4粒；均每日3次。

金鸡胶囊（片、颗粒）　由金樱根、功劳木、鸡血藤、两面针、千斤拔、穿心莲组成。能清热解毒，健脾除湿，通经活血。用于湿热下注、经脉瘀血而致的赤白带下，其味腥臭，腰酸腹痛，或少腹有块，小便短黄，舌红苔黄腻，脉滑数。胶囊，每次3~5粒；颗粒，每次1袋；片剂，每次6片；均每日3次。

康妇炎胶囊　由蒲公英、败酱草、赤芍、薏苡仁、苍术、当归、川芎、香附、泽泻、白花蛇舌草、延胡索组成。能清热解毒，化瘀行滞，除湿止带。用于月经不调、痛经、附件炎、阴道炎、子宫内膜炎及盆腔炎等妇科炎症。口服，一次3粒，一日2次。

抗宫炎片（胶囊、颗粒）　由广东紫珠干浸膏、益母草干浸膏、乌药干浸膏组成。能清湿热，止带下。用于慢性宫颈炎引起的湿热下注、赤白带下、出血、宫颈糜烂等症。片剂，每次4~6片；胶囊，每次3粒，均每日3次。颗粒：开水冲服，一次1袋，一日3次。

坤复康片　由赤芍、乌药、香附、南刘寄奴、粉萆薢、萹蓄、猪苓、女贞子、苦参组成。能活血化瘀，清利湿热。用于气滞血瘀、湿热蕴结所致的带下量多，下腹隐痛。一次3~4片，每日3次。

立止白带丸　由白术、山药、党参、人参、当归、白芍、川芎等组成。能气血双补，健脾，除湿，止带。用于气虚血亏所致的白带、虚寒湿阻引起的行经腹痛等。每次25g，每日2次。

盆炎净颗粒　由忍冬藤、蒲公英、鸡血藤、益母草、赤芍、川芎、狗脊、车前草组成。能清热利湿，活血通络。用于湿热瘀阻所致带下病，少腹痛；症见带下量多，色黄，小腹隐隐作痛；慢性盆腔炎见上述证候者。开水冲服，每次12g，每日3次。

千金止带丸　由党参、白术、盐杜仲、续断、盐补骨脂、当归、白芍、川芎、醋延胡索、醋香附、木香、小茴香、青黛、鸡冠花、椿皮、煅牡蛎、砂仁组成。能健脾补肾，调经止带。用于脾虚肾虚所致的月经不调，带下病，症见月经先后不定期，量多或淋沥不净，色淡无块，或带下量多，色白清稀，神疲乏力，腰膝酸软。慢性盆腔炎见上述证候者。水丸：每次服 6～9g，每日 2～3 次。大蜜丸：每次 1 丸，每日 2 次。

杏香兔耳风片 由杏香兔耳风组成。能清热解毒，祛瘀生新。用于湿热下注所致的带下病，症见带下量多、色黄，小腹隐痛；宫颈糜烂见上述证候者。每次 4～6 片，每日 3 次。

二、外用药

保妇康栓（泡腾片） 由莪术油、冰片组成。能行气破瘀，生肌，止痛。用于真菌性阴道炎、老年性阴道炎、宫颈糜烂。每晚用药前先洗净外阴，然后将栓剂 1 枚或泡腾片 1 片塞入阴道深部，用好卫生巾。一般每日 1 次。

妇炎平胶囊（散、栓） 由蛇床子、苦参、苦木、冰片、薄荷脑、珍珠层粉、硼酸、盐酸小檗碱、枯矾组成。能清热解毒，燥湿止带，抗菌消炎，杀虫止痒。用于滴虫性、真菌性、细菌性阴道炎、宫颈炎、外阴炎等多种妇科炎症。外用：睡前洗净患部，将 1～2 粒胶囊置于阴道内。外阴炎可打开胶囊将药粉涂于患处。散剂：外用，睡前洗净阴部，喷于阴道内或喷擦于外阴或皮肤患部，一日 3 次。栓剂：睡前洗净阴部，用手将栓剂放入阴道内，一次 1 粒，一日 1 次。

妇阴康洗剂 由苦参、金银花、野菊花、蛇床子、冰片组成。用于支原体、衣原体、淋菌引起的急慢性尿道炎、阴道炎、盆腔炎、前列腺炎。阴道注入：先将注射器后盖打开，按上推杆，将原注射器头剪断，再将专用无菌注射器头按上，即可使用。

复方莪术油栓 由莪术油、硝酸益康唑配制而成。有抑菌、抗真菌、抗病毒、抗滴虫和抗炎作用。用于白色念珠菌引起的阴道感染，真菌性阴道炎，滴虫性阴道炎，宫颈糜烂。先洗手并洗净外阴，取平躺位或适当体位，戴上配用指套将 1 枚栓剂送入阴道深部，再用本品配用的"卫生条"堵住药栓，每日 1 次。6 日为 1 个疗程，至少使用 2 个疗程。如有外阴瘙痒者，可将栓剂在瘙痒处涂抹，剩余部分再送入阴道深处。

宫颈炎康栓 由苦参、枯矾、苦杏仁、冰片组成。能抑菌抗病毒，收敛除湿、消炎。用于慢性宫颈糜烂属于带下湿热证候的治疗，症见带下量多、色黄如脓或挟血丝、有秽臭气、腰痛、腰腹坠胀、口苦、口干、尿黄、便干、阴痒等。睡觉前，洗净阴部，将栓剂塞入阴道深部，一次 1 粒，2 日 1 次。

红核妇洁洗液 由山楂核干馏液精制而成。能解毒祛湿，杀虫止痒。用于湿毒下注之阴痒、带下病；真菌性阴道炎和非特异性阴道炎。外用用药前，先用清水洗净阴部并擦干，取本品 10ml 药液于稀释瓶中，加温开水至 100ml，摇匀，用稀释后的药液冲洗外阴和阴道，每日 2 次。7 日为 1 个疗程。

洁尔阴洗液（泡腾片） 由黄芩、苦参、金银花、栀子、土荆皮、黄柏、茵陈、地肤子、蛇床子、薄荷、艾叶、独活、苍术、石菖蒲组成。能清热燥湿，杀虫止痒。临床用于妇女湿热带下，症见阴部瘙痒红肿、带下量多、色黄或如豆渣状，口苦，口干，尿黄便结；舌红苔黄腻，脉弦数；真菌性、滴虫性、细菌性及非特异性阴道炎见上述证候者。洗剂：用 10% 浓度洁尔阴洗液（即以 10ml 洁尔阴原液加温开水至 100ml），混匀，擦洗外阴；用冲洗器将 10% 的洁尔阴洗液送至阴道深处冲洗阴道，每日 1 次，7 日为 1 个疗程。泡腾片：每晚 1 片，或每早、晚上睡前将洁尔阴泡腾片各 1 片置于阴道深部；7 天为 1 个疗程。

苦参软膏（凝胶、阴道泡腾片、栓） 由苦参提取物精制而成。能清热燥湿、解毒杀虫、利尿。用于慢性宫颈炎、老年性阴道炎、真菌性阴道炎、附件炎、盆腔炎、滴虫病等妇科病。阴道用栓剂：每晚 1 粒塞入阴道深部，用药前清洗外阴，上药后带好卫生巾。软膏：主要用于皮肤病，取适量外用于患部。凝胶：每晚一支，注入阴道深处。阴道泡腾片：每晚 1 片，塞入阴道内。

舒安卫生栓（泡腾片） 由寮刁竹、两面针、蛇床子、野菊花、大黄、甘草组成。能清热燥湿，杀虫止痒。用于真菌性阴道炎、细菌性阴道炎等湿热下注证；症见白带增多，外阴瘙痒，或小便短少黄赤等。用药前洗净外阴，每晚睡前一次 1 枚（或 1 片），将本品送入阴道深处。

消糜栓 由人参茎叶皂苷、紫草、黄柏、苦参、枯矾、儿茶、冰片组成。能清热解毒，燥湿杀虫，去腐生肌。用于宫颈糜烂、滴虫性阴道炎、真菌性阴道炎、非特异性阴道炎、支原体感染、淋球菌感染等。阴道给药，每日一次 1 枚。用药期间每日用 1∶5000 高锰酸钾溶液洗净外阴。10 日为 1 个疗程。

治糜康栓 由黄柏、苦参、儿茶、枯矾、冰片组成。能清热解毒，燥湿收敛。用于湿热下注所致带下病，症见带下量多、色黄质稠、有臭味，或有大便干燥；细菌性阴道病、滴虫性阴道炎、宫颈糜烂见上述证候者。每次 1 粒，隔一日 1 次，睡前清洗外阴部，将栓剂推入阴道深部，10 日为 1 个疗程。

第五节 乳腺增生及妇科癥瘕包块

一、子宫肌瘤（妇科癥瘕包块）

【特别提示】本类中成药多含有具活血化瘀功效的药物，孕妇禁用，有出血倾向者禁用或慎用。

妇科回生丹 由当归、川芎、熟地黄、白芍、茯苓、人参、白术、甘草、黑豆、山茱萸、大黄、红花、苏木、苍术、香附、乌药、延胡索、桃仁、蒲黄、五灵脂、羌活、木瓜、地榆（炭）、青皮、乳香、没药、高良姜、陈皮、木香、三棱、牛膝、米醋组成。能益气活血，化瘀通经。用于妇女血瘀经闭，胸胁胀满，少腹疼痛；子宫内膜异位症及生殖器炎症；下腹包块、子宫肌瘤、盆腔炎性包块。每次 1 丸，每日 2～3 次。

宫瘤宁胶囊 由海藻、三棱、蛇莓、石见穿、半枝莲、拳参、党参、山药、谷芽、甘草组成。能软坚散结，活血化瘀，扶正固本。用于子宫肌瘤，气滞血瘀，症见经期延长、经量过多、经色紫暗有块、小腹或乳房胀痛等。一次 3 粒，一日 3 次，3 个月经周期为 1 个疗程。

宫瘤清片（胶囊、颗粒）　由熟大黄、土鳖虫、水蛭、桃仁、蒲黄、黄芩、枳实、牡蛎、地黄、白芍、甘草组成。能活血逐瘀，消癥破积，养血清热。用于瘀血内停所致的小腹胀痛，经色紫暗有块，以及子宫壁间肌瘤及浆膜下肌瘤见上述症状者。片剂（胶囊）：一次 3 片（粒），一日 3 次。颗粒：口服，一次 1 袋，一日 3 次。

桂枝茯苓胶囊（片、丸）　由桂枝、茯苓、牡丹皮、赤芍、桃仁组成。能活血，化瘀，消癥。用于妇女宿有癥块，或血瘀经闭，行经腹痛，产后恶露不尽。胶囊（片）：每次 3 粒（片），每日 3 次。包衣浓缩丸：每次 9 丸，每日 2 次。饭后服，经期停服，1 个疗程 3 个月。

化癥回生片（口服液）　由益母草、鳖甲胶、红花、花椒、烫水蛭、苏木、醋三棱、两头尖、川芎、醋香附、降香、高良姜、没药、人工麝香、五灵脂、虻虫、醋延胡索、蒲黄炭、乳香、干漆、制吴茱萸、阿魏、肉桂、醋艾叶炭、紫苏子、人参、姜黄、炒苦杏仁、盐小茴香、桃仁、丁香、大黄、当归、白芍、熟地黄组成。能消癥化瘀。用于癥积血痹、妇女干血痨、产后瘀血、少腹疼痛拒按、痛经、经闭、子宫肌瘤及肝脾肿大、肝硬化等。饭前温酒送服，每次 5～6 片，每日 2 次。口服液：一次 10ml，一日 2 次。

脉血康胶囊　由水蛭组成。能破血，逐瘀，通脉止痛。用于癥瘕痞块，血瘀经闭，跌打损伤。口服，一次 2～4 粒，一日 3 次。

散结镇痛胶囊　由龙血竭、三七、浙贝母、薏苡仁组成。能软坚散结，化瘀定痛。用于痰瘀互结兼气滞所致的继发性痛经、月经不调、盆腔包块、不孕、子宫内膜异位症见上述症状者。每次 4 粒，每日 3 次。于月经来潮第一天开始服药，连服 3 个月经周期为 1 个疗程。

二、乳腺增生

【特别提示】 本类中成药多含有具疏肝理气、活血化瘀功效的药物，孕妇禁用。保持心情舒畅，避免精神因素的刺激。

红金消结片（胶囊、浓缩丸）　由三七、香附、八角莲、鼠妇虫、黑蚂蚁、金荞麦、五香血藤、鸡矢藤、大红袍、柴胡组成。能疏肝理气，软坚散结，活血化瘀，消肿止痛。用于气滞血瘀所致的乳腺小叶增生、子宫肌瘤、卵巢囊肿。片剂（胶囊）：一次 4 片（粒），一日 3 次。浓缩丸：每次 10 丸，每日 3 次。

乳核散结片（胶囊）　由当归、黄芪、山慈菇、漏芦、柴胡、郁金、昆布、海藻、淫羊藿、鹿衔草组成。能舒肝解郁，软坚散结，理气活血。用于乳腺囊性增生、乳痛症、乳腺纤维瘤、成年男性乳房发育症等。每次 4 片（粒），每日 3 次。

乳康片（丸、胶囊）　由夏枯草、丹参、三棱、莪术、乳香、没药、玄参、牡蛎、浙贝母、瓜蒌、海藻、黄芪、白术、炒鸡内金、天冬组成。能舒肝活血，祛痰软坚。用于肝郁气滞、痰瘀互结所致的乳癖，症见乳房肿块或结节，数目不等，大小形态不一，质地软或中等硬，或经前胀痛，乳腺增生病见上述证候者。片剂：每次 2～3 片，每日 2 次。丸剂：一次 0.5～0.75g，一日 2 次。胶囊：一次 2～3 粒，一日 2～3 次。饭后服用，20 天为 1 个疗程。间隔 5～7 天，继续第 2 个疗程，亦可连续服用。

乳块消片（丸、胶囊） 由橘叶、丹参、皂角刺、炒王不留行、川楝子、地龙组成。能疏肝理气，活血化瘀，消散乳块。用于肝气郁结、气滞血瘀所致乳腺增生、乳房肿胀。每次 4～6 片（粒），每日 3 次。

乳宁片（胶囊、颗粒） 由石刁柏组成。能疏肝养血，理气解郁。用于肝气郁结所致的乳癖，症见经前乳房胀痛、两胁胀痛、乳房结节、经前疼痛加重；乳腺增生见上述证候者。片剂（胶囊），一次 4～6 片（粒）；颗粒，开水冲服，每次 1 袋，均每日 3 次。20 天为 1 个疗程。

乳癖散结胶囊（片、颗粒） 由夏枯草、川芎、僵虫、鳖甲、柴胡、赤芍、玫瑰花、莪术、当归、延胡索、牡蛎组成。能行气活血，软坚散结。用于气滞血瘀所致乳腺增生病，症见乳房疼痛、乳房肿块、烦躁易怒、胸胁胀满。胶囊（片剂）：每次 4 粒（片），每日 3 次。颗粒：开水冲服，一次一袋，一日 3 次。30 天为一个疗程。

乳癖舒胶囊（片） 由瓜蒌皮、蒲公英、丹参、土贝母、延胡索、柴胡、赤芍组成。能舒肝解郁，活血解毒，软坚散结。用于肝气郁结、毒瘀互阻所致的乳腺增生，乳腺炎。口服，一次 5 粒（片），一日 3 次。孕妇慎服。

乳癖消片（胶囊、颗粒） 由鹿角、昆布、海藻、三七、鸡血藤、蒲公英、赤芍、漏芦、牡丹皮、玄参、天花粉、夏枯草、红花、连翘、木香组成。能软坚散结，活血消痈，清热解毒。用于乳癖结块，乳痈初起；乳腺囊性增生病及乳腺炎前期。片剂，每次 5～6 片；胶囊，每次 4～5 粒；颗粒，每次 8g；均每日 3 次。

乳增宁胶囊 由艾叶、淫羊藿、柴胡、川楝子、土贝母、天冬组成。能疏肝解郁，调理冲任。用于肝郁气滞、冲任失调引起的乳痛及乳腺增生。片剂，每次 2～3 片，胶囊，每次 4 粒；均每日 3 次。

夏枯草口服液（颗粒、胶囊、片、膏） 由夏枯草组成。能清火明目，散结消肿。用于头痛目眩，瘰疬，瘿瘤，乳痈脓肿，甲状腺肿大，淋巴结结核，乳腺增生，高血压病。口服液，每次 10ml；颗粒，一次 1 袋；胶囊，一次 2 粒；片剂，一次 6 片；膏剂，一次 9g；均一日 2 次。

消核片 由丹参、浙贝母、海藻、昆布、玄参、漏芦、郁金、夏枯草、白花蛇舌草、半枝莲、牡蛎、白芥子、金果榄、甘草组成。能软坚散结，行气活血，化痰通瘀。用于女性乳腺增生；尤其适用于中青年妇女的乳痛症、乳腺小叶增生症等。每次 5 片，每日 3 次。饭后服，3 个月为 1 个疗程。

消结安胶囊 由益母草、鸡血藤、三叉苦、连翘、功劳木、土茯苓组成。能活血化瘀，软坚散结。用于气滞血瘀所致乳癖，乳腺小叶增生，卵巢囊肿，子宫肌瘤见上述证候者。一次 2 粒，一日 3 次。

消乳散结胶囊 由柴胡、炒白芍、醋香附、玄参、昆布、瓜蒌、夏枯草、牡蛎、当归、猫爪草、黄芩、丹参、土贝母、山慈菇、全蝎、牡丹皮组成。能疏肝解郁，化痰散结，活血止痛。用于肝郁气滞、痰瘀凝结所致的乳腺增生，乳房胀痛。每次 3 粒，每日 3 次。

小金丸（片、胶囊） 由人工麝香、醋乳香、醋没药、地龙、酒当归、枫香脂、制草乌、醋五灵脂、木鳖子（去壳去油）、香墨组成。能散结消肿，化瘀止痛。用于乳腺增生及组织细胞异常增生、炎症性疾病、带状疱疹等。糊丸，嚼碎后每次 2～5 丸；微丸，每次 1～2 袋；均每日 2 次，饭前温开水送服，或黄酒送服。片剂：一次 2～3 片，一日 2 次。胶囊：一次 3～7 粒，一日 2 次。

岩鹿乳康片 由岩陀、鹿衔草、鹿角霜组成。能益肾，活血，软坚散结。用于肾阳不足、气滞血瘀所致的乳腺增生。口服。一次 3～5 片，一日 3 次，饭后服用。月经前15 天开始服，至月经来时停药。

肿痛气雾剂 由七叶莲、三七、滇草乌、雪上一枝蒿、金铁锁、火把花根、金叶子、八角莲、玉葡萄根、披麻草、重楼、灯盏细辛、白及等组成。能消肿镇痛，活血化瘀，消痞散结。用于跌打损伤，风湿性关节炎，肩周炎，痛风关节炎，乳腺小叶增生。外用：摇匀后喷于皮肤未破损的患处。局部破损处者和孕妇均忌用。

第六节 不孕不育症

【**特别提示**】保持心情舒畅，积极参加健康的体育活动。不要背负过重的心理负担，经常进行自我心理疏导，保持乐观开朗的生活态度。适龄生育，重视婚前体检，早发现早治疗，切勿病急乱投医。

定坤丹（丸） 由红参、鹿茸、西红花、三七、白芍、熟地黄、当归、白术、枸杞子、黄芩、香附、茺蔚子、川芎、鹿角霜、阿胶、延胡索等组成。能滋补气血，调经舒郁。用于气虚血亏，肝郁不舒引起的妇科病；气血两虚兼郁滞的月经不调，行经腹痛，崩漏下血，赤白带下，贫血衰弱，血晕血脱，产后诸虚，骨蒸潮热；功能性子宫出血，青春期、更年期子宫出血等及不孕症。每次半丸至 1 丸，每日 2 次，温黄酒或温开水送服。

暖宫孕子丸 由当归、白芍、川芎、熟地黄、阿胶、黄芩、续断、杜仲、香附、艾叶组成。能调经补血，暖宫助孕。用于妇女气血亏虚、冲经虚寒所致的月经后期，量少色淡，或挟有血块，小腹冷痛，婚后久不受孕，舌苔薄白，舌质淡或有瘀斑，脉沉细或沉迟。每次 8 丸，每日 2～3 次。

培坤丸 由炙黄芪、陈皮、炙甘草、炒白术、北沙参、茯苓、酒当归、麦冬、川芎、炒酸枣仁、酒白芍、砂仁、杜仲炭、核桃仁、盐胡芦巴、醋艾叶炭、龙眼肉、山茱萸、制远志、熟地黄、五味子组成。能补气血，滋肝肾。用于妇女血亏，消化不良，月经不调，赤白带下，小腹冷痛，气血衰弱，久不受孕。用黄酒或温开水送服。小蜜丸，每次9g；大蜜丸，每次 1 丸；均一日 2 次。

第七节 先兆性流产

【**特别提示**】妊娠早期避免做重体力劳动、压迫腹部，保持营养均衡。

安胎丸 由当归、黄芩、川芎、炒白芍、白术组成。能益气养血，安胎和胃。主治气血两亏、习惯性流产引起的胎动不安、腰膝酸软、恶心呕吐、不思饮食、头晕目眩等；先兆性流产、妊娠贫血等。尚可用于胃脘痛，脾胃虚寒与肝气郁结型胃脘痛疗效尤佳。每次9g，每日2次。

安胎益母丸 由熟地黄、当归、白芍、川芎、阿胶、党参、白术、茯苓、砂仁、杜仲、续断、陈皮、香附、艾叶、益母草、黄芩、甘草组成。能调经养血，健脾益气，安胎。用于先兆性流产、习惯性流产，气血两虚、肝肾不足引起的妊娠胎动不安、月经不调。每次9g，每日2次。

保胎灵片 由熟地黄、五味子、槲寄生、杜仲、山药、白芍、龙骨、牡蛎、白术、巴戟天、阿胶、枸杞子、续断、菟丝子组成。能补肾，固中，安胎。用于先兆性流产、习惯性流产。一次3片，一日3次。

保胎丸 由黄芪、炒白术、槲寄生、菟丝子、熟地黄、当归、白芍、川芎、麸炒枳壳、姜厚朴、黄芩、荆芥穗、羌活、醋艾叶炭、砂仁、平贝母、甘草组成。能益气养血，补肾安胎。用于气血不足，肾气不固所致的胎漏，胎动不安；症见小腹坠胀，或见阴道小量出血，或屡经流产，伴有神疲乏力，腰膝酸软。每次1丸（9g），每日2次。

参茸白凤丸 由人参、熟地黄、鹿茸、黄芩、白术、当归、白芍、川芎、胡芦巴、续断、党参、黄芪、砂仁、桑寄生、香附、益母草、延胡索、炙甘草组成。能益气补血，调经安胎。用于气血不足，月经不调，经期腹痛，经漏早产。胎动不安多因气血虚弱，营养不足，胎气不固所致，症见阴道少量流血，色淡红，质稀薄；腰腹胀痛或坠胀，神疲肢倦，面色无华，舌淡苔白，脉细滑；先兆性流产见上述证候者。水蜜丸，每次6g；大蜜丸，每次1丸（9.4g），均每日1次。

参茸保胎丸 由党参、黄芩、龙眼肉、羌活、鹿茸、川贝母、砂仁、菟丝子、香附、艾叶、熟地黄、白芍、阿胶、桑寄生、川芎、续断、化橘红、杜仲、茯苓、山药、白术、当归、炙甘草组成。能滋养肝肾，补血安胎。治肝肾不足，营血亏虚，身体虚弱，腰膝酸痛、小腹坠胀、妊娠下血、胎动不安、胎漏、妊娠腰痛、腹痛及不孕等。每次15g，每日2次。

千金保孕丸 由当归、熟地黄、川芎、甘草、阿胶、艾叶、杜仲、白术、菟丝子、续断、黄芩、厚朴、黄芪、白芍、枳壳、砂仁、川贝母组成。能补气养血，安胎，理脾固肾。用于胎动不安、胎漏、妊娠期腰酸腹痛，神疲乏力，苔白舌淡，脉细滑；预防流产。每次1丸，每日3次。

嗣育保胎丸 由黄芪、党参、茯苓、甘草、熟地黄、荆芥穗、枳壳、川贝母、羌活、人参、白术、当归、川芎、白芍、艾叶（炭）、阿胶、桑寄生、菟丝子、鹿茸粉、厚朴组成。能补气养血，安胎保产。用于气血不足引起的孕妇恶心呕吐、腰酸背痛、足膝水肿、胎动不安、屡经流产等。每次2丸，每日2次。

孕妇金花丸（片） 由栀子、金银花、当归、白芍、川芎、地黄、黄芩、黄柏、黄连组成。能清热，安胎。治胎火热盛引起的头痛目赤、眩晕、口鼻生疮、咽喉肿痛、牙龈疼痛、二便不通或胎动下坠、小腹作痛、心烦不安、口干舌燥、渴喜冷饮、小便短黄等症。水丸，每次6g；蜜丸，每次1丸；片剂，每次4片；均每日2次。

孕康合剂（颗粒） 由山药、续断、黄芪、当归、狗脊、菟丝子、桑寄生、杜仲、补骨脂、党参、茯苓、白术、阿胶、地黄、山茱萸、枸杞子、乌梅、白芍、砂仁、益智、苎麻根、黄芩、艾叶组成。能健脾固肾，养血安胎。用于肾虚型和气血两虚型先兆性流产、习惯性流产。口服液，每次 20ml；颗粒，开水冲服，每次 1 袋；均空腹服用，每日 3 次。

滋肾育胎丸 由菟丝子、人参、续断、巴戟天、杜仲、党参、白术、桑寄生、阿胶、熟地黄、何首乌、枸杞子、艾叶、砂仁、鹿角霜组成。能补肾健脾，益气培元，养血安胎，强壮身体。用于防治习惯性流产、先兆性流产、胎漏，对男女肾虚不育、不孕及肾亏、气血亏损、身体虚弱均有一定疗效。每次 9g，每日 2 次，空腹温开水送服。

第八节 产后恶露不绝

【特别提示】产后注意适当休息，注意产褥卫生，避免感受风寒。增加营养，不宜过食辛燥之品。

产妇安颗粒（口服液） 由当归、益母草、川芎、桃仁、红花、干姜（炮）、甘草组成。能化瘀生新。用于瘀血内阻所致的产后恶露不绝，症见出血过多，色紫暗或有血块，小腹疼痛的产妇。颗粒：开水冲服，一次 6g，一日 2 次。口服液：每次 25ml，每日 2 次。

产复康颗粒 由益母草、当归、人参、黄芪、何首乌、桃仁、蒲黄、熟地黄、醋香附、昆布、白术、黑木耳组成。能益气养血，排瘀生新。用于产后恶露不绝，产后出血过多，腰膝酸软，倦怠无力，气血两亏；促进产后康复，防治产后疾病。开水冲服，产后每次 20g，每日 3 次，5～7 天为 1 个疗程；产褥期可长期服用。

加味生化颗粒 由当归、益母草、川芎、桃仁、赤芍、阿胶、炮姜、艾叶、荆芥、炙甘草组成。能活血化瘀，温经止痛。用于瘀血不尽、冲任不固所致的产后恶露不绝，症见恶露不止，色紫暗或有血块，小腹冷痛。开水冲服，每次 30g，每日 3 次。

生化丸 由当归、川芎、桃仁、干姜（炒炭）、甘草组成。能养血祛瘀。用于子宫复旧不良、宫缩痛、人流及引产等受寒恶露不尽、不行、不畅、挟有血块，小腹冷痛。每次 1 丸，每日 3 次。

十一味能消丸 由藏木香、小叶莲、干姜、沙棘膏、诃子、蛇肉、方海、北寒水石、硇砂、大黄、碱花组成。能化痰行血，通经催产。用于经闭，月经不调，难产及胎盘不下，产后瘀血腹痛。每次 1 丸，每日 2 次。

胎产金丸 由紫河车、鳖甲、人参、白术、茯苓、五味子、当归、延胡索、没药、香附、黄柏、白薇、艾叶炭、赤石脂、藁本、甘草组成。能补肾填精，益气养血，化瘀调经。用于肾精亏损、气血两虚挟瘀所致的产后恶露不绝，症见失血过多，腰酸腹痛，足膝浮肿，倦怠乏力，短气懒言，五心烦热，面色潮红，舌淡，苔薄白，脉细弱，产后子宫复旧不全见上述证候者。温黄酒或温开水送服；大蜜丸，每次 1 丸；小蜜丸，每次 30 粒；均每日 2 次。

乌金片（丸） 由益母草、小茴香油、川芎、补骨脂、吴茱萸、当归、艾叶、白芍、莪术、蒲黄、百草霜、三棱、香附、熟地黄、延胡索、木香组成。能通经化瘀。用于气血瘀滞引起的胸胁刺痛；产后瘀血不行、痛经、产后缩宫性疼痛等痛证。片剂，一次 4 片；蜜丸，一次 1 丸；均每日 2 次。

五加生化胶囊 由刺五加浸膏、当归、川芎、桃仁、干姜、甘草组成。能益气养血，活血祛瘀。用于经期及人流术后、产后气虚血瘀所致阴道流血，血色紫暗或有血块，小腹疼痛按之不减，腰背酸痛，自汗，心悸气短，舌淡、兼见瘀点，脉沉弱等。口服。一次 6 粒，一日 2 次。温开水送服，疗程 3 天。

新生化颗粒 由当归、益母草、川芎、红花、桃仁、炙甘草、干姜组成。能活血，祛瘀，止痛。用于产后恶露不行，小腹疼痛，也适用于上节育环后引起的阴道流血（月经过多）。热开水冲服，每次 2 袋，每日 2～3 次。

第九节 产后缺乳

【特别提示】哺乳期妇女忌食辛辣，勿过食咸味、酸味，宜食富有营养的食物；本类药物不适宜恶露过多者、感冒发热者、孕妇；高血压患者慎用。

补血生乳颗粒 由黄芪、当归、白芍、茯苓、甘草、王不留行、川芎、枳壳、桔梗组成。能益气补血，通络生乳。用于气血亏虚所致的产后缺乳病，症见产后气血不足、乳汁少、甚或全无、乳汁清稀、乳房柔软等。开水冲服，每次 4g，每日 2 次，5 天为 1 个疗程。

乳泉颗粒 由王不留行、当归、穿山甲、天花粉、漏芦、炙甘草组成。能养血通经，下乳。用于气滞血瘀所致的产后乳汁过少，症见产后乳汁少或无，乳房柔软，神疲乏力。每次用开水冲服 15g，每日 2 次。

生乳灵糖浆（合剂） 由当归、熟地黄、炙黄芪、党参、玄参、麦冬、穿山甲、知母组成。能补气养血，通络下乳。治气血不足，乳络阻滞引起的少乳、缺乳汁症。用于产后气滞郁结，乳腺阻塞引起的乳少汁稀，虚陷不生等症。每次 100ml，每日 2 次。

生乳汁 由当归、熟地黄、黄芪、党参、玄参、麦冬、穿山甲（代）、知母、赤砂糖组成。能补气养血，通络下乳。治产后气血虚弱，乳汁量少，清稀，或乳汁不通；产后气血不足的乳汁不足、短少、稀薄及虚陷不生等。温热服用，每次 50～100ml，每日 2 次。

通络生乳糖浆 由穿山甲（代）、丝瓜络、鹿角、马悬蹄、天花粉、北沙参组成。能通经活络，消肿散结，下乳。治缺乳症。用于乳络不通、气血不调引起的乳房胀痛，乳汁不通或稀少、稀薄等产后缺乳症。每次 40～50ml，每日 3 次。

通乳颗粒 由黄芪、熟地黄、通草、天花粉、党参、路路通、当归、川芎、白芍、柴胡、王不留行、穿山甲（代）、鹿角霜组成。能补气养血，通络行乳，舒肝解郁。治产后气血亏虚，乳少或乳汁不通，或因肝气郁结，气机不畅所致乳汁不通，乳汁不下；气机不畅，不能化生及运行乳汁之产后缺乳症。开水冲服，每次 20～30g，每日 3 次，3～5 天为一个疗程。

涌泉散 由当归、穿山甲（代）、王不留行、川芎组成。能养血，活血，催乳。治妇女乳汁不通。乳行不畅，乳房胀痛或有肿块以及由血虚气滞引起的乳汁不通，肝气郁结、气机不畅所致的乳脉不通，乳汁不下。每次 3～6g，每日 2～3 次，温开水冲服；3～5 日为 1 个疗程，服后吃猪蹄汤。

第十节　更年期综合征

【特别提示】更年期妇女应多补充富含天然雌激素的食物，如大豆、坚果等。保持心情舒畅，积极乐观地看待正常的更年期。

妇宁胶囊　由益母草、党参、生地黄、当归、熟地黄、陈皮、乌药、白芍、川芎、白术、香附、木香、紫苏叶、阿胶、砂仁、黄芩、沉香、川牛膝、琥珀、茯苓、甘草组成。能养血调经，顺气解郁。主治阴虚肝火旺、心血不足引起的绝经期综合征，症见绝经前后，胁痛口苦、烦躁易怒、头晕心悸、失眠多梦、潮热汗出或伴月经失调等；经行情志异常，逢经行前期或经期出现烦躁不安、头痛失眠、心悸怔忡、精神恍惚、不思饮食。每次 4 粒，每日 3 次。

更年安片（胶囊）　由生地黄、熟地黄、泽泻、麦冬、玄参、牡丹皮、茯苓、珍珠母、仙茅、五味子、磁石、首乌藤、钩藤、制何首乌、浮小麦组成。能滋阴潜阳，除烦安神。主治妇女绝经期潮热汗出，耳鸣眩晕，失眠多梦，烦躁不安，血压不稳。片剂，每次 6 片，每日 2～3 次；胶囊，每次 3 粒，每日 3 次；温开水送服。

更年宁　由墨旱莲、女贞子、牡丹皮、香附、白芍、当归、玄参、柴胡、郁金、黄芩、党参、薄荷、川芎、茯苓、石菖蒲、陈皮、干姜、白术、丹参、王不留行、人参、法半夏 22 味组成。能疏肝解郁，益气养血，健脾安神。用于绝经前后引起的心悸气短，烦躁易怒，眩晕失眠，阵热汗出，胸乳胀痛，月经紊乱。水蜜丸，一次 1～2 瓶（4～8g）；大蜜丸，一次 1～2 丸；均一日 2～3 次。

更年女宝片　由刺五加、赤芍、当归、牡丹皮组成。能补肾益脾，补肝益血，凉血祛瘀。用于妇女血痹，面容不润，乏力气少，胸闷烦躁，口干舌燥，食欲缺乏，精神萎靡，周身困乏，发热自汗；妇女绝经期综合征。每次 4 片，每日 2～3 次。

坤泰胶囊　由熟地黄、黄连、白芍、黄芩、阿胶、茯苓组成。能滋阴清热，安神除烦。用于绝经期前后诸症，阴虚火旺者，症见潮热面红、自汗盗汗、心烦不宁、失眠多梦、头晕耳鸣、腰膝酸软、手足心热；妇女卵巢功能衰退、更年期综合征见上述表现者。一次 4 粒，每日 3 次，2～4 周为 1 个疗程。

希明婷片　由升麻总皂苷组成。能升阳舒郁。用于女性围绝经期综合征（更年期综合征），改善烘热汗出、烦躁易怒、失眠、胁痛、头晕耳鸣、腰膝酸软、忧郁寡欢等症状。饭后每次 1 片，每日 3 次。4 周为 1 个疗程。

第十章

儿科疾病用中成药

第一节 小儿咳嗽

【特别提示】本类中成药需辨证使用，根据小儿不同年龄选用相应剂量。脾虚易腹泻者慎用。服药期间饮食宜清淡，忌食辛辣、生冷、油腻食物。

一、痰热证

宝咳宁颗粒 由紫苏叶、桑叶、浙贝母、麻黄、陈皮、桔梗、黄芩、麸炒枳壳、制天南星、天花粉、前胡、炒苦杏仁、甘草、青黛、人工牛黄、炒山楂组成。能清热解表，止咳化痰。用于小儿外感风寒、内热停食引起的头痛身热、咳嗽痰盛，气促作喘，咽喉肿痛，烦躁不安。每次1袋，每日2次；周岁以内小儿酌减，温开水冲服。

保童化痰丸 由黄芩、黄连、紫苏叶、葛根、胆南星、天竺黄、前胡、浙贝母、桔梗、苦杏仁、陈皮、化橘红、法半夏、木香、枳壳、党参、茯苓、甘草、冰片、朱砂、羌活组成。能清热化痰，止咳定喘。用于小儿痰热蕴肺兼感风寒所致的咳嗽痰盛、气促喘急、烦躁不安、头痛身热。每次1丸（3g/丸），每日2次；周岁以内儿童酌减，1～14岁不同年龄遵医嘱。

儿童咳液 由蓼大青叶、紫菀、前胡、枇杷叶、桔梗、麻黄、苦杏仁、百部、甘草组成。能清热化痰，宣降肺气，止咳平喘。用于痰热阻肺所致的咳嗽，症见咳嗽气喘、吐痰黄稠、咳痰不爽、胸闷气促、口干咽痛；急、慢性支气管炎见上述证候者。口服，1～3岁，每次5ml；4岁以上，每次10ml；均每日4次。

儿童清肺丸 由麻黄、甘草、葶苈子、煅青礞石、炒苦杏仁、炒紫苏子、紫苏叶、前胡、石膏、黄芩、板蓝根、浙贝母、蜜枇杷叶、蜜桑白皮、瓜蒌皮、橘红、法半夏、薄荷、白前、石菖蒲、天花粉、细辛组成。能清肺，化痰，止咳。用于小儿风寒外束，肺经痰热，面赤身热，咳嗽气促，痰多黏稠，咽痛声哑；小儿气管炎、支气管炎、病毒性肺炎、百日咳等。蜜丸：每次1丸，每日2次；3岁以下儿童，每次半丸。口服液：每次20ml；6岁以下每次10ml，每日3次。

小儿百部止咳糖浆 由蜜百部、苦杏仁、桔梗、桑白皮、麦冬、知母、黄芩、陈皮、甘草、制天南星、枳壳组成。能清肺止咳化痰。用于小儿肺热咳嗽、百日咳、痰多黄稠。

2 岁以上，每次 10ml；2 岁以下，每次 5ml；均每日 3 次。

小儿肺闭宁片　由麻黄、苦杏仁、石膏、黄芩、桔梗、葶苈子、紫苏子、海浮石、橘红、前胡、细辛、川贝母、旋覆花、枳壳、人参、麦冬、五味子、甘草、大枣组成。能宣肺清热，止咳化痰定喘。用于肺热咳嗽，喘促，喉中痰鸣，呼吸困难；哮喘性支气管炎、喘息型支气管炎等。非实热咳喘证、肺炎早期无咳喘者勿用。1 岁，每次 2 片，每增 1 岁增加 1 片，4 岁以上遵医嘱用，每日 2～3 次。

小儿肺热咳喘颗粒（口服液）　由金银花、连翘、板蓝根、生石膏、麻黄、苦杏仁、鱼腥草、黄芩、知母、麦冬、甘草组成。能清热解毒，宣肺止咳化痰。主治发热，口渴欲饮，呼吸气促，喘憋鼻扇，烦躁不安，夜寐不宁；小儿上呼吸道感染、支气管炎、肺炎等见上述症状者。颗粒：1 岁以内，每次 4g；1～2 岁，每次 6g；3～5 岁，每次 8g；6 岁以上，每次 12g；均每日 3 次，开水冲服。口服液：1～3 岁，每次 10ml，每日 3 次；4～7 岁，每次 10ml，每日 4 次；8～12 岁，每次 20ml，每日 3 次。

小儿肺热清颗粒　由麻黄、石膏、苦杏仁、桑白皮、葶苈子、当归、丹参、地龙、僵蚕、甘草组成。能清肺化痰，止咳平喘。用于小儿急性支气管炎引起的肺热咳嗽、咳痰、痰多色黄、小便黄、大便干、舌红、苔黄或腻、脉滑数等症状。冲服，1～3 岁一次 4g，3～7 岁一次 6g，7～12 岁一次 8g，12～14 岁一次 12g，一日 3 次。疗程为 5 天。

小儿清肺止咳片　由紫苏叶、紫苏子、菊花、射干、葛根、川贝母、苦杏仁、桑白皮、前胡、栀子、黄芩、知母、板蓝根、枇杷叶、人工牛黄、冰片组成。能清热解表，止咳化痰。用于小儿外感风热内闭肺火所致的身热咳嗽、气促痰多、烦躁口渴、大便干燥。风寒感冒者不宜用。1 周岁以内者，每次 1～2 片；1～3 岁者，每次 2～3 片；3 岁以上者，每次 3～5 片；均每日 2 次。

小儿肺炎散　由人工牛黄、黄连、生石膏、胆南星、川贝母、法半夏、桑白皮、天麻、朱砂、冰片、甘草组成。能清热宣肺，涤痰定喘，息风镇惊。主治热痰闭肺之肺热咳喘；肺炎、支气管炎、支气管哮喘见上述症状者。每次 0.6～0.9g，每日 2 次；3 岁以下儿童酌减。

小儿化痰止咳糖浆（颗粒）　由盐酸麻黄碱、桔梗流浸膏、桑白皮流浸膏、吐根酊组成。能祛痰镇咳。用于小儿上呼吸道感染及小儿咳嗽、支气管炎。糖浆：1～2 岁 2～3ml，2～5 岁一次 3～5ml，6～10 岁一次 5～10ml，一日 3～4 次。颗粒：1 岁，每次半袋；2～5 岁，每次 1 袋；6～10 岁，每次 1～2 袋；1 岁以内依次递减或遵医嘱。

小儿久嗽丸　由麻黄、苦杏仁、石膏、枇杷叶、桑白皮、竹茹、海浮石、葶苈子、紫苏子、款冬花、法半夏、桑叶、忍冬藤、藿香、僵蚕、沉香、石菖蒲组成。能疏风散热，止嗽化痰。用于上呼吸道感染及急慢性气管炎、百日咳等所致的咳嗽痰多、久咳等症。1 岁以下，每次半丸，每日 2 次；1～3 岁，每次 1 丸，每日 2 次；3 岁以上，每次 1 丸，每日 3 次。

小儿咳喘颗粒（口服液）　由麻黄、苦杏仁、黄芩、川贝母、天竺黄、紫苏子、僵蚕、山楂、莱菔子、石膏、鱼腥草、细辛、茶叶、甘草、桔梗组成。能清热解毒，止咳祛痰，宣肺平喘。治风热壅肺发热、痰多而稠或喉中痰鸣、口渴、咽部红肿、小便黄少、大便不畅等；急性支气管炎、轻型支气管炎等见上述证候者。颗粒：温开水冲服，1 周岁以内，每次 2～3g；1～5 岁，每次 3～6g；均每日 3 次。口服液：1 周岁以内，每次 5ml，每日 2 次；1～2 岁，每次 10ml，每日 2 次；3～6 岁，每次 10ml，每日 3 次；7～12 岁，每次 10ml，每日 4 次。疗程 7 天。

小儿咳喘灵颗粒（口服液） 由麻黄、石膏、苦杏仁、瓜蒌、板蓝根、金银花、甘草组成。能宣肺，止咳，平喘，消热。主治上呼吸道感染、气管炎、肺炎，发热或不发热，咳嗽有痰，气促。颗粒：开水冲服，2 岁以内，每次 1g；3～4 岁，每次 1.5g；5～7 岁，每次 2g；均每日 3～4 次。口服液：2 岁以内，每次 5ml；3～4 岁，每次 7ml；5～7 岁，每次 10ml；均每日 3～4 次。

小儿咳嗽宁糖浆（口服液） 由桑叶、桑白皮、桔梗、前胡、六神曲、麦芽、山楂、黄芩、枇杷叶、瓜蒌、浙贝母、陈皮、苦杏仁、芦根、牛蒡子组成。能宣肺止咳，健脾化痰。主治外感风热或外感风寒郁久化热、内有积滞、蕴湿成痰所致的风热咳嗽、肺炎等症，症见咳嗽不爽，痰黄黏稠，不易咳出，口渴咽痛，胸闷纳呆，二便不调，或伴身热头痛，甚则喘息气粗；气管炎、支气管炎及肺炎恢复期。初生儿，每次 5ml；半岁至 3 岁，每次 5～10ml；4～6 岁，每次 15ml；7～12 岁，每次 15～20ml；均每日 3～4 次。

小儿麻甘颗粒 由麻黄、石膏、地骨皮、苦杏仁、黄芩、桑白皮、紫苏子、甘草组成。能清热利咽，止咳平喘。用于小儿肺炎、支气管炎、急性咽炎等，有发热、喘急、咳嗽痰鸣、口渴等症状者。温开水冲服，1 周岁以内，每次 0.8g；1～3 岁，每次 1.6g；4 岁以上，每次 2.4g；均每日 4 次。

小儿牛黄清肺散（片） 由茯苓、川贝母、白前、黄芩、百部、法半夏、沉香、胆南星、石膏、冰片、人工牛黄组成。能清肺化痰，止咳。用于肺热咳嗽，痰热喘促，咳吐黄痰，小便短赤，便秘；支气管炎、百日咳、肺炎见上述症状者。片剂：1 岁以内，每次 2 片；1～3 岁，每次 2～4 片；均每日 2 次。散剂：周岁以内，一次 0.5g，1～3 岁，一次 0.5～1g，均一日 2 次。

小儿清肺化痰口服液（颗粒） 由麻黄、石膏、炒苦杏仁、前胡、葶苈子、炒紫苏子、黄芩、竹茹组成。能清热化痰、止咳平喘。用于小儿风热犯肺所致咳嗽，症见呼吸气促、咳嗽痰喘、喉中作响。口服液：1 周岁以内，每次 3ml；1～5 岁，每次 10ml；5 岁以上，每次 15～20ml；均每日 2～3 次。用时摇匀。颗粒：用开水冲服，周岁以内，每次 3g；1～5 岁，每次 6g；5 岁以上，每次 9～12g；均每日 2～3 次。

小儿清肺散 由茯苓、清半夏、川贝母、百部、黄芩、胆南星、白前、石膏、沉香、冰片组成。能清热化痰，止咳平喘。用于急性气管炎、支气管炎、病毒性肺炎、百日咳等症见小便短赤，咳嗽喘促，痰涎壅盛，咳吐黄痰者。开水冲服，每次 0.25g，每日 2 次。

小儿清肺消炎栓 由人工牛黄、忍冬叶、黄芩、连翘、水牛角、竹叶、浙贝母、青礞石、大黄、石膏、甘草组成。能清热解毒，化痰止咳。主治肺热炽盛、痰浊内阻所致壮热烦躁，喉鸣痰壅，喘促憋闷，呼吸困难，鼻扇，胸高抬肩，便秘；肺炎、支气管炎、支气管哮喘、急性上呼吸道感染、习惯性便秘等见上述症状者。肛门给药，每次 1 粒，每日 2～3 次。

小儿清热止咳合剂 由麻黄、甘草、北豆根、炒苦杏仁、石膏、黄芩、板蓝根组成。

能清热，宣肺，平喘，利咽。主治小儿外感引起的邪毒内盛，发热恶寒，咳嗽痰黄，气促喘息，口干音哑，咽喉肿痛，乳蛾红肿。1～2 岁，每次 3～5ml；3～5 岁，每次 5～10ml；6～14 岁，每次 10～15ml；均每日 3 次。

小儿消咳片 由白屈菜、百部、天冬、南沙参、白前、侧柏叶、木蝴蝶组成。能清肺润燥，化痰止咳，解毒利咽。治小儿咳嗽、小儿急慢性气管炎、痰热或燥痰咳嗽。6 个月至 1 岁，每次 0.5 片；1～3 岁，每次 1 片；3 岁以上，每次 2 片；均每日 3 次。

小儿珍贝散 由川贝母、天竺黄、胆南星、煅硼砂、人工牛黄、冰片、珍珠、沉香组成。能清热，止咳化痰。用于小儿平素肺内蕴热，热邪犯肺，灼液成痰，痰热交结所致的咳嗽喘息，吐痰黄稠，身热口渴，气急鼻扇，苔黄腻，脉滑数；小儿气管炎、支气管炎、哮喘见上述症状者。2 岁以下，每次 0.15～0.3g；3～5 岁，每次 0.3～0.6g；6～12 岁，每次 0.6～0.9g；均每日 3 次。

小儿止咳糖浆 由氯化铵、甘草流浸膏、桔梗流浸膏、橙皮酊组成。能镇咳祛痰。用于小儿感冒引起的咳嗽及支气管炎、咽喉炎等。2～5 岁，每次 5ml；2 岁以下酌减；5 岁以上，每次 5～10ml，均每日 3～4 次。

小儿止嗽金丹 由川贝母、知母、麦冬、玄参、天花粉、胆南星、瓜蒌子、紫苏叶、桑白皮、紫苏子、竹茹、杏仁、桔梗、槟榔、甘草组成。能清热润肺，止咳化痰。治咳嗽痰稠，鼻流浊涕，口渴咽痛，头昏有汗；上呼吸道感染、支气管炎、支气管哮喘见上述证候者。每次 1 丸，每日 2 次；1 周岁以内小儿酌减。

小儿止嗽糖浆 由玄参、麦冬、紫苏叶油、天花粉、胆南星、杏仁水、桔梗、竹茹、知母、川贝母、桑白皮、瓜蒌子、炒紫苏子、焦槟榔、甘草组成。能润肺清热，止嗽化痰。用于小儿痰热内蕴所致的发热、咳嗽、黄痰、咳吐不爽、口干舌燥、腹满便秘、久咳痰盛。每次 10ml，每日 2 次。周岁以内酌减。

婴儿保肺宁胶囊（散） 由川贝母、天竺黄、橘红、姜半夏、赭石、石膏、紫苏子、硼砂、百部、紫苏梗、滑石、冰片、桔梗、朱砂组成。能清热化痰，降逆止咳。用于肺热咳嗽，喘满痰盛，呕吐身热；上呼吸道感染、支气管炎、喘息型支气管炎。胶囊：每次 1 粒，每日 2 次。散剂：每次 0.5g，每日 1～2 次。

二、肺脾气虚

小儿肺宝散 由人参、黄芪、白术、桂枝、干姜、附子、炙甘草、鳖甲、地骨皮、青蒿、麦冬、枸杞子、桑白皮、紫菀、款冬花、瓜蒌、茯苓、陈皮、胆南星、鸡内金、酒大黄组成。能补气益肺，止咳化痰。用于小儿肺炎、支气管炎等肺脾气虚型。1 周岁以内者，每次 0.3g；1～2 岁，每次 0.5g；3～5 岁，每次 0.75g；6～8 岁，每次 1.0g；均每日 3 次。

小儿肺咳颗粒 由人参、北沙参、茯苓、鸡内金、白术、黄芪、桂枝、胆南星、鳖甲、淡附片、陈皮、地骨皮、麦冬、枸杞子、炙甘草、酒大黄、青蒿、干姜、瓜蒌、款冬花、紫菀、桑白皮组成。能健脾益胃，止咳平喘。用于肺脾不足、痰湿内壅所致咳嗽或痰多稠黄，咳吐不爽，气短，喘促，动辄出汗，食少纳呆，周身乏力，舌红苔厚；小儿支气管炎见上述证候者。开水冲服，1岁以下，每次2g；1～4岁，每次3g；5～8岁，每次6g；均每日3次。

第二节 小儿感冒与咽痛

一、小儿感冒

【特别提示】本类中成药需辨证使用，根据小儿不同年龄选用相应剂量。婴幼儿应在医师指导下应用。忌食辛辣、生冷、油腻食物。脾虚易腹泻者慎服。服药3天症状无缓解，或见高热者应去医院就诊。

（一）风寒感冒

儿感清口服液 由荆芥穗、薄荷、化橘红、黄芩、紫苏叶、清半夏、桔梗、甘草等药物组成。能解表清热，宣肺化痰。用于小儿外感风寒、肺胃蕴热证，症见发热恶寒，鼻塞流涕，咳嗽有痰，咽喉肿痛，口渴。1～3岁：每次10ml，一日2次。4～7岁：每次10ml，一日3次。8～14岁：每次20ml，一日3次。新生儿不宜使用。

小儿清感灵片 由羌活、苍术、川芎、黄芩、荆芥穗、白芷、地黄、甘草、防风、葛根、苦杏仁、人工牛黄组成。能发汗解肌，清热透表。主治小儿外感风寒引起的发热怕冷，肌表无汗，头痛口渴，鼻塞，咳嗽痰多，体倦。1岁以内，每次1～2片；1～2岁，每次2～3片；3岁以上，每次3～5片；均每日2次。

（二）风热感冒

儿感退热宁口服液 由青蒿、板蓝根、菊花、苦杏仁、桔梗、连翘、薄荷、甘草组成。能解表清热，化痰止咳，解毒利咽。用于小儿外感风热，内郁化火，发热，咳嗽，咽喉肿痛。10岁以上儿童，每次10～15ml；5～10岁儿童，每次6～10ml；3～5岁儿童，每次4～6ml；均每日3次。

清热灵颗粒 由黄芩、连翘、大青叶、甘草组成。能清热解毒。用于感冒热邪壅肺证，症见发热、咽喉肿痛。开水冲服，周岁以内小儿，每次5g；1～6岁，每次10g；均每日3次；7岁以上，每次15g，每日3～4次。或7岁以上冲服无糖型颗粒：每次5g，每日3～4次。

双黄连栓 由金银花、黄芩、连翘组成。能清热解毒，清宣风热。主治外感风热，发热、咳嗽、咽痛；上呼吸道感染、肺炎。直肠给药，每次1粒，每日2～3次。

小儿宝泰康颗粒 由连翘、地黄、滇柴胡、滇紫草、玄参、桑叶、浙贝母、蒲公英、南板蓝根、桔梗、莱菔子、甘草组成。能解表清热，止咳化痰。用于小儿风热外感，症见发热，流涕，咳嗽，脉浮。温开水冲服，1周岁以内，每次2.6g；1～3岁，每次4g；3～12岁，每次8g；均每日3次。

小儿风热清口服液 由金银花、连翘、板蓝根、荆芥穗、薄荷、僵蚕、防风、柴胡、黄芩、栀子、石膏、牛蒡子、桔梗、苦杏仁、淡竹叶、芦根、六神曲、枳壳、赤芍、甘草组成。能疏散风热，清热解毒，止咳利咽。用于小儿风热感冒，症见发热、咳嗽、咳痰、鼻塞流涕、咽喉红肿疼痛。3岁以下，每次10～20ml，每日4次；3～6岁，每次20～40ml；6～14岁，每次30～60ml；均每日4次。

小儿感冒颗粒（片、口服液、茶剂） 由广藿香、菊花、连翘、板蓝根、地黄、地骨皮、白薇、大青叶、石膏、薄荷组成。能疏风解表，清热解毒。主治小儿外感发热，咳嗽流涕，鼻塞，咽喉肿痛，口渴烦躁，舌苔薄黄，脉浮数；小儿风热感冒、流感、发热重及急性腭扁桃体炎、急性咽炎等见上述症状者。颗粒、茶剂：开水冲服，1岁以内，每次6g；1～3岁，每次6～12g；4～7岁，每次12～18g；8～12岁，每次24g；均每日2次。口服液：1岁以下每次服5ml，1～3岁每次服5～10ml，4～7岁每次服10～15ml，8～12岁每次服20ml，一日2次，摇匀服用。片剂：周岁以内一次1～2片；1～3岁一次2～3片；3岁以上一次3～5片；一日2次。

小儿感冒宁糖浆 由薄荷、荆芥穗、苦杏仁、牛蒡子、黄芩、桔梗、前胡、白芷、炒栀子、焦山楂、六神曲（焦）、焦麦芽、芦根、金银花、连翘组成。能疏散风热，清热止咳。用于小儿外感风热所致的感冒，症见发热、汗出不爽、鼻塞流涕、咳嗽咽痛。1周岁以内者，每次5ml；2～3岁者，每次5～10ml；4～6岁者，每次10～15ml；7～12岁者，每次15～20ml；均每日3～4次。

小儿感冒舒颗粒 由葛根、荆芥、牛蒡子、桔梗、玄参、甘草、建曲、蝉蜕组成。能疏风解表，利咽退热。用于小儿外感发热、无汗或少汗、咽痛、咳嗽等。温开水冲服。1～3岁，每次1/2袋，一日4次；4～7岁，每次1袋，一日3次；8～14岁，每次1袋，一日4次。

小儿解表颗粒（口服液） 由金银花、蒲公英、黄芩、连翘、炒牛蒡子、葛根、防风、紫苏叶、荆芥穗、人工牛黄组成。能宣肺解表，清热解毒。治小儿感冒、轻度上呼吸道感染等，症见恶寒发热，头痛咳嗽，鼻塞流涕，咽喉痛痒。颗粒：用开水冲服，1～2岁，每次4g，每日2次；3～5岁，每次4g，每日3次；6～14岁，每次8g，每日2～3次。口服液：1～2岁，每次5ml，每日2次；3～5岁，每次5ml，每日3次；6～14岁，每次10ml，每日2～3次。

小儿清热感冒片 由羌活、荆芥、防风、苍术、白芷、葛根、川芎、苦杏仁、地黄、黄芩、甘草、人工牛黄组成。能发汗解肌，清热透表。用于脏腑积热引起的发热怕冷，肌表无汗，头痛口渴，鼻塞咳嗽。口服，周岁以内一次1～2片；1～3岁一次2～3片；3岁以上一次3～5片；一日2次。注意：忌食辛辣、生冷、油腻食物。

小儿清热解毒口服液 由生石膏、知母、紫花地丁、金银花、麦冬、黄芩、玄参、连翘、龙胆、生地黄、栀子、板蓝根组成。能疏风解表，清热散瘟，解毒利咽，生津止渴。用于流行性感冒、急性咽炎、急性腭扁桃体炎等上呼吸道感染发热。1～3岁，每次5ml；4～10岁，每次5～10ml；10岁以上，每次10～20ml；均每日3次。

小儿双清颗粒 由人工牛黄、羚羊角、水牛角浓缩粉、厚朴、板蓝根、连翘、拳参、石膏、莱菔子、荆芥穗、薄荷脑、冰片组成。能清热解毒，表里双解。用于小儿外感表里俱热证；症见发热、流涕、咽红、口渴、便干、溲赤、舌红、苔黄者；急性上呼吸道感染见上述证候者。开水冲服，1周岁以内，每次0.5~1袋；1~3岁，每次1~1.5袋；4~6岁，每次1.5~2袋；7岁以上，每次2~2.5袋；均每日3次。

小儿退热颗粒（口服液）　由大青叶、板蓝根、金银花、连翘、栀子、牡丹皮、黄芩、淡竹叶、地龙、重楼、柴胡、白薇组成。能疏风解表，解毒利咽。用于小儿外感风热所致的感冒，症见发热恶心、头痛目赤、咽喉肿痛；上呼吸道感染见上述证候者。颗粒：开水冲服，5岁以下每次5g；5~10岁者每次10~15g；每日3次。口服液：5岁以下每次10ml，5~10岁，每次20~30ml，一日3次。

银翘双解栓　由连翘、金银花、黄芩、丁香叶组成。能疏解风热，清肺泻火。用于外感风热、肺热内盛所致的发热、微恶风寒、咽喉肿痛、咳嗽、痰白或黄、口干微渴、舌红苔白或黄、脉浮数或浮滑数；上呼吸道感染、扁桃体炎、急性支气管炎见上述证候者。肛门给药：每次1粒，每日3次；儿童用量酌减，应在排便后纳入肛门，以利药物迅速吸收。

（三）食积感冒

健儿清解液　由金银花、连翘、菊花、苦杏仁、山楂、陈皮组成。能清热解表，祛痰止咳，消滞和中。用于小儿外感风热兼夹食滞所致的感冒发热、口腔糜烂、咳嗽咽痛、食欲不振、脘腹胀满。每次10~15ml；婴儿，每次4ml；5岁以内，每次8ml；6岁以上酌加；均每日3次。

香苏调胃片　由广藿香、香薷、木香、紫苏叶、姜厚朴、砂仁、麸炒枳壳、陈皮、茯苓、炒山楂、炒麦芽、白扁豆、葛根、甘草、六神曲、生姜等组成。能解表和中，健胃化滞。用于胃肠型感冒，急慢性胃肠炎，消化性溃疡；胃肠积滞，外感时邪引起之身热体倦，饮食少进，呕吐乳食，腹胀便泻，小便不利。周岁以内，每次1~2片；1~3岁，每次2~3片；3岁以上，每次3~5片；成年人，每次4~6片；均每日2~3次；空腹温开水送服。

香苏正胃丸　由广藿香、姜厚朴、紫苏叶、陈皮、炒白扁豆、炒山楂、六神曲、麸炒枳壳、砂仁、香薷、炒麦芽、茯苓、甘草、滑石、朱砂组成。能解表和中，消食行滞。主治由感冒暑湿、食积停滞所致的发热怕冷，头痛身倦，呕吐乳食，腹痛泄泻，小便不利。每次1丸，每日2次；周岁以下小儿酌减，温开水送服。

小儿百寿丸　由钩藤、炒僵蚕、六神曲、炒麦芽、砂仁、薄荷、滑石、甘草、胆南星、天竺黄、木香、陈皮、麸炒苍术、桔梗、茯苓、甘草、炒山楂、朱砂、人工牛黄组成。能清热散风，消食化滞。用于小儿风热感冒、积滞，症见发热头痛，脘腹胀满，停食停乳，不思饮食、呕吐酸腐，咳嗽痰多，惊风抽搐。小儿上呼吸道感染、胃肠型感冒见上述证候者。每次1丸，每日2次。1周岁以下小儿酌减。

小儿保安丸　由麦芽、六神曲、陈皮、茯苓、半夏、黄连、木香、苍术、厚朴、大腹皮、羌活、钩藤、僵蚕、珍珠、朱砂、琥珀、薄荷、防风、藿香、细辛、桂枝、柴胡、天麻、冰片、桔梗、前胡、苦杏仁、甘草组成。能发汗止咳，解表化食，镇惊化痰。主治小儿因饮食不节、感冒夹凉，胃热积滞引起的恶心呕吐，嗳腐吞酸，食欲缺乏，腹胀吐泻，烦躁不安，心悸抽搐，痰热惊风；小儿胃肠型感冒，急性气管炎，单纯性消化不良见上述症状者。1 岁以内，每次半丸；1～3 岁，每次 1 丸；均每日 2 次，温开水送服。

小儿豉翘清热颗粒　由连翘、淡豆豉、薄荷、荆芥、炒栀子、大黄、青蒿、赤芍、槟榔、厚朴、黄芩、半夏、柴胡、甘草组成。能疏风解毒，清热导滞。用于小儿感冒夹滞证（厌食、腹胀、便秘等），症见发热咳嗽、鼻塞流涕、咽红肿痛、纳呆口渴、脘腹胀满、便秘或大便酸臭、溲黄等。开水冲服，6 个月至 1 岁，每次 1～2g；1～3 岁，每次 2～3g；4～6 岁，每次 3～4g；7～9 岁，每次 4～5g；10 岁以上，每次 6g；均每日 3 次。

小儿消积止咳口服液　由连翘、蜜枇杷叶、瓜蒌、枳实、炒牛蒡子、桔梗、炒山楂、炒莱菔子、连翘、蝉蜕、槟榔组成。能清热肃肺，消积止咳。用于小儿饮食积滞、痰热蕴肺所致的咳嗽、夜间加重、喉间痰鸣、腹胀、口臭。1 周岁以内，每次 5ml；1～2 岁，每次 10ml；3～4 岁，每次 15ml；5 岁以上，每次 20ml；均每日 3 次，5 天为 1 个疗程。

二、小儿咽痛

【特别提示】本类中成药对于风寒感冒者，表现为发热畏冷、肢凉、流清涕，咽不红者不适用。忌食辛辣、生冷、油腻食物。婴儿应在医师指导下服用。若见高热，咳重者应及时去医院就诊。脾虚易腹泻及高血压患儿慎用。服药 3 天症状无缓解，应去医院就诊。

儿童清咽解热口服液　由柴胡、黄芩苷、紫花地丁、人工牛黄、苣荬菜、鱼腥草、芦根、赤小豆组成。能清热解毒，消肿利咽。用于小儿急性咽炎（急喉痹）属肺胃实热证，症见发热、咽痛、咽部充血或咳嗽、口渴等。1～3 岁每次半支（5ml）；4～7 岁每次一支（10ml）；7 岁以上每次一支半（15ml）；一日 3 次。

腮腺炎片　由蓼大青叶、板蓝根、连翘、蒲公英、夏枯草、人工牛黄组成。能清热解毒，消肿散结。用于瘟毒内袭，热毒蕴结所致的痄腮，症见发热、头痛、腮部漫肿、咽红面痛；急性腮腺炎见上述证候者。每次 6 片，每日 3 次。

小儿金翘颗粒　由金银花、连翘、葛根、大青叶、山豆根、柴胡、甘草组成。具有疏风清热，解毒利咽，消肿止痛的功效。用于风热袭肺所致乳蛾，症见恶寒发热，咽部红肿疼痛，吞咽时加剧，咽干灼热，喉核红肿；小儿急性扁桃体炎见上述证候者。开水冲服。5～7 岁每次 7.5g，一日 3 次；8～10 岁，每次 7.5g，一日 4 次；11～14 岁，每次 10g，一日 3 次。5 岁以下小儿遵医嘱。

小儿清咽颗粒　由玄参、蒲公英、连翘、薄荷、牛蒡子、板蓝根、青黛、蝉蜕、牡丹皮组成。能清热解表，解毒利咽。用于小儿外感风热所致的感冒，症见发热头痛、咳嗽音哑、咽喉肿痛。开水冲服，1 岁以内，每次 3g；1～5 岁，每次 6g；5 岁以上，每次 9～12g；均每日 2～3 次。

小儿咽扁颗粒　由金银花、射干、金果榄、桔梗、玄参、麦冬、人工牛黄、冰片组成。能清热利咽，解毒止痛。用于肺热引起的咽喉肿痛、口舌糜烂、咳嗽痰多及咽炎、喉炎、腭扁桃体炎等。温开水冲服,1~2岁者一次4g,每日2次;3~5岁者一次4g,每日3次;6~14岁者一次8g,每日2~3次。

第三节 小儿高热惊风

【特别提示】本类中成药味苦寒偏凉,体质虚弱之小儿不宜多服,慢惊及久病、气虚者忌服。忌食辛辣、油腻食物。本品服用3天后症状无改善,或服药期间病情加重伴有恶寒发热等全身症状者应到医院就诊。

八宝惊风散 由天麻、黄芩、天竺黄、防风、全蝎、沉香、栀子、丁香、钩藤、人工麝香、冰片、茯苓、薄荷、川贝母、金礞石、胆南星、人工牛黄、龙齿、栀子等组成。能祛风化痰,退热镇惊。主治小儿惊风,发热咳嗽,呕吐痰涎。未满半岁,每服半瓶;半岁以上,每服1瓶;3~10岁,每服2瓶,每日2~3次。温开水调服,也可用水、奶、稀粥等配合服用。

甘露解热口服液 由金银花、蝉蜕、石膏、滑石、黄芩、大黄、赤芍、板蓝根、广藿香、羚羊角(代)片组成。能清热解毒,解肌退热。主治内蕴伏热,外感时邪引起的高热不退、烦躁不安、咽喉肿痛、大便秘结等。1~3岁,每次10ml;4~6岁,每次20ml;1周岁之内酌减,4h一次,热退停服。

瓜霜退热灵胶囊 由羚羊角(代)、西瓜霜、朱砂、冰片、北寒水石、石膏、滑石、磁石、玄参、水牛角浓缩粉、甘草、升麻、丁香、沉香、人工麝香组成。能清热解毒,开窍镇惊。用于热病热入心包,肝风内动证,症见高热,惊厥,抽搐,咽喉肿痛。本品含有朱砂,不宜过量、久服。口服。周岁以内一次0.15~0.3g,1~3岁0.3~0.6g,3~6岁0.6~0.75g,6~9岁0.75~0.9g,9岁以上0.9~1.2g;一日3~4次。

琥珀抱龙丸 由山药、朱砂、甘草、琥珀、枳实、天竺黄、檀香、茯苓、红参、枳壳、胆南星组成。能镇静安神,清热化痰,用于饮食内伤所致的痰食型急惊风,症见发热抽搐,烦躁不安,痰喘气急,惊痫不安。一次1丸,每日2次;婴儿一次1/3丸,化服。

金莲清热颗粒(泡腾片) 由金莲花、大青叶、石膏、知母、地黄、玄参、炒苦杏仁组成。能清热解毒,生津利咽,止咳化痰。用于感冒热毒壅盛证,症见高热口渴、咽干、咽痛、咳嗽、痰稠;流行性感冒、上呼吸道感染见上述证候者。颗粒:一次5g,一日4次,高热时每4h一次;小儿周岁以内一次2.5g,一日3次,高热时每日4次;1~15岁一次2.5~5g,一日4次,高热时每4h一次。泡腾片:先用温开水适量溶解后才服用,小儿1岁以下者一次1片,每日3次;1~15岁一次1~2片,每日4次;若高热时则每4h服药一次。

牛黄抱龙丸(片) 由牛黄、胆南星、天竺黄、茯苓、雄黄、琥珀、人工麝香、炒僵蚕、全蝎、朱砂组成。能清热镇惊,祛风化痰。用于小儿风痰壅盛所致的惊风,症见高热神昏,惊风抽搐。蜜丸,一次1丸;片剂,一次2片;均每日1~2次。

牛黄千金散 由牛黄、天麻、黄连、朱砂、全蝎、僵蚕(制)、冰片、胆南星、甘草组成。能清热解毒，解痉定惊。用于小儿高热惊风，手足抽搐，痰涎壅盛，神昏谵语。新生儿 100 日以内者一次 0.15g，100 日至 1 周岁者一次 0.3g，1～3 岁者一次 0.6g，3～6 岁者一次 0.6～0.9g，均每日 2～3 次。

天黄猴枣散　由天竺黄、天麻、猴枣、珍珠、胆南星、僵蚕、冰片、薄荷脑、体外培育牛黄、珍珠层粉、全蝎组成。能除痰定惊，祛风清热。用于小儿痰多咳喘、发热不退、惊悸不眠等症。1～4 岁一次 0.15g；4 岁以上一次 0.3g，一日 1～2 次。

万应锭（胶囊）　由胡黄连、黄连、儿茶、冰片、香墨、熊胆粉、人工麝香、人工牛黄、牛胆汁组成。能清热解毒，镇惊息风。用于小儿高热，烦躁不安，易惊，口舌生疮，牙龈、咽喉肿痛。一次 2～4 锭，每日 2 次。3 岁以下小儿酌减。还可将醋涂敷于患处。胶囊：一次 1～2 粒，一日 2 次，3 岁以内小儿酌减。

小儿肺热平胶囊　由人工牛黄、珍珠、地龙、射干、北寒水石、新疆紫草、拳参、黄连、牛胆粉、甘草、平贝母、柴胡、人工麝香、朱砂、冰片、羚羊角、黄芩组成。能清热化痰，止咳平喘，镇惊开窍。用于小儿痰热壅肺所致的喘嗽，症见喘咳、吐痰黄稠、壮热烦渴、神昏抽搐、舌红苔黄腻。半岁以内小儿，每次 0.125g；半岁至 1 周岁者，每次 0.25g；1～2 岁者，每次 0.375g；2～3 岁者，每次 0.5g；3 岁以上者，每次 0.75～1.0g；均每日 3～4 次。

小儿回春丸　由陈皮、木香、白豆蔻、枳壳、法半夏、沉香、天竺黄、僵蚕、檀香、大黄、人工牛黄、川贝母、胆南星、麝香、朱砂、天麻、钩藤、全蝎、甘草组成。能息风镇惊，化痰开窍。用于小儿常见急性传染病初期外感时邪，邪郁化热，引动肝风者及小儿感冒、高热见急惊抽搐、痰涎壅盛、神昏气喘、烦躁发热者。水丸，饭前用开水化服：1～2 岁，每次 2 粒；3～4 岁，每次 3 粒；4～10 岁，每次 4 粒；10 岁以上，每次 5 粒；均每日 1～3 次。大蜜丸：每次 1 丸，每日 2 次；1 周岁以内小儿酌减。

小儿解热丸　由全蝎、胆南星、防风、羌活、天麻、麻黄、钩藤、薄荷、猪牙皂、煅青礞石、天竺黄、陈皮、茯苓、甘草、琥珀、珍珠、炒僵蚕、蜈蚣、冰片、人工牛黄、人工麝香、朱砂组成。能清热化痰，镇惊息风。用于小儿感冒发热，痰涎壅盛，高热惊风、项背强直、手足抽搐、神志昏迷、呕吐咳嗽。每次 1 丸，每日 2 次。1 周岁以内酌减。

小儿金丹片　由朱砂、橘红、川贝母、胆南星、前胡、玄参、清半夏、大青叶、木通、桔梗、荆芥穗、羌活、西河柳、地黄、枳壳、赤芍、钩藤、葛根、牛蒡子、天麻、甘草、防风、冰片、水牛角浓缩粉、羚羊角粉、薄荷脑组成。能祛风化痰，清热解毒。用于小儿感冒发热，痰火内盛，头痛，咳嗽气喘，咽喉肿痛，呕吐，高热惊厥；小儿上呼吸道感染、支气管炎、麻疹、肺炎、猩红热、腮腺炎等见上述证候者。一次 2 片，每日 3 次。周岁或周岁以内者酌减。

小儿惊风七厘散　由人工牛黄、人工麝香、雄黄、天竺黄、琥珀、蝉蜕、全蝎、僵蚕、胆南星、天麻、钩藤、白附子等组成。能祛风化痰，解热镇惊。用于小儿外感风邪所致的惊风抽搐，咳吐痰涎，食滞呕吐，腹痛泄泻。周岁以内一次 0.1g，周岁以上一次 0.2 g。

小儿惊风散　由全蝎、炒僵蚕、雄黄、朱砂、甘草组成。能镇惊息风。用于小儿惊风，抽搐，神昏；热证惊风，食滞惊风，惊恐惊风。周岁以上小儿一次 1.5g，每日 2 次；周岁以内小儿酌减。

小儿羚羊散 由羚羊角、水牛角浓缩粉、人工牛黄、黄连、金银花、连翘、西河柳、葛根、牛蒡子、浮萍、紫草、赤芍、天竺黄、川贝母、朱砂、冰片、甘草组成。能清热解毒，透疹止咳。主治小儿麻疹隐伏、肺炎高热、嗜睡、咳嗽喘促、咽喉肿痛等。1 岁，每次 0.3g；2 岁，每次 0.375g；3 岁，每次 0.5g；均每日 3 次。

小儿七珍丸 由雄黄、天麻、天竺黄、全蝎、僵蚕、清半夏、钩藤、桔梗、黄芩、巴豆霜、胆南星、蝉蜕、蟾酥、沉香、水牛角浓缩粉、羚羊角（代）、人工牛黄、人工麝香、朱砂组成。能消积导滞，通便泻火，镇惊退热，化痰息风。用于小儿感冒发热，夹湿夹惊，乳食停滞，大便不通，惊风抽搐，痰涎壅盛；高热惊厥、感染性休克、乙型脑炎、肠道急性感染、肠痉挛、原发性癫痫见上述证候者。用白开水或糖水送服；或同乳共服，空腹服用最好。1 个月婴儿一次 3 粒；3～4 个月者一次 5～6 粒；5～6 个月者一次 6～7 粒；7～8 个月者一次 8～9 粒；9～10 个月者一次 11～12 粒；11 个月和周岁者一次 15 粒；2 岁者一次 20 粒；3～4 岁者一次 25 粒；5～6 岁者一次 30 粒；7～8 岁者一次 35 粒；9～10 岁及 10 岁以上者一次 40 粒，若未奏效者，隔 24h 再服一次，最多限 3 次。

小儿清热宁颗粒 由板蓝根、金银花、黄芩、人工牛黄、羚羊角粉、水牛角浓缩粉、冰片、柴胡组成。能清热解毒。用于外感温邪、脏腑实热所致的高热、咽喉肿痛、烦躁不安、大便秘结。开水冲服，1～2 岁，每次 4g，每日 2 次；3～5 岁，每次 4g，每日 3 次；6～14 岁，每次 8g，每日 2～3 次。

小儿清热片 由黄柏、栀子、黄芩、黄连、灯心草、朱砂、龙胆、钩藤、雄黄、大黄、薄荷素油组成。能清热解毒，祛风镇惊。用于小儿发热，烦躁抽搐，小便短赤，大便秘结。每次 2～3 片，每日 1～2 次；1 周岁以下小儿酌减。

小儿热速清口服液（颗粒） 由柴胡、黄芩、板蓝根、葛根、金银花、水牛角、连翘、大黄组成。能清热解毒，泻火利咽。主治小儿急性呼吸道感染，外感引起的高热头痛、咽喉肿痛、鼻塞流涕、咳嗽、大便干结等。口服液：1 岁以内，每次 2.5～5ml；1～3 岁，每次 5～10ml；4～6 岁，每次 10～15ml；7～12 岁，每次 15～20ml；均每日 3～4 次。颗粒剂：口服，1 岁以内，1 次 1/4～1/2 袋；1～3 岁，一次 1/2～1 袋；3～7 岁，一次 1～1.5 袋；7～12 岁，一次 1.5～2 袋，一日 3～4 次。

小儿至宝丹（丸） 由紫苏叶、广藿香、薄荷、陈皮、制白附子、胆南星、炒麦芽、川贝母、羌活、炒山楂、蝉蜕、天麻、钩藤、僵蚕、全蝎、雄黄、滑石、槟榔、茯苓、六神曲、琥珀、炒芥子、冰片、人工牛黄、朱砂组成。能疏风清热，消食导滞，化痰息风。主治小儿高热惊厥、风寒感冒、停食停乳、发热鼻塞、咳嗽痰多、呕吐泄泻、惊惕抽搐等症。每次 1 丸，每日 2～3 次，温开水送服；6 个月以下小儿酌减。

熊胆降热片 由熊胆、大黄、儿茶、胡黄连、冰片、玄明粉、香墨组成。能清热，解毒，通便。用于外感病气分热盛、发热烦躁、头痛目赤、牙龈肿痛、大便秘结等症。小儿一次 1～2 片，3 岁以下酌减，一日 3 次。

第四节 小儿多汗

【**特别提示**】本类中成药对于感冒发热者不宜服用。服药 2 周症状无缓解，应去医院就诊。忌油腻食物。

龙牡壮骨颗粒 由党参、黄芪、山麦冬、山药、醋南五味子、茯苓、大枣、甘草、炒鸡内金、龙骨、醋龟甲、黄芪、煅牡蛎、炒白术等中药及维生素 D_2、乳酸钙、葡萄糖酸钙组成。能强筋壮骨，和胃健脾。用于治疗和预防小儿佝偻病，软骨病；对小儿多汗、夜惊、食欲不振、消化不良、发育迟缓等症也有治疗作用。开水冲服，2 岁以下一次 5g，2～7 岁一次 7g，7 岁以上一次 10g，一日 3 次。

童康片 由黄芪、防风、白术、山药、陈皮、生牡蛎组成。能补肺固表，健脾益胃。主治体虚多汗，易患感冒，倦怠乏力，食欲缺乏。每次 3～4 片，每日 4 次，嚼碎后吞服；需连服 3 个月。

虚汗停颗粒（胶囊、糖浆） 由黄芪、浮小麦、大枣、糯稻根、牡蛎组成。能益气养阴，固表敛汗。用于气阴不足之自汗、盗汗及小儿盗汗。颗粒：开水冲服，4 岁以下儿童，一次 5g，4 岁以上儿童，一次 5g，一日 2 次。糖浆：一次 10ml，一日 2 次。胶囊：一次 2 粒，一日 3 次。

第五节 小儿遗尿

【**特别提示**】本类中成药感冒发热者不宜服用。服药 2 周症状无缓解，应去医院就诊。

缩泉丸（胶囊） 由山药、益智、乌药组成。能补肾缩尿。主治肾虚所致的小便频数，夜间遗尿。用于神经性频尿、尿崩症等证属肾气不足、下元虚冷者。丸剂：一次 3～6g，一日 3 次。胶囊：成人每次 6 粒，5 岁以上儿童每次 3 粒，一日 3 次。

遗尿散 由益智、麻黄、五味子、菟丝子组成。能暖胃温肾，固涩尿液。用于下元亏虚、固摄无权之小便频数清长，遗尿，面色无华，畏寒肢冷，智力迟钝，舌淡苔白，脉沉细无力。小儿夜尿，成人下元亏虚、固摄无权的夜尿多、余沥不尽或小便失禁、夜尿症。每次 5～10g，每日 2 次。3 岁以下小儿不宜用。

第六节 小儿贫血

【**特别提示**】本类中成药勿与含鞣酸类药物合用。忌油腻食物，忌茶。凡脾胃虚弱、呕吐泄泻、腹胀便溏、咳嗽痰多者慎用。感冒患者不宜服用。

健脾生血颗粒（片） 由党参、黄芪、茯苓、炒白术、山药、醋南五味子、山麦冬、醋龟甲、大枣、炒鸡内金、龙骨、煅牡蛎、甘草、硫酸亚铁组成。能健脾和胃，养血安神。用于脾胃虚弱及心脾两虚所致的血虚证，症见面色萎黄、食少纳呆、腹胀脘闷、大便不调、烦躁多汗、倦怠乏力、舌胖色淡、苔薄白、脉细弱；缺铁性贫血见上述证候者。本品含有硫酸亚铁，对胃有刺激性，故宜在饭后服用。以本品治疗小儿缺铁性贫血应结合病因治疗。颗粒：饭后用开水冲服。周岁以内一次 3.5g，1～3 岁一次 7g，3～5 岁一次 10.5g，5～12 岁一次 14g；成人一次 21g；一日 3 次。4 周为 1 个疗程。片剂：饭后口服。周岁以内一次 1/2 片，1～3 岁一次 1 片，3～5 岁一次 3/2 片，5～12 岁一次 2 片；成人一次 3 片；一日 3 次。4 周为 1 个疗程。

小儿生血糖浆 由熟地黄、山药、大枣、硫酸亚铁组成。能健脾养胃，补血生津。用于小儿缺铁性贫血及营养不良性贫血。健脾养胃，补血生津。1～3 岁小儿一次 10ml（1 支），3～5 岁一次 15ml（1 支半），一日 2 次。或按 2ml/kg，日分 2 次口服，8 周为 1 个疗程。

第七节 小儿注意力缺陷多动症

【特别提示】本类中成药应在医师指导下服用。本病应注意结合心理治疗。

多动宁胶囊 由熟地黄、龟甲、远志、石菖蒲、山茱萸、山药、龙骨、茯苓、黄柏、僵蚕、化橘红组成。滋养肝肾，开窍，宁心安神。用于肝肾阴虚所致儿童多动症之多动多语、冲动任性、烦急易怒等。一次 3～5 粒，一日 3 次。

静灵口服液 由熟地黄、山药、牡丹皮、茯苓、泽泻、远志、龙骨、女贞子、黄柏、知母（盐）、五味子、石菖蒲组成。能滋阴潜阳，宁神益智。用于儿童多动症，见有注意力涣散、多动多语、冲动任性、学习困难、舌质红、脉细数等肾阴不足、肝阳偏旺者。3～5 岁，一次半瓶，一日 2 次；6～14 岁，一次 1 瓶，一日 2 次；14 岁以上，一次 1 瓶，一日 3 次。

脑乐静 由甘草浸膏、大枣、小麦组成。养心，安神。用于精神忧郁，烦躁失眠以及小儿多动症。一次 30ml，一日 3 次。

小儿智力糖浆 由龟甲、龙骨、远志、石菖蒲、雄鸡组成。能调阴阳，开窍益智。用于小儿轻度智力功能障碍综合征，症见注意力涣散，上课时不易集中精力，小动作不停，学习成绩不良；亦用于小儿冲动任性或动作迟缓症，大脑功能轻微失衡（MBD）。一次 10～15ml，每日 3 次。

第八节 小儿厌食、食积、消化不良

【特别提示】本类中成药服药期间忌食寒凉及不易消化食品。服药一周不见好转，应及时去医院诊治。治疗期间症状加重应到医院咨询医师，不可连续服用。

宝儿康糖浆（散） 由太子参、芡实、山药、陈皮、白术、山楂、麦芽、茯苓、薏苡仁、白扁豆、甘草、北沙参、石菖蒲、莲子组成。能补气健脾，开胃消食，渗湿止泻。用于小儿脾胃虚弱、消化不良、食欲缺乏、大便异常、身体消瘦、精神困倦、睡眠不安、自汗多汗、夜惊夜啼等症。糖浆：1 岁以内，每次 3ml；1～3 岁，每次 5ml；4～6 岁，每次 10ml；均每日 2 次。散剂：开水冲服，周岁小儿一次 0.25g，2～3 岁一次 0.5g，4～6 岁一次 1g，一日 2 次。

保赤散 由巴豆霜、天南星、朱砂、六神曲组成。能消食导滞，镇惊化痰。主治小儿冷积，停乳停食，大便秘结，腹部胀满，痰多。小儿 6 个月至 1 岁，每次 0.09g，2～4 岁，每次 0.18g；白糖开水调服，空腹温服；6 个月内婴儿酌减。

保赤一粒金（散、丸） 由人工牛黄、朱砂、冰片、琥珀、钩藤、天竺黄、青黛、僵蚕、薄荷、天花粉、苦杏仁、浙贝母、陈皮、巴豆霜、山楂、麦芽、六神曲、鸡内金、使君子仁、甘草组成。能解热镇惊，止咳化痰，通便，助消化。主治内热感冒，咳嗽发热，消化不良，夜啼不眠。散剂：6 个月以内小儿每次 0.075g；6 个月至 1 岁，每次 0.15g；1～5 岁，每次 0.3g；6～10 岁，每次 0.45g；10 岁以上，每次 0.6g。水丸：6 个月以内小儿，每次 3 粒；6 个月至 1 岁，每次 6 粒；1～2 岁，每次 12 粒；3～5 岁，每次 15 粒；6～10 岁，每次 18 粒；10 岁以上，每次 24 粒；均每日 2 次。

保儿安颗粒 由山楂、稻芽、使君子、布渣叶、莱菔子、槟榔、葫芦茶、孩儿草、莲子心组成。能健脾消滞，利湿止泻，清热除烦，驱虫治积。主治由食滞、虫积所致的厌食消瘦、胸腹胀闷、腹泻腹痛、夜睡不宁、磨牙咬指等消化功能紊乱症。开水冲服，1 岁小儿，每次 2.5g（1/4 包）；2～4 岁，每次 5g（1/2 包）；4 岁以上，每次 10g（1 包）；均每日 2 次。2 周为 1 个疗程，连续用 2 个疗程。

东圣厌食灵 由六神曲、稻芽、山楂、白术、枳壳、麦芽组成。能健脾，消食，化积。主治脾虚厌食、食积。1～2 岁，每次 2～3 片；3～5 岁，每次 3～5 片；5 岁以上酌量增加；均每日 3 次。

儿宝颗粒（膏） 由太子参、北沙参、麦冬、炒白芍、茯苓、炒白扁豆、山药、炒山楂、炒麦芽、陈皮、葛根组成。健脾益气，生津开胃。用于脾气虚弱、胃阴不足所致的纳呆厌食，口干燥渴，大便久泻，面黄体弱，精神不振，盗汗。开水冲服，颗粒：1～3 岁，每次 5g；4～6 岁，每次 7.5g；6 岁以上，每次 10g；均每日 2～3 次。膏剂：1～3 岁，每次 10g；4～6 岁，每次 15g；6 岁以上，每次 20～25g；均每日 2～3 次。

儿康宁糖浆 由黄芪、党参、白术、茯苓、薏苡仁、山药、大枣、麦冬、制何首乌、焦山楂、麦芽、桑枝组成。能益气健脾，消食开胃。用于脾胃气虚所致的厌食，症见食欲不振，消化不良，面黄身瘦，大便稀溏；舌淡红，苔薄白，脉无力。每次 10ml，每日 3 次。20～30 天为 1 个疗程。

肥儿疳积颗粒 由使君子、莲子、芡实、牵牛子、茯苓、乌梅、薏苡仁、槟榔、白芍、山药、麦芽、蓝花参、雷丸、蓼实子、甘草、苍术、鸡内金、车前子、苦楝皮、芜荑、白术、百部组成。能健脾和胃，消食导滞，调肝杀虫。主治食积、疳积、虫积及肝郁脾虚引起的消化不良、食欲缺乏、面黄肌瘦、二便失常、腹胀肚大等。每次 0.5～1 包，每日 2 次，温开水冲服。

肥儿糖浆 由山药、芡实、莲子、白扁豆、白术、茯苓、薏苡仁、北沙参、山楂、麦芽（焦）组成。能健脾，消食。用于小儿脾胃虚弱，不思饮食，面黄肌瘦，精神困倦。每次 10ml，每日 3 次。

肥儿丸（片） 由煨肉豆蔻、炒麦芽、槟榔、木香、六神曲、胡黄连、使君子组成。能健胃消积，驱虫。主治小儿消化不良，虫积腹痛，面黄肌瘦，食少腹泻，腹胀；食积、乳积腹痛、腹胀露筋、午后发热等症。蜜丸，每次 1～2 丸；片剂，每次 2 片；均每日 1～2 次；温开水送服，3 岁以下儿童酌减。

疳积散 由石燕、煅石决明、使君子、炒鸡内金、谷精草、威灵仙、茯苓组成。能消积化滞。用于食滞脾胃所致的疳证；症见不思乳食，面黄肌瘦，腹部膨胀，消化不良；或夹有虫积，烦躁激动，睡眠不宁，营养不良见上述证候者。用热米汤加少量糖调服：每次 9g，每日 2 次；3 岁以下小儿酌减。

化积颗粒（口服液） 由茯苓、莪术、红花、鸡内金、海螵蛸、三棱、槟榔、雷丸、鹤虱、使君子（去壳）组成。能消积治疳。主治小儿疳积，腹胀腹痛，面黄肌瘦，消化不良，营养不良。1 周岁以内，每次 5ml；2～5 岁，每次 10ml；均每日 2 次。5 岁以上，每次 10ml，每日 3 次。

健儿乐颗粒 由竹叶卷心、钩藤、山楂、白芍、鸡内金、甜叶菊组成。能健脾消食，清心安神。用于心肝热盛、脾失运化所致的厌食、小儿烦躁不安、夜惊夜啼、夜眠不宁、消化不良等。3 岁以下，每次半袋（瓶），每日 2 次；3～7 岁，每次 1 袋（瓶），每日 2 次；7～12 岁，每次 1 袋（瓶），每日 3 次；温开水送服，1 个疗程 1～2 周。

健儿散 由山药、川明参、鸡内金、薏苡仁、稻芽、麦芽组成。能健胃养胃，消积化食。主治积食、厌食症。3 岁以下，每次半袋，每日 2 次；3～6 岁，每次半袋，每日 3 次；7～9 岁，每次 1 袋，每日 2 次；10 岁以上，每次 1 袋，每日 3 次。

健儿素颗粒 由党参、白术、薏苡仁、南沙参、麦冬、白芍、稻芽、诃子组成。能益气健脾，和胃健中。用于脾胃气虚所致的疳证；症见食欲不振，消化不良，腹满腹痛，面黄肌瘦。小儿厌食症、小儿营养不良见上述证候者。开水冲服：每次 20～30g，每日 3 次。

健儿糖浆 由萝藦、爵床组成。能健脾补气，消积化滞。用于脾胃虚弱、食滞肠胃所致疳证；症见纳呆食少，面黄肌瘦，脘腹胀满，大便不调；小儿营养不良见上述证候者。周岁以内，每次 5ml；1～2 岁，每次 8ml；3～5 岁，每次 10ml；均每日 3 次。

健儿消食合剂（口服液） 由黄芪、炒白术、陈皮、炒莱菔子、炒山楂、黄芩、麦冬组成。能健脾益胃，理气消食。用于小儿饮食环节损伤脾胃引起的纳呆食少、腹胀、手足心热、自汗乏力、大小便不利（调）以及厌食、恶食等症。3 岁以内，每次 5～10ml；3 岁以上，每次 10～20ml；均每日 2 次。

健脾康儿片 由人参、茯苓、白术、甘草、山楂、山药、陈皮、木香、使君子肉、鸡内金、黄连组成。能补气健脾，和胃除湿，消食导滞，清热杀虫。主治小儿营养不良、消化不良、厌食症及肠道蛔虫病等；症见脾胃虚弱、厌食呕吐、胃脘痞满、腹痛泄泻、面黄肌瘦、神疲乏力等。儿童，每次 4 片，每日 3 次，空腹温开水送服；婴幼儿酌减。

健脾消食丸 由白术、枳实、木香、槟榔、草豆蔻、鸡内金、荸荠粉等组成。能健脾，和胃，消食，化滞。用于脾胃气虚所致的疳证，症见小儿乳食停滞、脘腹胀满、食欲不振、面黄肌瘦、大便不调。周岁以内一次服 1/2 丸，1～2 岁一次服 1 丸，2～4 岁一次服 1 丸半，4 岁以上一次服 2 丸，一日 2 次。

烂积丸 由大黄、牵牛子、枳实、青皮、槟榔、三棱、陈皮、莪术、山楂组成。能消积破滞，清热通下。主治食积、虫积证，症见腹痛拒按、恶食不饥、大便不通、形体消瘦、烦躁不安等；小儿营养不良、厌食症、肠道寄生虫病、单纯性肠梗阻、蛔虫病及急、慢性胆囊炎、消化不良等见上述症状者。7～14 岁，每次 3g；14 岁以上，每次 6g；均每日 2 次。6 岁以下酌减，空腹温开水送服。

乐儿康糖浆 由党参、太子参、黄芪、山药、薏苡仁、麦冬、制何首乌、陈皮、茯苓、大枣、焦山楂、炒麦芽、桑枝组成。能益气健脾，和中开胃。用于脾胃气虚所致的食欲不振，面黄，身瘦；厌食症、营养不良症见上述证候者。1～2 岁，每次 5ml；2 岁以上，每次 10ml；均每日 2～3 次。

利儿康合剂 由白术、莲子、麦芽、谷芽、鸡内金、陈皮、白芍、龙骨、牡蛎等组成。能健脾，消食，开胃。用于脾虚食滞所致的小儿疳积，症见体弱，厌食，多汗，情绪激动，急躁，大便异常；精神倦怠，面色萎黄，容易汗出；小儿营养不良厌食症见上述证候者。2 岁以下，每次 5ml；2～10 岁，每次 10ml；10 岁以上，每次 15ml；均每日 3 次。

磨积散 由三棱、莪术、山楂、鸡内金、红曲、槟榔、使君子、巴豆霜组成。能理气活血、消痰化瘀。用于小儿厌食症、消化不良、寄生虫病、肝大、脾大等，症见面黄肌瘦，脘腹胀满，疼痛拒按，或痞块隐约，聚散无常，纳呆食少，体倦神疲。每次 2～3g，每日 2～3 次，空腹红糖水或温开水送服。

消积肥儿丸 由茯苓、白术、白芍、陈皮、香附、麦芽、六神曲、山药、白扁豆、甘草、党参、使君子、鸡内金、山楂、胡黄连、木香、砂仁、芦荟组成。能补气健脾，消坚消积，行气宽中，泄热杀虫。主治小儿疳积日久，正虚邪实，形体羸瘦，面色萎黄，头发焦脆，目涩羞明，食欲缺乏，或喜食异物，肚腹胀大或青筋暴露，困倦乏力，便溏或泄泻臭秽；小儿营养不良、厌食症、单纯性消化不良、缺铁性贫血、肠道寄生虫病等。每次 40～80 粒，每日 2～3 次；周岁以内小儿酌减，米汤送服。

消食健儿颗粒 由谷芽、麦芽、白术、山药、南沙参、九香虫组成。能健脾醒胃，消食化积。主治脾胃虚弱，面色无华，神疲倦怠，不思饮食，呕吐泄泻，体质消瘦；小儿营养不良、单纯性消化不良、小儿厌食症、缺铁性贫血、胃肠炎及肠道寄生虫病及驱虫后的调养等见上述症状者。3 岁以下，每次 5g；3 岁以上，每次 10g；均每日 3 次，热开水冲服。

小儿化食丸 由六神曲、焦山楂、焦麦芽、大黄、槟榔、醋莪术、三棱、牵牛子组成。能消食化滞，泻火通便。用于小儿胃热停食，肚腹胀满，恶心呕吐，烦躁口渴，大便干燥，肚大青筋，消化不良。1 岁幼儿，每次 1 丸；1 岁以上，每次 2 丸；均每日 2 次；1 岁以下酌减。

小儿健脾丸 由法半夏、茯苓、人参、白术、甘草、山药、莲子、白扁豆、陈皮、桔梗、砂仁、麦芽、玉竹、六神曲、南山楂组成。能健脾益气，和胃化滞。用于小儿厌食症、消化不良、营养不良等因脾胃虚弱引起的病症，症见饮食不化，食滞内停，肚腹胀满，呕吐泄泻，面黄肌瘦，疲倦乏力。每次1丸，每日2次。

小儿康颗粒 由太子参、白术、茯苓、山楂、葫芦茶、麦芽、白芍、乌梅、蝉蜕、榧子、槟榔、陈皮组成。能健脾开胃，消食化滞，驱虫止痛。用于脾胃虚寒，食滞内停所致的腹泻、虫积，症见食滞纳少，烦躁不安，脘腹胀满，面色萎黄，大便溏稀；小儿消化不良，腹泻病，肠道寄生虫病，蛔虫病见上述证候者。温开水送服；周岁以内，每次5g；1～4岁，每次10g；4岁以上，每次20g；均每日3次。

小儿七星茶颗粒 由薏苡仁、稻芽、山楂、淡竹叶、钩藤、蝉蜕、甘草组成。能开胃消滞，清热定惊。用于小儿积滞化热，消化不良，不思饮食，烦躁易惊，夜寐不安，大便不畅，小便短赤。开水冲服，每次3.5～7g，每日3次。

小儿胃宝丸（片） 由山药、山楂、麦芽、六神曲、鸡蛋壳组成。能消食化积，健脾和胃。用于脾虚食滞所致的积滞，症见停食、停乳、呕吐泄泻、消化不良；或面色萎黄，肌肉消瘦，不思乳食，呕吐酸腐，大便溏泄，舌苔白腻，脉细而滑，指纹清淡；小儿厌食症见上述证候者。丸剂：每次2～3丸，每日3次；3岁以上儿童酌增。片剂：每次2～3片，每日3次；3岁以上酌增剂量。

小儿喜食糖浆（片） 由白术、六神曲、山楂、稻芽、麦芽、枳壳组成。能健胃消食，化积。主治单纯性消化不良、食欲缺乏及消化不良性腹泻。糖浆：1～5岁，每次3～5ml；5岁以上，每次10～15ml；均每日3次，周岁以内，酌减。片剂：1～3岁，每次2～3片；3～5岁，每次3～5片，5岁以上酌增；均每日3次。

小儿香橘丸 由木香、陈皮、苍术、白术、茯苓、甘草、白扁豆、山药、莲子、薏苡仁、山楂、麦芽、六神曲、厚朴、枳实、香附、砂仁、法半夏、泽泻组成。能健脾和胃，消积导滞，止呕止泻。用于小儿脾胃虚弱，饮食不节所致的呕吐、厌食、营养不良、痢疾等。每次1丸，每日3次，温开水送服；周岁以下儿童酌减。

小儿消积丸 由枳壳、厚朴、青皮、大黄、香附、巴豆霜、三棱、莪术、槟榔、牵牛子等味组成。能消食导滞，驱虫。用于食积腹胀，胃脘不适；小儿营养不良、厌食症、肠道寄生虫病。1～3个月龄，每次5粒；4～6个月龄，每次10粒；1～2岁，每次30粒；3～6岁，每次50粒；7～12岁，每次80粒；12岁以上，每次1.25g；均每日2次。

小儿消食片 由炒鸡内金、山楂、六神曲、炒麦芽、槟榔、陈皮组成。能消食化滞，健脾和胃。用于小儿肠炎、呼吸道感染、肝炎和其他疾病引起的食欲缺乏，腹胀便秘。1～3岁，每次3～4片；4～7岁，每次4～6片；7岁以上，每次6～8片；均每日3次。

小儿增食丸（片） 由山楂、六神曲、麦芽、槟榔、茯苓、三棱、陈皮、肉豆蔻、香附、枳壳、大黄、甘草组成。能健脾和胃，消食化积。主治小儿脾胃虚弱，消化不良，不思乳食，嗳腐口臭，腹胀疼痛，大便溏泄，夜卧不宁；小儿厌食症、营养不良、单纯性消化不良、寄生虫病等见上述症状者。1岁以内，每次半丸；1～3岁，每次1丸；4～7岁，每次1丸半；8～12岁，每次2丸；均每日2～3次。片剂：咀嚼口服，1～2岁，一次1片，4～13岁，一次2片，一日3次。

一捻金散（胶囊） 由牵牛子、大黄、槟榔、人参、朱砂组成。能消食导滞，祛痰，通便，清热。用于小儿停乳停食，腹胀便秘，痰盛咳喘，内热积滞，惊悸不安，气促，二便不利。散剂：1岁以内，每次0.3g；1～3岁，每次0.6g；4～6岁，每次1g；均每日 1～2 次，温开水送服。胶囊：1 岁以内一次服 1 粒，1～3 岁一次服 2 粒，4～6 岁一次服 3 粒，一日 1～2 次，6 岁以上请遵医嘱。

婴儿素　由鸡内金、白扁豆、山药、白术、木香、川贝母、人工牛黄、碳酸氢钠组成。能健脾，消食，止泻。用于脾胃气虚而消化不良，症见形体消瘦、面色无华、食欲减退、脘腹痞闷、便溏或腹泻等。1～3 岁一次 1～2 瓶（袋），周岁以内一次半瓶（袋），一日 2 次。

婴儿消食散　由红参、大黄、槟榔、牵牛子、使君子、榧子、麦芽、三棱、枳实、莪术、山楂、鸡内金、胡黄连、芦荟、朱砂、冰片组成。能消食健脾，攻积导滞。主治停食伤乳、消化不良、厌食症、便秘、肠道寄生虫病。1～2 岁，每次 1/4 包；3～4 岁，每次半包；5～7 岁，每次 1 包；均每日 2 次。

枳实消痞丸　由枳实、黄连、干生姜、炙甘草、麦芽曲、白茯苓、白术、半夏曲、人参、厚朴组成。能消痞除满，健脾和胃。主治脾虚气滞，寒热互结，升降失司，气壅湿聚所致的心下痞满、不思饮食、食少不化、倦怠无力、大便不调等；急、慢性胃炎、胃及十二指肠溃疡、胃神经官能症、胆囊炎、慢性肝炎、肝硬化、消化不良等症见上述症状者。3～7 岁，每次 3g；7 岁以上，每次 6g；空腹服用。

稚儿灵颗粒　由党参、白术、茯苓、山药、白扁豆、陈皮、甘草、木香、白芍、五味子、太子参、南沙参、地黄、制何首乌、当归、黑大豆、仙鹤草、功劳叶、石菖蒲、浮小麦、牡蛎、远志、大枣组成。能益气健脾，宁神敛汗。用于小儿厌食，面黄体弱，夜寐不宁，睡后盗汗；先天不足，后天失养，疳积、积滞、呕吐、泄泻。冲服，每次 3g，每日 2 次。

第九节　小儿腹泻

【**特别提示**】本类中成药服药期间忌食生冷、油腻及不易消化的食物。腹痛泄泻严重或有脱水表现者，应及时去医院就诊。服药 2 天症状无缓解，应去医院就诊。

儿泻停颗粒　由茜草藤、乌梅、甘草组成。能清热燥湿，固肠止泻。用于湿热内蕴所致的小儿腹泻，症见大便呈水样或蛋花样，或伴有发热、腹痛、恶心呕吐等。周岁以内，每次 0.5～1g；1～2 岁，每次 1g；3 岁，每次 2g；4～6 岁，每次 3g；7～14 岁，每次 4g；均每日 3 次为 1 个疗程。

双芩止泻口服液　由猪苓、茯苓、黄芩、白术、贯众、法半夏、陈皮、地榆、肉桂组成。能清热化湿，健脾止泻。用于湿热内蕴、脾虚所致的腹泻，症见水样或蛋花样粪便，可伴有发热、腹痛、口渴、尿少、舌红苔黄腻等；轮状病毒性肠炎、婴幼儿轮状病毒性腹泻等急性肠炎见上述证候者。1 岁以下每次服 3～5ml；1～3 岁每次服 5～7ml；3 岁以上者每次服 10ml；均每日 3 次。3 天为 1 个疗程。

小儿敷脐止泻散　由黑胡椒制成最细粉分装。能温中散寒，止泻。用于小儿中寒、腹泻、腹痛。外用，贴敷脐，每次 1 袋，每日 1 次。

小儿腹泻宁袋泡剂（糖浆）　由党参、白术、茯苓、广藿香、木香、葛根、甘草组成。能健脾和胃，生津止泻。用于脾胃气虚所致的小儿泄泻，症见大便泄泻，腹胀腹痛，纳减呕吐，口干倦怠，乏力，舌苔淡白。取本品置于杯，沸水加盖浸泡 20min 后，呷服浸泡液。周岁以内，每次 1 包，每日 2 次；1～3 岁，每次 1 包，每日 3 次；4～7 岁，每次 1 包，每日 4 次。糖浆：10 岁以上儿童，每次 10ml，每日 2 次。10 岁以下儿童酌减。

小儿腹泻外敷散（贴） 由吴茱萸、肉桂、丁香、白胡椒组成。能温里散寒，健脾和胃，燥湿止泻。主治小儿脾胃虚寒引起的泄泻、腹痛。外敷：用醋调成糊状，敷于脐部。2 周岁以下，每次 1/4 瓶，2 周岁以上，每次 1/3 瓶。久泻、腹泻次数多者，可加敷涌泉穴，用量为 1/4 瓶，每 24h 换药 1 次。或贴剂用于患部。

小儿健脾贴膏 由吴茱萸、丁香、五倍子、磁石、人工麝香、冰片组成。能温中健脾，和胃止泻。用于脾胃虚寒所致的小儿消化不良；症见大便次数增多，内含未消化的食物残渣；或大便稀溏，腹痛，喜暖喜按，食少纳呆。穴位贴敷。取足三里、天枢、关元，久泄者加贴脾俞穴，每日 1 次。湿热泄泻者不宜用；皮肤过敏者忌用；贴敷时间不宜过长。

小儿泻痢片 由葛根、黄芩、厚朴、白芍、茯苓、焦山楂、乌梅、黄连、甘草、滑石粉组成。能清热利湿，止泻。用于小儿湿热下注所致的痢疾，泄泻；症见大便次数增多或里急后重，下痢赤白。1 岁以下，每次 1 片；1～4 岁，每次 2～3 片；4 岁以上，每次 4～6 片；均每日 4 次。

小儿泻速停颗粒 由地锦草、儿茶、乌梅、焦山楂、茯苓、白芍、甘草组成。能清热利湿，健脾止泻，解痉止痛。用于小儿湿热壅滞大肠所致的泄泻；症见大便稀薄如水样，腹痛、纳差；小儿秋季腹泻及迁延性、慢性腹泻见上述证候者。6 个月以下，每次 1.5～3g；6 个月至 1 岁以内，每次 3～6g；1～3 岁，每次 6～9g；4～7 岁，每次 10～15g；8～12 岁，每次 15～20g；均每日 3～4 次。

小儿止泻安颗粒 由赤石脂、肉豆蔻、伏龙肝、茯苓、陈皮、木香、砂仁组成。能健脾和胃，利湿止泻。主治小儿消化不良、脾虚泄泻及腹痛，厌食，畏寒肢冷。冲服，1 岁以内，每次 3g；1～2 岁，每次 6g；3～4 岁，每次 9g；均每日 3 次。

小儿止泻片 由山药、白术、枣树皮、罂粟壳、车前子、白矾组成。能益气健脾，利水止泻。主治小儿脾胃虚弱、饮食失调所致的腹痛腹泻、小便不利、厌食、舌质淡苔薄白、脉沉细等。周岁以内，每次 2 片；1～2 岁，每次 3 片；3～4 岁，每次 4 片；均每日 3 次。

泻定胶囊 由石榴皮、丁香、炮姜、山楂炭、铁苋菜组成。能温中燥湿，涩肠止泻。用于小儿寒湿内盛所致的泄泻，症见泻稀清便，甚则水样，肠鸣辘辘，脘腹冷痛，食少纳呆，急慢性肠炎见上述证候者。1 周岁以内，每次 1 粒；1～3 岁，每次 2 粒；均每日 4 次，温开水送服。疗程 5 天。

泻痢保童丸 由人参、白术、苍术、茯苓、白扁豆、广藿香、砂仁、薏苡仁、车前子、滑石、肉桂、吴茱萸、丁香、槟榔、黄连、肉豆蔻、芡实、诃子、麦冬、天冬、朱砂、檀香、木香等组成。能健脾止泻，温中化湿。用于腹泻痢疾日久不止、腹胀腹痛、呕吐恶心、小便不利、四肢倦怠、肌肉消瘦等。每次 1 丸，每日 2 次，周岁以下儿童酌减。

醒脾养儿颗粒 由一点红、毛大丁草、山栀茶、蜘蛛香组成。能醒脾开胃，养血安神，固肠止泻。用于脾气两虚所致儿童厌食、腹泻便溏、烦躁盗汗、遗尿夜啼。温开水冲服，1 岁以内每次 1 袋，每日 2 次；1～2 岁每次 2 袋，每日 2 次；3～6 岁每次 2 袋，每日 3 次；7～14 岁每次 3～4 袋，每日 2 次。

幼泻宁颗粒 由白术、炮姜、车前草组成。能健脾利湿，温中止泻。用于小儿脾失健运、脾虚或虚寒、消化不良引起的泄泻，症见大便溏泄，日久不愈，或完整不化，泻物清稀，腹部冷痛，神疲乏力，纳少，苔白或白滑，脉沉迟或细弱者。冲服，1～6 个月龄婴儿，每次 3～6g；6～12 个月龄者，每次 6g；1～6 岁，每次 12g；均每日 3 次。

止泻保童颗粒 由人参、白术、茯苓、白扁豆、苍术、广藿香、木香、丁香、檀香、砂仁、肉豆蔻、肉桂、吴茱萸（甘草水炙）、芡实、薏苡仁、车前草、滑石、黄连、诃子、天冬、麦冬、槟榔组成。能健脾止泻，温中止痢。主治小儿脾胃虚弱所致水泻痢疾，肚腹疼痛，口干舌燥，四肢倦怠，恶心呕吐，小便不利。冲服，每次 2.5g，每日 2 次；周岁以内小儿酌减。

第十一章

外科与皮肤病用中成药

第一节 疮疡

【特别提示】使用本类药物期间应忌食辛辣食物；体质虚弱、脾胃虚寒、大便溏者慎用。疮疡阴证，气血两虚者忌用，或遵医嘱。

拔毒生肌散（膏） 由黄丹、红粉、轻粉、龙骨、炉甘石、冰片、虫白蜡、石膏组成。能拔毒生肌。用于热毒内蕴湿疹、溃疡，症见疮面脓液浓稠而厚，腐肉未脱，久不收口生肌。外用适量，消毒或清创后片刻，将散剂撒布疮面，或调成膏药调敷，每日1次。疮面未溃无脓者禁用；疮面过大过深者不可久用；孕妇禁用；皮肤过敏者慎用或禁用；哺乳期妇女应权衡利弊，或慎用。

复方珍珠散（珍珠散） 由煅石决明、龙骨、煅白石脂、珍珠、人工牛黄、冰片、煅石膏组成。能收湿敛疮，生肌长肉。用于风邪湿热蕴结肌肤所致的溃疡，症见创面鲜红，脓腐将尽。外用：先清洁消毒患部，然后取药粉适量调敷患处；每日1~2次。若肿疡属阴证者禁用；孕妇禁用。

活血解毒丸 由乳香、没药、黄米（蒸熟）、石菖蒲清膏、雄黄粉、蜈蚣组成。能解毒消肿，活血止痛。用于热毒瘀滞肌肤所致的疮疡、乳痈。疮疡阴证者禁用；疮疡成脓或已破溃者，脾胃虚弱者慎用；本品含有毒性成分药材，不可过量、久服。

抗骨髓炎片 由金银花、蒲公英、紫花地丁、半枝莲、白头翁、白花蛇舌草组成。能清热解毒，散瘀消肿。用于附骨疽及骨髓炎属热毒血瘀者。一次8~10片，一日3次；儿童酌减。孕妇慎用。

连翘败毒丸（片、膏） 由连翘、金银花、紫花地丁、蒲公英、栀子、白芷、黄芩、赤芍、浙贝母、玄参、桔梗、木通、防风、白鲜皮、甘草、蝉蜕、天花粉、大黄组成。能清热解毒，消肿止痛。用于热毒蕴结肌肤所致的疮毒炎症及疮疖、蜂窝织炎、急性淋巴结炎、流行性腮腺炎、丹毒、渗出性皮肤病等症见疮疡溃烂、灼热流脓、疥癣痛痒者。一次6g，每日2次。疮疡阴证，气血两虚者忌服。

六应丸 由丁香、蟾蜍、冰片、雄黄、牛黄、珍珠组成。能解毒消炎，消肿止痛。用于疮疡、乳蛾、痈疮疖结、咽喉炎、虫咬伤等。饭后成人一次10丸，儿童一次5丸，婴儿一次2丸，均每日3次。亦可外用：以冷开水或醋调敷患处。不可过量、久用。

如意金黄散（膏） 由姜黄、大黄、黄柏、苍术、厚朴、陈皮、甘草、生天南星、白芷、天花粉组成。能清热解毒，燥湿化痰，消肿止痛。适用于痈疽疮疡之阳证。散剂，红肿，烦热，疼痛，用清茶调敷；漫肿无头，用醋或葱酒调敷；亦可用植物油或蜂蜜调敷；软膏，直接涂敷患处；均一日数次。

西黄丸（胶囊） 由人工牛黄、人工麝香、醋乳香、醋没药组成。能解毒消痈，化痰散结，活血祛瘀。用于疮毒炎症、肿瘤、乳癌、瘰疬（淋巴结核或炎症）、流注（脓毒血症）、痰核、痈疽疮疡、多发脓肿、寒性脓肿、小肠痈等；化脓性骨髓炎、急性白血病或肿瘤。一次 6g，每日 1 次；或一次 3g，每日 2 次。虚火者不宜用；不可久服。

小败毒膏 由金银花、蒲公英、木鳖子、天花粉、白芷、黄柏、当归、乳香、赤芍、大黄、陈皮、甘草及炼蜜组成。能清热解毒，消肿止痛。用于热毒内结，经络阻塞，气血凝滞所致的毛囊炎、毛囊周围炎、体表浅部脓肿、急性淋巴结炎、蜂窝织炎、痈疽、疖肿、疔疮等，症见患处红肿、焮热、疼痛，或溃疡状如蜂窝，或坚硬根深，伴有发热、口渴、尿少黄赤、大便干结等。蜜膏：一次 10～20g，每天 2 次。孕妇忌用；阴虚疮疡者禁用；3 岁以下儿童慎用。

小儿化毒散（胶囊） 由人工牛黄、珍珠、雄黄、黄连、川贝母、乳香、没药、甘草、大黄、天花粉、赤芍、冰片组成。能清热解毒，活血消肿。用于热毒内蕴、邪毒未净、小儿皮疹后余毒未净、烦躁口渴、口疮便秘、疖肿溃烂。散剂：一次 0.6g，每日 2 次；3 岁以内小儿酌减。外用：开水化成糊状，调敷患处；胶囊：一次 2 粒，每日 1～2 次；3 岁以内小儿酌减。胶囊内容物亦可用开水调成糊状外敷患处。

醒消丸 由雄黄、人工麝香、乳香、没药组成。能活血消肿，解毒止痛。用于痈疽肿毒、瘰疬流注（脓毒血症）、疔毒恶疮、乳痈（急性乳腺炎）、蜂窝织炎、疖、颈淋巴结核及其他皮肤和皮下组织化脓性炎症，症见患处红肿疼痛，坚硬未破溃，舌红苔黄，脉洪数。一次 1.5～3g，每日 2 次；用黄酒或温开水送服。小儿酌减。若痈疽已破溃成脓者禁用；因含有雄黄等毒性成分，不可过量、久服。

阳和解凝膏 由鲜牛蒡草、鲜凤仙透骨草、生川乌、桂枝、大黄、当归、生草乌、生附子、地龙、僵蚕、赤芍、白芷、白蔹、肉桂、乳香、没药、白及、川芎、荆芥、续断、防风、五灵脂、木香、香橼、陈皮、人工麝香、苏合香组成。能温阳化湿，祛风散寒，行气止痛，化瘀通络，消肿散结。用于阴疽、瘰疬未溃，寒湿痹痛；脑疽、背疽、褥疮、乳疽、瘰疬、冻疮及溃烂、不红不肿、久不收口之阴毒等。外用：将膏药加温软化后，贴于患处，每日 1 次。偶见用药部位潮红、药疹等。阴虚阳实证及患处红肿，溃脓者忌用或慎用。

第二节 痤疮（粉刺）

【特别提示】本病患者提倡不吸烟，不喝酒及浓茶；少吃辛辣、油腻食物。

当归苦参丸 由当归、苦参组成。能活血化瘀，燥湿清热。用于湿热瘀阻所致的粉刺、酒糟鼻；症见颜面、胸背粉刺疮疖，皮肤红赤发热，或伴脓头、硬结、酒糟鼻赤；常伴有疼痛。痤疮、粉刺、酒糟鼻见上述证候者。一次 1 瓶（6g），每日 2 次。

金花消痤丸 由金银花、栀子、黄芩、大黄、黄连、桔梗、薄荷、黄柏、甘草组成。能清热泻火，解毒消肿。用于肺胃热盛引起的痤疮（粉刺）、口舌生疮、胃火牙痛、牙周炎、咽喉炎、口腔炎、结膜炎（眼赤）、便秘尿黄等症。一次4g，每日3次。孕妇慎用。

清热暗疮片（丸） 由金银花、穿心莲、蒲公英、栀子、山豆根、大黄、人工牛黄、珍珠层粉、甘草组成。能清热解毒，凉血散瘀。用于肺胃积热所致的粉刺、疮疖，症见颜面部粉刺、脓疱、皮肤硬结、疼痛、顶部有脓头、大便干、小便黄；痤疮、毛囊炎、毛囊周围炎见上述证候者。片剂：一次2片，每日3次。丸剂：每次2~4丸，每日3次。

润燥止痒胶囊 由何首乌、生地黄、制何首乌、桑叶、苦参、红活麻组成。能滋阴祛风止痒，润肠通便。用于血虚风燥所致的皮肤瘙痒，热毒蕴肤所致的痤疮、热结便秘。一次4粒，每日3次。2周为1个疗程。

通便消痤胶囊 由大黄、西洋参、芒硝、枳实、白术、青阳参、肉苁蓉、荷叶、小红参组成。能益气活血，通便排毒。用于气虚血瘀、热毒内盛所致的粉刺、黄褐斑（黧黑斑）。便秘、排便不爽者一次3~6粒，每日2次；根据大便情况酌情加减剂量，以大便通畅，每日1~2次为宜。如大便1日1次者，宜从1粒起服用，每日服1~2次，根据大便情况逐渐增加剂量，直至大便通畅，以每日1~2次为宜。

消痤丸 由升麻、柴胡、麦冬、野菊花、黄芩、玄参、石膏、石斛、龙胆、大青叶、金银花、竹茹、蒲公英、淡竹叶、夏枯草、紫草组成。能清热利湿，解毒散结。用于湿热毒邪聚结肌肤生长的粉刺，症见颜面光亮油腻、黑头粉刺、脓疱、结节，伴有口苦、口黏、大便干。一次30粒，每日3次。

第三节 湿疹、荨麻疹、皮肤瘙痒

【特别提示】少食辛辣刺激性食物，不宜进食海鲜；注意作息规律。

丹皮酚软膏 主要成分为丹皮酚和丁香油。能抗过敏、消炎止痒。用于各种湿疹、皮炎、皮肤瘙痒、蚊臭虫叮咬红肿等各种皮肤疾患，对过敏性鼻炎和防治感冒也有一定效果。外用，涂敷患处，一日2~3次；防治感冒可涂鼻下上唇处，鼻炎涂鼻腔内。

儿肤康搽剂 由芦荟、苦参、白芷、当归、白鲜皮、苍耳子、地肤子、黄柏、石菖蒲、艾叶、皂荚组成。能清热除湿，祛风止痒。用于热证或风热证所致的儿童湿疹、热痱、荨麻疹之辅助治疗。外用：每次取适量涂搽患处，轻揉2~3min，用温水冲洗干净，每日2~3次。

肤灵霜 由苦参、艾叶、土槿皮、凤仙花、茯苓、蛇床子、黄连、乳香、冰片、龙骨、煅牡蛎、僵蚕、乌梢蛇、荆芥、防风、生地黄、当归、蝉蜕、苍术、茯神、石膏、知母、牛蒡子等组成。能清血解毒，消肿止痒，适用于各种皮炎、皮癣、湿疹、荨麻疹、皮肤瘙痒等。外用：在患处直接涂抹，一天3~5次。

九圣散 由苍术、薄荷、黄柏、紫苏叶、苦杏仁、乳香、没药、轻粉、红粉组成。

能解毒消肿，除湿止痒。用于湿疹、黄水疮、臁疮、足癣等流脓流水、肿痛溃烂、经久不愈等属湿热风毒证。外用：用花椒油或食用植物油调敷或撒布患处。

皮肤康洗液　由金银花、龙胆、蛇床子、土茯苓、蒲公英、马齿苋、大黄、赤芍等组成。能清热解毒，凉血利湿，杀虫止痒。用于急慢性皮肤湿疹、头面部痤疮、体癣、手足癣、各类皮疣、婴幼儿尿布疹、肛周炎、肛瘘、痔、阴道炎、外阴瘙痒、细菌性阴道炎、真菌性阴道炎、滴虫性阴道炎、淋病性阴道炎、衣原体阴道炎、宫颈炎、尖锐疣等。外用：取适量药液直接涂擦患处，每日 1～2 次。或用温开水洗净患处，涂抹药液15min 后再用清水洗净，每日 1～2 次；阴道炎、宫颈炎患者将药液涂抹于带尾线的棉球或纱布条上，置于阴道深底部处，每晚换药 1 次；或用温开水将药液稀释成 2%～5% 洗浴全身，可去污、保健、增强体液免疫、预防皮肤病及病毒传播。

皮敏消胶囊　由苦参、白鲜皮、荆芥、地骨皮、地黄、紫草、牡丹皮、黄芩、黄连、黄柏、苍术、蛇床子、蒲公英、紫花地丁、青黛、蝉蜕、蒺藜、西河柳、防风、苍耳子、蜈蚣组成。能清热凉血，利湿解毒，祛风止痒。用于湿热内蕴，或风热袭表、郁于肌肤生长的瘾疹；症见皮肤灼热刺痒，搔痒后起红色风团，时隐时现，部位不定，皮疹色红，随搔抓而增多增厚，遇热加剧，得冷则减轻，病程缠绵，易反复发生红色风团皮肤病；多伴有心烦，夜间发作较重；急慢性荨麻疹见上述证候者；临床亦用于药疹发痒显著者。一次 4 粒，每日 3 次。急性荨麻疹疗程 1 周，慢性荨麻疹疗程 2 周。

湿毒清片（胶囊）　由地黄、当归、苦参、白鲜皮、土茯苓、黄芩、丹参、蝉蜕、甘草组成。能养血润肤，祛风止痒。用于血虚风燥所致的风疹瘙痒，症见皮肤干燥、脱屑、抓痕、血痂、色素沉着；亦用于湿疹、苔藓病。一次 3～4 片（粒），均每日 3 次。湿热俱盛或火热炽盛者，过敏体质者慎用。

乌蛇止痒丸　由乌梢蛇、苍术、蛇床子、牡丹皮、防风、苦参、关黄柏、当归、红参须、人工牛黄、蛇胆汁组成。能养血祛风，燥湿止痒。用于血虚郁热，风湿相搏型皮肤病，症见皮肤瘙痒，荨麻疹、妇女阴痒症等瘙痒性皮肤病。一次 2.5g（20 丸），每日 3 次。

消风止痒颗粒　由荆芥、防风、苍术、蝉蜕、石膏、木通、地骨皮、亚麻子、当归、地黄、甘草组成。能清热除湿，祛风止痒。用于风湿热邪蕴阻肌肤所致的湿疮、风团瘙痒、小儿瘾疹，症见皮肤丘疹、水疱、抓痕、血痂或见梭形、纺锤形水肿风团、中央出现小水疱、瘙痒剧烈。1 周岁以内一日 15g；1～4 岁一日 30g；5～9 岁一日 45g；10～14 岁一日 60g；15 岁以上一日 90g；分 2～3 次服。阴虚血亏者不宜服用。

（第四节）　癣病

【**特别提示**】不宜进食辛辣、刺激性食物，注意衣物和鞋袜的清洁。

癣宁搽剂（癣灵药水）　由土荆皮、关黄柏、白鲜皮、徐长卿、苦参、石榴皮、洋金花、南天仙子、地肤子、樟脑组成。能清热除湿，杀虫止痒。用于足癣、手癣、体癣、股癣等皮肤癣病。外用：涂擦或喷于患处，每日 2～3 次。

癣湿药水（鹅掌风药水） 由土荆皮、蛇床子、大风子仁、百部、花椒、凤仙透骨草、当归、侧柏叶、防风、吴茱萸、蝉蜕、斑蝥组成。能祛风除湿，杀虫止痒。用于鹅掌风、灰指甲、湿癣、手足癣、甲癣、慢性湿疹等。外用：先清洁患处，再搽药水，每日3～4次。治疗灰指甲应先去除指甲空松部分，再搽药，使药液容易渗入。若有局部溃疡者忌用。

第五节 白癜风

【特别提示】用药期间勿饮酒及吸烟，禁食刺激性食物。

白癜风胶囊（丸） 由补骨脂、黄芪、红花、川芎、当归、香附、桃仁、丹参、乌梢蛇、紫草、白鲜皮、山药、干姜、龙胆、蒺藜组成。能活血行滞，祛风解毒。用于经络阻滞，气血不畅所致的白癜风，症见白斑散在分布，色泽苍白，边界较明显，不痒不痛，发无定处，形态各异而多见于头面、颈项、手足等暴露部位，甚或波及全身。可伴有精神忧郁或烦躁。胶囊，一次3～4粒；蜜丸，一次1丸，均每日2次；3个月为1个疗程。阴血亏虚者慎用；不宜和感冒药同服；孕妇禁用；月经期妇女应停用；服药3个月以上者，尤其是用西药综合治疗者应进行健康体检，若出现异常应正确处理。

白灵胶囊（片） 由当归、赤芍、牡丹皮、三七、桃仁、红花、防风、白芷、苍术、黄芪、马齿苋组成。能活血化瘀，祛风通络。用于经络阻滞、气血不和所致的白癜风，症见皮色变白，不痒不痛，发无定处，形态各异，多见于头面部、颈项、手足等暴露部位，甚至遍及全身。常伴有精神忧郁，或心烦急躁、健忘、失眠；或白斑散在不对称，边界较清楚，皮色苍白。一次4片（粒），每日3次；同时使用外搽白灵酊（见后述）涂患处，每日3次。3个月为一个疗程。阴血亏虚者慎用；孕妇禁用；妇女月经量多者应在月经期停用。

白蚀丸 由紫草、降香、丹参、红花、牡丹皮、黄药子、灵芝、盐补骨脂、制何首乌、海螵蛸、苍术、甘草、蒺藜、龙胆组成。能补益肝肾，活血祛瘀，养血祛风。用于肝肾不足、血虚风盛所致的白癜风，症见白斑色乳白，多有对称性，边界清楚，病程较长，可伴有头晕目眩、腰膝酸痛，或皮色变白，不痒不痛，发无定处，形态各异，多见于头面部、颈项等暴露部位，甚或遍及全身；可伴有疲劳困倦、五心烦热、失眠、盗汗等症。一次2.5g，一日3次。10岁以下小儿剂量减半。气滞血瘀型不宜使用；因含有黄药子有小毒，肝肾功能不全者禁用；孕妇忌用；服药期间患部宜常日晒。

驱白巴布期片 由补骨脂、驱虫斑鸠菊、高良姜、盒果藤、白花丹组成。能通脉，理血。用于白热斯（白癜风）。口服，一次3～5片。一日3次。

外搽白灵酊 由当归尾、红花、夹竹桃（叶）、白芷、白矾、马齿苋、紫苏木、没药组成。能活血养血，祛风消斑。用于情志抑郁，肝气失调，气血失和，复感风邪，致气滞血瘀，血不荣肤之白癜风、色素减退性白斑病，症见皮肤白色斑片、边界清楚、四周皮色较暗，患处毛发变白、表面光滑、白斑局限或散在分布。外用：搽患处，每日3

次。同时内服白灵片（见前述）。

第六节 银屑病

【特别提示】用药期间勿饮酒及吸烟，禁食刺激性食物。

复方青黛丸（胶囊） 由青黛、建曲、绵马贯众、土茯苓、马齿苋、焦山楂、乌梅、蒲公英、紫草、白芷、丹参、白鲜皮、绵萆薢、南五味子组成。能清热凉血，解毒消斑，祛风止痒。用于血热所致的银屑病，症见皮疹出血鲜红，筛状出血明显，鳞屑多，瘙痒明显，或皮疹为圆形、椭圆形、红斑，上附有糠状鳞屑秕，有母斑；银屑病进展期、玫瑰糠疹见上述证候者。胶囊，一次 4 粒；水蜜丸，一次 6g，均每日 3 次。连用 4 周以上者应坚持复查血象、肝功能，若出现异常者应停用并对症处理。

克银丸 由土茯苓、白鲜皮、拳参、北豆根组成。能清热解毒，祛风止痒。用于血热风燥所致的银屑病；症见皮损基底层脱屑发痒，便秘溲黄。浓缩大蜜丸，一次 2 丸；浓缩小蜜丸，一次 1 袋，均每日 2 次。重症可适当加量服用。

消银颗粒（片、胶囊） 由地黄、红花、玄参、牡丹皮、金银花、大青叶、当归、赤芍、苦参、白鲜皮、防风、牛蒡子、蝉蜕制成。能清热凉血，养血润肤，祛风止痒。用于血热风燥型、血虚风燥型银屑病，症见皮疹为点滴状，基底鲜红色，表面覆盖有银白色鳞屑，皮疹表面覆盖有较厚的银白色鳞屑，较干燥，基底淡红色，瘙痒较甚。片剂，一次 5～7 片；颗粒，开水冲服，一次 1 袋（3.5g）；胶囊，一次 5～7 粒。均每日 3 次。1 个月为 1 个疗程。

银屑灵膏（银屑灵） 由苦参、甘草、防风、连翘、当归、白鲜皮、蝉蜕、地黄、山银花、土茯苓、黄柏、赤芍组成。能清热燥湿，活血解毒。用于湿热蕴肤、郁滞不通所致的皮损呈红斑湿润，偶有浅表小脓疱，多发于四肢屈侧部位，银屑病见上述证候者。一次 33g，每日 2 次。

郁金银屑片 由秦艽、当归、石菖蒲、关黄柏、香附、郁金、醋莪术、雄黄、马钱子粉、皂角刺、桃仁、红花、乳香、硇砂、玄明粉、大黄、土鳖虫、青黛、木鳖子组成。能疏通气血，清坚消积，清热解毒，燥湿杀虫。用于银屑病（牛皮癣）。一次 3～6 片，每日 2～3 次。

第七节 脱发、白发

【特别提示】本类中成药服药期间应保持心态良好及充足的睡眠；忌食辛辣油腻和生冷食品；戒烟限制饮酒。

斑秃丸 由熟地黄、制何首乌、当归、丹参、生地黄、炒白芍、五味子、木瓜、羌活组成。能补益肝肾，养血生发。用于肝肾不足、血虚风盛所致的油发，症见毛发成片脱落，或全部脱落，多伴有头晕失眠、目眩耳鸣、腰膝酸软；斑秃、全秃、谱秃见上述证候者。水蜜丸,一次 5g;大蜜丸,一次 1 丸;均每日 3 次。本品不适用于假性斑秃(患处头皮萎缩,不见毛孔)及脂溢性脱发。

精乌胶囊(颗粒) 由黄精、制何首乌、女贞子、墨旱莲组成。能补肝肾,益精血。用于肝肾亏虚所致的须发早白脱落、头晕、耳鸣、腰酸足软,或失眠、遗精;神经衰弱、贫血、疲劳综合征见上述证候者。胶囊,一次 6 粒;颗粒,开水冲服,一次 10g;均每日 2~3 次。2 周为 1 个疗程。痰火扰心之不寐、瘀血闭阻之健忘及血热之脱发者不宜使用;痰湿内阻,脘闷便溏者慎用;失眠者睡前忌浓茶、咖啡等兴奋剂。

七保美髯颗粒(丸、口服液) 由制何首乌、补骨脂、枸杞子、菟丝子、当归、茯苓、牛膝组成。能滋补肝肾。用于肝阳不足,症见身体虚弱、消瘦、筋骨无力、头晕眼花、梦遗滑精、须发早白、腰背酸痛、遗精早泄等病证。尚可用于男性不育、再生障碍性贫血。丸剂,每次 1 丸;颗粒,每次 8g;口服液,一次 10ml;均每日 1~3 次。

人参首乌胶囊 由红参、制何首乌组成。能益气养血。用于气血两虚所致的须发早白、健忘失眠、食欲不振、体疲乏力、面色萎黄或苍白;神经衰弱、贫血见上述证候者。胶囊:饭前服,一次 1~2 粒,每日 3 次。合剂:一次 1~2ml,每日 3 次。体实有衰弱者忌服;感冒慎用。

生发搽剂(生发酊) 由闹羊花、补骨脂、生姜组成。能温经通脉。用于经络阻滞、气血不畅所致的油风,症见头部毛发成片脱落,头皮光亮,无痛痒,斑秃见上述证候者。外用:涂患处,每日 2~3 次。皮肤破损处禁用;切忌内服及入眼;若发生变态反应(过敏反应)应停用;不可大剂量或长期使用。

首乌丸 由制何首乌、熟地黄、酒牛膝、酒女贞子、桑叶、盐补骨脂、桑椹、墨旱莲、金樱子、菟丝子、豨莶草、黑芝麻、金银花组成。能补肝肾,强筋骨,乌须黑发。用于肝肾两虚所致的头晕眼花、耳鸣、腰痠、肢麻、须发早白;高脂血症、高血压病见上述证候者。还可用于神经性耳聋的对症治疗。一次 6g,每日 2 次。属实证、热证、感冒及孕妇均不宜使用或慎用。

养血生发胶囊 由熟地黄、当归、木瓜、羌活、川芎、白芍、菟丝子、天麻、制何首乌组成。能养血祛风,益肝填精。用于血虚风盛、肾精不足所致的脱发,症见毛发松动,或呈稀疏状脱落,毛发干燥或油腻;头皮瘙痒;斑秃、全秃、脂溢性脱发与病后、产后脱发见上述证候者。一次 4 粒,每日 2 次。可连服 2~3 个月。脾虚湿滞者不宜使用;假性斑秃(患处头皮萎缩,不见毛孔)不宜用。

（第八节） 脉管炎

【特别提示】 本类中成药多含有具活血化瘀功效的药物,孕妇慎用。

复春片 由乳香、没药、地黄、郁金、丹参、红花、川芎、降香组成。能活血化瘀,通经止痛,祛瘀生新。用于脉管炎、动脉硬化性下肢血管闭塞症、系统性硬皮病、局限性硬皮病及结缔组织增生性疾病、皮肤烧伤及外伤性瘢痕。每次 4~8 片,每日 3 次。孕妇及结核病活动期患者慎用;孕妇、月经期妇女服用应酌减剂量。

脉络宁口服液（注射液） 由牛膝、玄参、金银花、石斛、山银花组成。能养阴清热，活血祛瘀。用于阴虚内热、血脉瘀阻所致的脱疽，症见患肢红肿热痛、破溃、持续性静止痛、夜间为甚，口干欲饮；血栓闭塞性脉管炎、动脉硬化性闭塞症见上述证候者。亦用于脑梗死阴虚风动、瘀毒阻络证，症见半身不遂、口舌㖞斜、偏身麻木、语言不利。本品性属寒凉，体质虚寒者慎用。口服液：一次 20ml，一日 3 次。注射液：静脉滴注，成年人每次 10～20ml，每日 1 次，14 天为 1 个疗程。用前加入 5%葡萄糖或生理盐水注射液 250～500ml 稀释后使用。偶可诱发心肌梗死、心绞痛、过敏性休克、变态反应（过敏反应）等，应予仔细观察。

通塞脉片 由黄芪、当归、党参、金银花、甘草、玄参、石斛、牛膝组成。能培补气血，养阴清热，活血化瘀，通经活络。用于气血两虚、瘀毒阻络所致的脱疽，症见趾节肿痛、皮色发暗；血栓闭塞性脉管炎见上述证候者。本品中含有牛膝，孕妇慎用。肢端出现坏疽时，应及时去医院就诊治疗。一次 5～6 片，一日 3 次。

第九节 瘰疬痰核（淋巴结结核）

【特别提示】饮食宜清淡易消化而均衡营养，忌生冷、油腻及不易消化食物。

复方夏枯草膏 由夏枯草、香附、甘草、僵蚕、白芍、当归、陈皮、桔梗、川芎、红花、昆布、乌药、浙贝母、玄参组成。能清火散结。用于瘿瘤瘰疬，结核作痛。温开水送服：一次 9～15g，每日 2 次。感冒时暂时停药。

骨痨敌注射液 由三七、黄芪、骨碎补、乳香、没药组成。能益气养血，补肾壮骨，活血化瘀。用于肾气不足、气虚血瘀所致的骨关节结核、淋巴结核、肺结核等各种结核病以及瘤型麻风病者，症见关节疼痛肿胀，活动受限，肌肉萎缩，全身不适，倦怠乏力，肢体消瘦，面色萎黄，食欲减少或减退；骨关节结核初期见上述证候者。肌内注射：一次 2～4ml，每日 1～2 次。骨痨见骨蒸潮热、低热不退者配合滋阴凉血除蒸药同用；本品含有活血化瘀成分，孕妇忌用，月经期妇女停用。

内消瘰疬片（丸） 由夏枯草、海藻、煅蛤壳、连翘、白蔹、大青盐、天花粉、玄明粉、浙贝母、枳壳、当归、地黄、熟大黄、玄参、桔梗、薄荷脑、甘草组成。能化痰，软坚，散结。用于痰湿凝滞所致的瘰疬，症见颈项及耳前后一侧或两侧，或颌下锁骨上窝、腋部结块肿大，一个或数个，皮色不变，推之能动，不热不痛，以后逐渐增大窜生；淋巴结核、女童乳病见上述证候者。口服 9g，每日 1～2 次。

夏枯草口服液（胶囊、膏） 由夏枯草组成。能清火，明目，散结，消肿，用于头痛目眩，瘰疬，瘿瘤，乳痈脓肿，甲状腺肿大，淋巴结结核，乳腺增生症，高血压病。口服液：每次 10ml，每日 2 次。成人服膏剂一次 9g，每日 2 次；7 岁以上儿童一次服 4.5g，3～7 岁儿童一次服 3g，均每日 2 次；成人服胶囊剂一次 2 粒，每日 2 次。

消瘿气瘰丸 由夏枯草、海藻、昆布、海螵蛸、枳壳、海胆、陈皮、黄芩、玄参、蛤壳组成。能消瘿化痰。用于肝郁痰结所致的瘿瘤肿胀、瘰疬结核。一次 6g，每日 2 次。忌与甘草同服。

消瘿五海丸　由夏枯草、海藻、海带、海螺（煅）、昆布、蛤壳（煅）、木香、川芎组成。能消瘿软坚，破瘀散结。用于淋巴结核、地方性甲状腺肿大。成人一次 1 丸，每日 2 次；小儿酌减。本品不得与甘草同用。

第十节　烧烫伤、冻疮、瘢痕疙瘩

【特别提示】饮食宜清淡易消化而均衡营养，忌生冷、油腻及不易消化食物。

瘢痕止痒软化膏　由复方五倍子浸膏（五倍子、牡丹皮、泽兰、威灵仙）、冰片、薄荷脑、樟脑、水杨酸甲酯组成。能理气活血，解毒散结。用于烧烫伤、外伤、手术后之增生性瘢痕、萎缩性瘢痕、瘢痕疙瘩。外用：按瘢痕大小剪取橡皮膏，贴于瘢痕表面，每 2～3 日换一次。若瘢痕处有漏口，应将漏口处的橡皮膏剪去，让脓水顺利流出，促进康复。使用本品后偶有局部起水疱、瘙痒等。

创灼膏　由石膏、白及、炉甘石、甘石膏粉、冰片组成。能拔毒排脓，去腐生肌。用于湿热火毒所致的肢体浅表性溃疡、水火烫伤、冻伤，压疮，手术后感染，局部红肿，糜烂渗出、结痂，肉芽不鲜；皮肤浅表性急慢性感染、溃疡。外用：先清洁消毒患部，再将软膏涂敷患部，每日 1 次。

风痛灵搽剂　由乳香、没药、血竭、樟脑、冰片、麝香草脑、薄荷脑、水杨酸甲酯、丁香罗勒油等组成。能活血化瘀，消肿止痛。用于扭挫伤、冻疮、风湿痹痛。先清洁患部，然后蘸药液涂擦患部，一日数次。若先用热毛巾热敷患部，再涂搽药液，起效更快更好。孕妇忌用；外用皮肤过敏者，不宜继续用药。

獾油搽剂（獾油）　由獾油、冰片组成。能清热解毒，活血消肿，润肤止痛。用于烧烫伤；症见红肿起疱，皮肤未溃，疼痛不止或浸淫溃烂，痔瘘肿痛，小儿疳疮，白秃，白癣。蘸药涂敷患部，或油纱条贴敷患处，每日 1～2 次。

积雪苷片　由积雪草总苷制成。有促进创伤愈合作用，用于治疗外伤，手术创伤，烧伤，瘢痕疙瘩及硬皮病。口服，一次 2 片，一日 3 次；用于治疗瘢痕疙瘩及硬皮病，一次 2～4 片，一日 3 次。

解毒生肌膏　由紫草、乳香、当归、轻粉、白芷、甘草等组成。能活血散瘀，消肿止痛，解毒排脓。用于各种创面感染，二度烧烫伤。外用：先清洁消毒患部，然后蘸药涂敷（厚度小于 1mm），每 4～6h 换药一次。创面无脓者禁用；不可久用，较大创面者慎用；对本品任何成分过敏者均不宜用，且须对症治疗；伴有全身性疾病者、高热患者等均应综合对症治疗。

京万红软膏　由地榆、栀子、穿山甲（代）、大黄、冰片等组成。能解毒、消肿、止痛、生肌。用于烧烫伤、电灼伤等引起的红肿起疱、疮（创）面溃烂、化脓；也用于压疮（褥疮）、急性乳腺炎、眼睑烧伤、慢性溃疡、肛周溃疡或内外痔、带状疱疹等。还可用于乳头皲裂、婴儿脐炎、蜂窝织炎、毛囊炎、外阴炎、老年性阴道炎等。外用：先清洁消毒患部，然后蘸药敷患部；如分泌物较多，每日 1 次；如分泌物较少，可 2～3 日换药一次。溃疡阴证者禁用；肿疡未溃者禁用。

龙珠软膏 由炉甘石、冰片、人工牛黄、人工麝香、珍珠、硼砂、硇砂、琥珀组成。能清热解毒，消肿止痛，去腐生肌。用于疮疖、痈疽属热毒蕴结证，也用于浅二度烧烫伤。外用：先清洁消毒患部，然后蘸药涂敷患部，或油纱条贴敷患处，每日1次。溃前涂药宜厚，溃后涂药宜薄。肿疡未溃者、溃疡无脓腐者、孕妇均慎用。

生肌散 由象皮、龙骨、没药、儿茶、血竭、冰片、赤石脂、乳香组成。能解毒，生肌。用于疮疖久溃，肌肉不生，久不收口。外用。取本品少许，撒于患处。溃烂初期禁用。

生肌玉红膏 由当归、白芷、血竭、硬紫草、甘草、轻粉、野生蜂蜡、黑芝麻油组成。能化腐生肌，消肿止痛。用于痈疽疮毒、溃疡久不收口、烫伤、烧伤等；还有用于肛门尖锐湿疣、宫颈糜烂、手术切除乳腺癌后的切口溃疡、下肢慢性软组织溃疡、放射性直肠炎、带状疱疹等治疗的报道。取适量涂敷患处，每日1次。

湿润烧伤膏 由黄连、黄柏、黄芩、地龙、罂粟壳组成。能清热解毒，止痛生肌。用于各种烧烫伤、灼伤。先清洁消毒患部，然后蘸药涂敷（厚度小于1mm），每4~6h换药一次。伴有全身性疾病者、高热患者等均应综合治疗。

烫疮油 由冰片、紫草、当归、白芷、龙血竭、虫白蜡、麻油、甘草组成。能清热止痛，解毒消肿，生肌。用于轻度小面积水火烫伤。外用涂患处，一日1~2次。水火烫伤面积较大，应去医院就诊。

烫伤膏 由绿茶叶、血余、紫草、生地黄、黄连、虫白蜡、麻油组成。能泻火解毒，凉血止痛。用于皮肤烧烫伤及感染性皮肤炎症、头部疖肿、丹毒、带状疱疹、接触性皮炎引起的肌肤灼热疼痛。先清洗消毒患部，然后蘸药涂敷1~2mm厚度，每日1~2次。

烫伤油 由马尾连、紫草、地榆、大黄、黄芩、冰片组成。能清热解毒，凉血去腐止痛。用于一、二度烧烫伤和酸碱烧伤；亦可用于火毒炽盛蕴蒸肌肤引起的头部疖肿、丹毒、带状疱疹、接触性皮炎所致的灼热疼痛等。先清洁消毒患部，然后蘸药涂敷患处，必要时将本品蘸于消毒纱布上，再覆盖患部包扎；每日1次。孕妇慎用。

玉黄膏 由当归、白芷、姜黄、甘草、轻粉、冰片、蜂白蜡组成。能润肌止痒。治皮肤皲裂。用时涂患处。

紫草油（软膏） 由新疆紫草、优质香油组成。能清热解毒，消肿止痛，去腐生肌。用于轻中度烧烫伤，丹毒、疖肿、疔疮、疮疖、毛囊炎等疮疡。油剂：涂敷患处，每日2~3次。软膏：将膏药摊于消毒纱布上，贴敷在事先清洁消毒后的患处，每1~2日换药一次。冻疮、疱疮或疖脓已溃者勿用。

第十一节 面神经麻痹

【特别提示】 开放性创伤、皮肤破损处均禁用。如有皮肤过敏应停用；贴敷期间防受内寒；妊妇慎用。

复方牵正膏 由樟脑、冰片、薄荷脑、麝香草酚、白附子、地龙、全蝎、僵蚕、川芎、白芷、当归、赤芍、防风、生姜组成。能舒筋活络，调和气血。主治风邪中络，口眼㖞斜、肌肉麻木、筋骨疼痛；面神经炎、面神经瘫、坐骨神经痛等。临床应根据患部面积将膏药剪开，局部取穴贴敷（先将患部用酒精或温开水洗净，擦红）。口眼㖞斜取穴：下关、颊车、地仓、太阳、阳白、迎香等。肌肉麻木取穴：上肢取穴合谷、中渚、外关、手三里、阿是等；下肢取太冲、解溪、足三里、足临泣、阳陵泉、阿是等穴。筋骨疼痛取穴：阿是、循经取穴。

疏痛安涂膜剂 由透骨草、红花、伸筋草、薄荷脑组成。能舒筋活血，消肿止痛。用于风中经络、脉络瘀阻所致的头面疼痛、口眼㖞斜，或跌打损伤所致的局部肿痛、头面神经痛、面神经麻痹、急慢性软组织损伤见上述证候者。涂于未破损皮肤患处，或相关穴位，每日 2～3 次。风痰治疗者不宜使用。

第十二节 痔及肛周疾病

【特别提示】忌酒及油腻辛辣饮食；养成良好的排便习惯；忌久坐。

马应龙麝香痔疮膏 由人工麝香、人工牛黄、珍珠、琥珀、硼砂、冰片、煅炉甘石组成。能清热燥湿，活血消肿，去腐生肌。用于湿热瘀阻所致的各类痔，肛裂；症见大便出血，或疼痛，有下坠感；亦用于肛周湿疹。外用：适量涂患处，每日 2 次，早、晚各 1 次，用前洗净肛门，用于外痔和肛裂时，可将药膏直接涂敷患处；用于内痔、混合痔时，将注入器套在药膏管管口上，拧紧后，将注入器插入肛门内，挤入适量药膏后，弃去注入器。用于痔便血肿痛时，应将备用的注入器套在药膏管管口上，拧紧后，将注入器轻轻插入肛门内，挤入 2g 左右药膏；用于肛裂时，把药膏敷于裂口内，敷药前应将肛门洗净。

草木樨流浸液片 由草木樨组成。能止血，镇痛，消肿痛和止痒。治疗创伤、外科手术等引起的出血、软组织损伤肿胀；炎性外痔、血栓性外痔，各期内痔、混合痔引起的出血、疼痛、肿胀、瘙痒等。成人一次 1～4 片，每日 3 次。

肤痔清软膏 由金果榄、土大黄、朱砂根、野菊花、紫花地丁、雪胆、苦参、冰片、重楼、黄药子、姜黄、地榆、苦丁茶、薄荷脑组成。能清热解毒，化瘀消肿，除湿止痒。用于温热蕴结所致手足癣、体癣、股癣、浸淫疮、内痔、外痔（混合痔）、肿痛出血、带下病。外用：温开水洗净患处，取本品适量直接涂擦于患处或注入患处。轻症每日 1 次，重症早、晚各 1 次。

复方双金痔疮膏 由花椒、金银花、大黄、栀子、金毛狗脊黄毛组成。能清热解毒，消肿止痛。用于缓解痔疮所致的肿胀、疼痛等症状。取本品适量涂于洗净的患处，每日 3 次。对于外痔，必要时以胶纸布贴敷。对于内痔，用专用注射管涂药。

肛泰软膏（栓） 由地榆炭、五倍子、冰片、盐酸罂粟碱、盐酸小檗碱组成。能凉血止血，清热解毒，燥湿敛疮，消肿止痛。用于湿热下注所致的内痔、混合痔的内痔部分 1、2 期出现的便血、肿胀、疼痛，以及炎性外痔出血的肛门坠胀疼痛、水肿、局部不适。外用：肛门洗净后用软膏涂患处；或栓剂直肠给药，每次 1 粒，每日 1 次。

化痔片 由槐花、茜草、枳壳、三棱、三七组成。能清热凉血，止血，行气散瘀。

主治内痔、外痔、混合痔、内外痔血栓。每次 6 片，每日 3 次。

化痔栓 由次没食子酸铋、苦参、黄柏、洋金花、冰片组成。能止血止痛，消炎解毒，收敛。用于内外痔、混合痔。患者取侧卧位，置入肛门 2～2.5cm 深处，每次 1 粒，每日 1～2 次，便后或睡前使用。

槐角地榆丸 由槐角、枳壳、地榆炭、地黄、荆芥穗、黄芩、炒槐花、大黄、当归、赤芍、红花、防风组成。能清热止血，消肿止痛。治痔；大便下血，大肠积热，痔疮肿痛。每次 1 丸，每日 2 次。

槐角丸 由槐角、地榆炭、黄芩、枳壳、当归、防风组成。能凉血止血。主治痔疮肿痛，肠风便血。每次 6g，每日 2 次。

九华膏 由滑石、硼砂、龙骨、川贝母、银朱（水银）、冰片组成。能祛湿清热，消肿止痛，生肌收敛。外用治疮疡肿毒，湿热下注之痔核肿胀疼痛，或痔核脱出嵌顿、糜烂、坏死及内痔术后肿痛出血。先清洁患处，再涂敷患处，每日 1 次。

九华痔疮栓 由大黄、厚朴、侧柏叶、紫草、浙贝母、白及、冰片组成。能清热凉血，化瘀止血，消肿止痛。用于血热毒盛所致的痔、肛裂、痔术后粪嵌塞及产妇会阴侧切感染。外用，大便后或睡前温水洗净肛门，塞入栓剂 1 粒，每日 1 次；重症可每日早、晚各 1 次。不宜食海鲜食品。

平痔胶囊 由金丝梅（鲜果）组成。能清热解毒，凉血止血。用于大肠湿热壅结所致内痔出血，外痔肿痛。每次 6 粒，每日 2 次。

普济痔疮栓 由熊胆粉、冰片、猪胆粉组成。能清热解毒，凉血止血。用于热证便血，各期内痔、便血及混合痔肿胀等。直肠给药，每次 1 粒，每日 2 次。

麝香痔疮栓 由人工麝香、珍珠、冰片、炉甘石粉、三七、五倍子、人工牛黄、颠茄流浸膏组成。能清热解毒，消肿止痛，止血生肌。用于大肠热盛所致的大便出血、血色鲜红，肛门灼热疼痛；各类痔和肛裂见上述证候者。早晚或大便后塞入肛门内，每次 1 粒，每日 2 次。

消痔软膏（栓） 由熊胆粉、地榆、冰片组成。能凉血止血，消肿止痛。用于炎性、血栓性外痔及 1、2 期内痔属风热瘀阻或湿热壅滞证。治疗内痔：洗净肛门，将注入头轻入肛门，再把药膏注入肛内；治疗外痔，将药膏涂于患处，清洁纱布覆盖，每日 2～3 次。栓剂：睡前洗净肛门，塞入肛内 1 粒，每日 1 次。

消痔丸 由地榆、牡丹皮、三颗针皮、大黄、黄芪、白及、槐角、防己、白术、当归、火麻仁、动物大肠组成。具有消肿生肌，清热润便，补气固脱，止血，止痛的功效。用于痔疾肿痛、便秘出血、脱肛不收以及肠风下血、积滞不化等症。大蜜丸：一次 1 丸（9g），一日 3 次。水蜜丸：一次 6g，一日 3 次。孕妇慎用。

熊胆栓 由熊胆粉组成。能清热解毒，化瘀消肿。用于血热瘀阻所致的痔。直肠给药，一次 1 粒，一日 2 次；早晚各一次；清洗肛门后塞入肛门内 3cm 处。

熊胆痔灵膏 由熊胆粉、冰片、煅炉甘石、珍珠母、胆糖膏、蛋黄油组成。能解毒，敛疮生肌，止痒，止血。用于内外痔，或伴少量出血。先洗净肛门，涂于肛门内外患处，每日 2 次。

痔疮片（胶囊） 由大黄、蒺藜、功劳木、白芷、冰片、猪胆粉组成。能清热解毒，凉血止痛，祛风消肿。用于各种痔，肛裂，大便秘结。口服，一次4～5片（粒），一日3次。

痔疮栓 由柿蒂、大黄、冰片、芒硝、田螺壳、橄榄核（炒炭）组成。能清热通便，止血，消肿止痛，收敛固脱。用于内痔、混合痔之内痔部分、肛门直肠脱垂等。直肠给药：每次1粒，每日2～3次。用药前可用花椒水或温开水坐浴，7天为1个疗程。

痔疾洗液 由忍冬藤、苦参、黄柏、五倍子、蛇床子、地瓜藤组成。能清热解毒，燥湿敛疮，消肿止痛。用于湿热蕴结所致的外痔肿痛。取本品1瓶125ml，加沸水稀释至1000ml，趁热熏肛门，再坐浴20min，每日早晚各1次。重症者坐浴后另取本品涂擦患处。

痔康片 由豨莶草、地榆炭、槐花、黄芩、大黄、金银花组成。能清热凉血，泄热通便。用于热毒风盛或湿热下注所致的便血，肛门肿痛，有下坠感；1、2期内痔见上述证候者。每次3片，每日3次。7天为1个疗程。

痔炎消颗粒 由地榆、槐花、山银花、茵陈、紫珠叶、三七、火麻仁、枳壳、白茅根、白芍组成。能清热解毒，润肠通便，止血，止痛，消肿。用于血热毒盛所致的痔疮肿痛、肛裂疼痛及痔手术后大便困难、便血及老年人便秘。口服，一次10～20g，一日3次。

第十二章

骨伤科用中成药

第一节 跌打损伤、骨折筋伤

【特别提示】本类药物多含有活血化瘀和/或有毒成分，脾胃虚弱者慎用，孕妇忌服；如马钱子等有大毒，过量使用可引起肢体颤抖、惊厥、呼吸困难、水肿、昏迷，故不可过量、久服；如出现上述症状，应及时停药并急救。骨折、脱臼者应先手法复位固定后再用药。皮肤破损和过敏者禁用。忌食生冷、油腻食物。儿童、年老体弱者、高血压、心脏病、肝病、肾病等慢性病严重者应遵医嘱。

按摩乳 由芸香浸膏、颠茄流浸膏、乳香、没药、川芎、郁金、乌药、桂皮、樟脑、薄荷油、水杨酸甲酯组成。能活血化瘀，和络止痛。用于运动劳损，肌肉酸痛，跌打损伤，无名肿痛。患者在按摩时涂擦患处。

大七厘散 由煅自然铜、骨碎补、当归尾、乳香、没药、酒大黄、硼砂、冰片、土鳖虫（甘草制）、三七、血竭组成。能化瘀消肿，止痛止血。用于跌打损伤，瘀血疼痛，外伤止血；亦用于软组织扭伤见上述证候者。用黄酒或温开水冲服，一冲 0.6～1.5g，每日 2～3 次。外用以白酒调敷患处。

跌打活血散 由红花、血竭、三七、当归、烫骨碎补、续断、乳香、没药、儿茶、大黄、土鳖虫、冰片组成。能舒筋活血，散瘀止痛。用于软组织损伤、脱臼、骨折、风湿性或类风湿关节炎等。温开水或黄酒送服，一次 3g，每日 2 次。外用：以醋或黄酒调敷患处。

跌打七厘散 由当归、红花、乳香、没药、血竭、三七、人工麝香、冰片、朱砂、三七、儿茶组成。能活血散瘀，消肿止痛。用于跌打损伤，外伤止血。饭后服，一次 0.5～1g，每日 2～3 次；温开水或黄酒送服。外用：调敷患处。因含有朱砂，故不可过量、久服；肝肾功能不全者、脾胃虚弱者均慎用。

跌打丸（片） 由三七、赤芍、当归、桃仁、北刘寄奴、烫骨碎补、牡丹皮、防风、甜瓜子、枳实、桔梗、甘草、木通、煅自然铜、土鳖虫、白芍、红花、血竭、苏木、乳香、没药、醋三棱、续断、姜黄组成。能活血散瘀，消肿止痛。主治跌打损伤，筋断骨折，瘀血肿痛，闪腰岔气；骨折及风湿性关节炎、类风湿关节炎；亦用于急性乳腺炎、药物性静脉炎、注射局部硬结、冻疮等。饭后服。大蜜丸：一次 1 丸，每日 2 次。片剂：一次 4～8 片，每日 2～3 次。

跌打镇痛膏 由土鳖虫、大黄、生草乌、马钱子、薄荷素油、薄荷脑、樟脑、冰片、降香、黄芩、黄柏、虎杖、两面针、水杨酸甲酯组成。能活血止痛，散瘀消肿，祛风胜湿。用于跌打损伤或外伤瘀血，急、慢性扭挫伤，慢性腰腿痛，风湿关节痛（痛痹）。外用：贴患处。破伤出血者不可外敷，皮肤过敏者慎用；本品有一定毒性，不可过量、久用。

独一味胶囊（颗粒、片） 本品主要成分为独一味。能活血止痛，化瘀止血。用于多种外科手术后的刀口疼痛，出血，外伤骨折，筋骨扭伤，风湿痹痛以及崩漏，痛经，牙龈肿痛，出血。胶囊或片剂，一次3粒（或片）；颗粒，一次1袋；均每日3次，7天为1个疗程；或必要时服。

骨友灵搽剂 由红花、制川乌、制何首乌、续断、威灵仙、醋延胡索、防风、鸡血藤、蝉蜕组成。能活血化瘀，消肿止痛。用于软组织损伤引起的肿胀，疼痛。外用，涂于患处，热敷20～30min，一次2～5ml，一日2～3次，14天为1个疗程，间隔一周，一般用药2个疗程。

骨折挫伤胶囊 由煅自然铜、红花、大黄、猪骨、炒黄瓜子、当归、醋乳香、醋没药、血竭、土鳖虫组成。能舒筋活络，消肿散瘀，接骨止痛。用于跌打损伤，扭腰岔气，筋伤骨折或筋骨损伤。用黄酒或温开水送服：一次4～6粒，每日3次。

回生第一丹胶囊（散） 由土鳖虫、当归尾、乳香、血竭、自然铜（煅、醋淬）、人工麝香、朱砂组成。能活血散瘀，消肿止痛。用于跌打损伤，闪腰岔气，骨折筋伤或伤筋动骨，皮肤青紫（肿），血瘀疼痛。用黄酒或温开水送服；胶囊，一次5粒，每日2～3次；散剂，一次1g，每日2～3次。

接骨七厘散（片、胶囊） 由自然铜、土鳖虫、骨碎补、乳香、没药、熟大黄、血竭、当归、硼砂组成。能活血化瘀，接骨续筋。用于跌打损伤，闪腰岔气，骨折筋伤，瘀血肿痛。温开水或黄酒送服，片剂，一次5片，每日2次；散剂，一次1.5g，每日2次；胶囊，一次2粒，每日2次。骨折、脱臼者应先复位固定后，再服药治疗。孕妇忌服。

接骨丸 由土鳖虫、自然铜、续断、骨碎补、桂枝、马钱子粉、甜瓜子、郁金、地龙组成。能活血散瘀，消肿止痛。用于跌打损伤，闪腰岔气，筋伤骨折，瘀血肿痛。一次3g，每日2次。

竭红跌打酊 由红花、苏木、当归尾、乳香、没药、血竭、儿茶、白矾、安息香、芦荟组成。能散瘀消肿，活血止痛。用于跌打损伤，筋骨扭伤或挫伤，局部青紫肿痛。外用：用消毒棉花浸药液擦患处，每日2～3次。

筋痛消酊 由乳香、没药、红花、川芎、郁金、紫荆皮、煅自然铜、刘寄奴、三七、血竭、儿茶、大黄、木香、香附、厚朴、陈皮、浙贝母、天南星、木瓜、肉桂、小茴香、防风、羌活、制川乌、制草乌、当归、栀子、白芷、木鳖子、樟脑、冰片组成。能活血化瘀，消肿止痛。用于治疗闭合性软组织损伤；跌打损伤症见肢体肿胀疼痛，局部皮肤青紫，活动受限；急性软组织损伤见上述证候者。外用：用药棉蘸药液涂擦患处并适度按摩；若为重症可用药液湿敷患部1h，每日1～3次。

九分散 由马钱子粉、乳药、没药、麻黄组成。能活血散瘀，消肿止痛。用于跌扑损伤，瘀血肿痛；软组织损伤症见伤处青红紫斑、痛如针尖刺痛、焮肿闷痛、不敢触摸、活动受限、舌质紫暗、脉弦涩等。饭后一次服 2.5g，每日 1 次。外用：创伤青肿未破者以酒调敷患处。本品含毒性药，不可多服；孕妇禁用；小儿及体弱者遵医嘱服用；破伤出血者不可外敷。

克伤痛搽剂　由当归、川芎、红花、丁香、生姜、樟脑、松节油组成。能活血化瘀，消肿止痛。用于急性软组织扭伤，症见皮肤青紫瘀斑、血肿疼痛。外用适量，涂擦患处并按摩至局部发热，每日 2～3 次。

龙血竭胶囊　由龙血竭组成。能活血散瘀、定痛止血、敛疮生肌。用于跌打损伤，瘀血作痛，妇女气血凝滞，外伤出血，脓疮久不收口，复发性口腔溃疡，咽炎；亦用于治疗下肢静脉曲张性溃疡。口服，一次 4～6 粒，一日 3 次；外用，取内容物适量，敷患处或用酒调敷患处。

七厘散（胶囊）　由血竭、乳香、没药、红花、儿茶、冰片、人工麝香、朱砂组成。有化瘀消肿、止痛止血作用。用于跌打（扑）损伤，瘀血疼痛，外伤出血。散剂：一次 1～1.5g，每日 1～3 次。胶囊：一次 2～3 粒，每日 1～3 次。还可遵医嘱将散剂外用调敷皮肤未破损的患处。孕妇禁用。

奇应内消膏　由生天南星、重楼、乳香、没药、大黄、山奈、片姜黄、生半夏、樟脑组成。能行气活血，消肿止痛。用于跌打损伤所致的急性闭合性软组织损伤或扭伤，症见局部肿胀、疼痛、活动受限。贴患处，每日换药一次，7 天为 1 个疗程。

祛伤消肿酊　由连钱草、川芎、莪术、红花、两面针、血竭、威灵仙、海风藤、桂枝、栀子、白芷、冰片、了哥王、茅膏菜、天南星、酢浆草、樟脑、野木瓜、生草乌、薄荷脑组成。能活血化瘀，消肿止痛。用于跌打损伤，皮肤青紫瘀斑，肿胀疼痛，关节屈伸不利；急性扭挫伤见上述证候者。外用：用消毒棉浸取药液涂擦患部，每日 3 次。本品含有生草乌、天南星毒性之品，切勿口服。孕妇及皮肤破损处禁用。

三花接骨散　由三七、血竭、西红花、当归、川芎、大黄、续断、牛膝、烫骨碎补、冰片、白芷、地龙、马钱子粉、煅自然铜、土鳖虫、沉香、木香、桂枝组成。能活血化瘀，消肿止痛，接骨续筋。用于跌打损伤，筋骨折伤、瘀血肿痛。口服一次 5g，每日 2 次。14 日为 1 个疗程，可连续服用 2 个疗程。

伤科接骨片　由红花、土鳖虫、朱砂、马钱子粉、甜瓜子、炙鸡骨、煅自然铜、炙海星、炙乳香、炙没药、三七、冰片组成。能活血化瘀，消肿止痛，舒筋壮骨。用于跌打损伤，筋伤骨折，闪腰岔气，瘀血肿痛。黄酒送服：成人一次 4 片，10～14 岁儿童一次 3 片，均每日 3 次。骨折患者应先行复位固定后再用药治疗。

麝香祛痛搽剂（气雾剂）　由人工麝香、红花、三七、龙血竭、冰片、薄荷脑、独活、地黄、樟脑组成。能活血祛瘀，舒筋活络，消肿止痛。用于各种跌打损伤，瘀血肿痛，风湿瘀阻，关节疼痛：包括急性软组织损伤、风湿性关节炎、类风湿关节炎等。外用：涂擦或喷涂于患处，按摩 5～10min 至患处发热，每日 2～3 次。软组织扭伤严重或有出血者，将药液浸（喷）湿的棉垫敷于患处。

麝香舒活灵　由人工麝香、红花、血竭、三七、冰片、地黄、樟脑、薄荷脑组成。能活血化瘀，消肿止痛，舒筋活络。用于闭合性新旧软组织损伤和肌肉疲劳酸痛，包括各种间接、直接性跌打损伤，如车祸、高处坠跌、重物压砸、外力打击、扭转过度等，韧带损伤或关节脱臼（位），症见局部瘀血肿胀、剧烈疼痛、关节活动不利等症状。一次适量涂擦患处并按摩，每日 1～2 次。本品切勿内服。

伸筋丹胶囊 由制马钱子、地龙、乳香、没药、红花、防己、烫骨碎补、香加皮组成。能舒筋通络，活血祛瘀，消肿止痛。用于血瘀络阻所致的骨折后遗症、颈椎病、肥大性脊柱炎、慢性关节炎、坐骨神经痛、肩周炎；痹痛症见肌肉关节疼痛，痛如针刺样，固定不移，压痛明显，局部色青紫，日久者关节畸形僵硬，舌质紫暗，有瘀斑，脉弦。饭后一次 5 粒，每日 3 次。

神农镇痛膏 由三七、红花、川芎、当归、血竭、乳香、没药、重楼、土鳖虫、胆南星、石菖蒲、羌活、白芷、防风、升麻、狗脊、马钱子、樟脑、薄荷脑、冰片、人工麝香、熊胆粉、丁香罗勒油、颠茄流浸膏、水杨酸甲酯组成。能活血散瘀，消肿止痛。用于跌打损伤，风湿性关节炎，腰背酸痛；痹痛症见关节、腰背酸痛，不肿或肿胀而不红不肿，得热症减，遇寒加重，不发热或微热，小便清长，舌苔淡白或白腻，脉弦紧或浮紧等症状。外用，贴患处。

沈阳红药胶囊 由三七、当归、川芎、红花、土鳖虫、延胡索、白芷组成。能活血止痛，祛瘀生新。用于跌打损伤，筋骨肿痛；亦可用于血瘀络阻所致的风湿麻木，痹病；症见关节、肢体及肌肉疼痛，舌色紫暗，苔薄白，脉弦涩而紧；风湿性关节炎、类风湿关节炎见上述证候者。一次 2 片（粒），每日 2 次。

舒筋定痛酒 由乳香、没药、香附、延胡索、红花、血竭、当归、自然铜、骨碎补组成。能舒筋活血，散瘀止痛。用于跌打损伤，扭伤，血瘀肿痛，症见局部皮肤青紫肿痛，疼痛剧烈，功能性活动受限或障碍，软组织损伤、骨折见上述证候者。饭后服，一次 20ml，每日 3 次。或外用涂擦患处，每日 3 次。

舒筋定痛片（胶囊） 由土鳖虫、乳香、没药、自然铜、红花、骨碎补、大黄、硼砂、当归组成。能活血散瘀，消肿止痛。用于跌打损伤，慢性腰腿痛，风湿痹疼。口服，一次 4 片（粒），一日 2 次。

舒筋活血定痛散 由乳香、没药、红花、醋延胡索、血竭、当归、醋香附、骨碎补、煅自然铜组成。能舒筋活血，散瘀止痛。用于跌打损伤，闪腰岔气，伤筋动骨，血瘀肿痛。用黄酒或温开水冲服，一次 6g，每日 2 次。或外用白酒调敷患处。

双虎肿痛宁喷雾剂 由搜山虎、黄杜鹃根、川乌、草乌、天南星、半夏、樟脑、薄荷脑组成。能活血行气，消癥止痛，舒筋活络，祛风除湿。用于跌打损伤，风湿痹病，症见关节、筋肉局部肿胀疼痛，活动受限，屈伸不利。皮肤未破损处外用：取适量药液涂擦患处，每日 3～4 次。

损伤速效止痛气雾剂 由血竭、人工麝香、乳香、红花、冰片、樟脑组成。能活血化瘀，消肿止痛，舒筋活血。用于跌打损伤、急性运动损伤、瘀血阻络所致的骨关节、肌肉疼痛。用时摇匀倒置，距离伤处 3cm，揿压喷头，喷涂患处 5～10 层（层间干后再喷涂），每日 1～3 次。气雾剂切勿受热，避免撞击。

外用无敌膏 由乳香、没药、红花、马钱子、赤芍、苏木、重楼、三七、血竭、木鳖子、生地黄、熟地黄、当归、黄芪、党参、白术、苍术、生川乌、生草乌、伸筋草、独活、透骨草、五香血藤、海风藤、秦艽、威灵仙、蕲蛇、八角枫、四块瓦、三分三、钻地风、雪上一枝蒿、续断、骨碎补、千年健、杜仲、猴骨、桑寄生、刺五加、牛膝、海马、淫羊藿、肉桂、白芷、细辛、茯苓、土茯苓、海螵蛸、仙鹤草、冰片、金银花、苦参、地肤子、鹤虱、黄连、大黄、黄芩、黄柏组成。能活血消肿，祛风除湿，通痹止痛，清热拔毒。用于跌打损伤，风湿麻木，肩腰腿痛，疮疖红肿疼痛，关节局部肿痛、麻木、功能性障碍；软组织损伤、风湿性关节炎、类风湿关节炎、陈旧性创伤关节炎、骨性关节炎、毛囊炎、毛囊周围炎等见上述证候者。外用前应先加温软化，然后贴于患处。

五虎散　由红花、当归、天南星、白芷、防风组成。能活血散结，消肿止痛。温黄酒或温开水送服：一次 6g，每日 2 次；或用白酒调敷患处。

息伤乐酊　由鸡血藤、透骨草、白芷、草乌（金银花、甘草制）、三七、血竭、红花、冰片、辣椒、大黄、樟脑、雄黄等 18 味组成。能活血化瘀，消肿止痛。用于急性扭伤、挫伤、跌扑筋伤引起的皮肤青紫瘀血不散、红肿疼痛、活动不利；亦可用于风湿痹痛如风湿性关节炎、类风湿关节炎见关节酸痛、遇寒更甚、得热症减、不发热或微热、小便清长、舌苔淡白或白腻、脉弦紧或浮紧等症状。外用药前先洗净患部，再涂擦本品，一次 2～5ml，每日 3～5 次。皮下瘀血肿胀严重者可用纱布浸药液湿敷患处。

消肿止痛酊　由大罗伞、小罗伞、黄藤、栀子、三棱、莪术、川芎、沉香、五加皮、牛膝、红杜仲、木香、防风、荆芥、白芷、薄荷脑、细辛、桂枝、徐长卿、两面针、樟脑组成。能舒筋活络，消肿止痛。用于跌打扭伤，风湿骨痛，无名肿痛，腮腺炎肿痛；痹痛见关节肿痛、麻木、屈伸不利、舌苔淡白或白腻、脉弦紧或浮数。外用：擦患处。必要时可一次 5～10ml，每日 1～2 次。

一粒止痛丸　由披麻草、重楼、乳香、没药、金铁锁、人工麝香组成。能清热解毒，活血止痛。主治刀枪伤、跌打损伤所致的疼痛、妇女痛经、癌痛等；亦用于各种瘀滞疼痛、手术后疼痛、胃痛、牙痛等。一般在痛时口服 1 粒，每小时 1 次；心血管患者慎用；本品不能与洋地黄类药物合用；用药 1 日内忌食蚕豆、僵蚕、鱼类和酸冷食物。本品有一定毒性，应避免过服久服，以免中毒；临床偶见有恶心呕吐、血压降低、心率减慢等现象。

愈伤灵胶囊　由三七、当归、红花、黄瓜子、落新妇提取物、土鳖虫、自然铜、续断、冰片组成。能活血散瘀，消肿止痛。用于跌打损伤、瘀血阻络所致的筋骨肿痛；亦可用于伤筋动骨或骨折的辅助治疗。一次 4～5 粒，每日 3 次。

云南白药膏（散剂、胶囊、酊、气雾剂）　由云南三七、麝香、冰片、薄荷脑等 100 多中药材组成。能止血愈伤，活血化瘀，消肿止痛，排脓去毒。胶囊主要用于化瘀止血，活血止痛，解毒消肿；散剂既可内服，又可外用；药膏、酊剂、喷雾主要外用于皮肤未破损的跌打损伤、痹痛患处。临床用于跌打损伤、瘀血肿痛、创伤出血、呕血咯血、妇女崩漏及红肿毒疮、鼻出血、便血、血尿、痔出血、胃肠出血、疮疡肿毒、软组织损伤或挫伤、闭合性骨折、支气管扩张、肺结核咯血等。胶囊：成人一次 0.25～0.5g（但不得超过 0.5g），每日 3～4 次。2～5 岁儿童按成人 1/4 剂量服用；6～12 岁儿童按成人 1/2 剂量服用。凡遇跌打损伤可先服保险子 1 粒。散剂：成人 0.25～0.5g，每日 3 次（每小瓶装4g，不得少于分8次内服）；出血性伤口，清创后加少许散剂于伤口，包扎；一般伤口一次0.1g，消肿止痛一次0.3～0.4g。酊剂：既可内服，又可外用，内服一次3～5ml，极量不超过10ml；外用时取适量揉擦未破损的患处，每次3min左右，每日3～5次。膏药：直接贴敷患处。喷雾：直接喷雾患处。

正骨水 由九龙川、买麻藤、过江龙、香樟、香加皮、海风藤、豆豉姜、大皂角、羊耳菊、虎杖、草乌、碎骨木、千斤拔、穿壁风、横经席、莪术、降香、土鳖虫、五味藤、鹰不扑、朱砂根、木香、徐长卿、两面针、薄荷脑、樟脑组成。能活血祛瘀，舒筋活络，消肿止痛。用于跌打损伤、骨折脱位以及体育运动前后消除疲劳。用药棉蘸药液轻擦患处，重症者用药棉湿敷患处1h，每日2～3次。

止痛紫金丸 由血竭、乳香、没药、木香、红花、儿茶、土鳖虫、骨碎补、自然铜、赤芍、当归、丁香、熟大黄、甘草组成。能舒筋活血，消瘀止痛。用于跌打损伤，闪腰岔气，瘀血作痛，筋骨疼痛。饭后一次1丸，每日2次。

肿痛气雾剂 由七叶莲、滇草乌、三七、八角莲、雪上一枝蒿、金铁锁、火把花根、金叶子、玉葡萄根、披麻草、重楼、灯盏细辛、栀子、白芷、白及、薄荷脑、甘草、冰片、人工麝香组成。能消肿镇痛，活血化瘀，化痞消结。用于跌打损伤，风湿性关节炎，肩周炎，痛风关节炎，乳腺小叶增生。外用：摇匀后喷于皮肤未破损的患处。

第二节 颈椎病

【**特别提示**】本品含有活血化瘀成分，故孕妇忌用；因部分中成药含有乳香、没药，所以脾胃虚弱者慎用。

颈复康颗粒 由黄芪、党参、白芍、威灵仙、秦艽、羌活、丹参、花蕊石、王不留行、川芎、桃仁、红花、乳香、没药、土鳖虫、苍术、石决明、葛根、地龙、地黄、关黄柏组成。能活血通络，散风止痛。用于风湿瘀阻所致的颈椎病，症见头晕、颈项僵硬、肩背酸痛、手背麻木、舌质淡白、脉缓等；颈椎病见上述证候者。饭后开水冲服，一次5～10g，每日2次。

颈舒颗粒 由三七、当归、川芎、红花、天麻、肉桂、人工牛黄组成。能活血化瘀，温经通窍止痛。用于神经根型颈椎病瘀血阻络证，症见颈肩部僵硬、疼痛、患侧上肢窜痛。温开水冲服。一次6g，一日3次。1个月为1个疗程。

颈痛颗粒 由三七、川芎、延胡索、白芍、威灵仙、葛根、羌活组成。能活血化瘀，行气止痛。用于血瘀气滞、脉络痹阻所致神经根型颈椎病，症见颈部僵硬疼痛、肩背疼痛、上肢窜麻、窜痛者；或可触及瘀结，日久者关节畸形僵硬，舌质紫暗，有瘀点，脉弦涩；神经根型颈椎病见上述证候者。饭后开水冲服，一次4g，每日3次。

颈痛灵药酒 由熟地黄、制何首乌、白芍、黑芝麻、枸杞子、骨碎补、狗脊、黄芪、槲寄生、人参、山药、鹿茸、当归、丹参、牛膝、乳香、没药、天麻、粉葛根、千年健、蛇蜕、地枫皮、威灵仙、桂枝、木瓜、人工麝香、甘草组成。能滋补肝肾，生津补髓，补益气血，通经活络，止痛，抗炎，消肿。用于各种颈椎病引起的颈、背、肩、臂疼痛、肢体麻木、痿弱无力、头痛、眩晕、眼目干涩、视物模糊，恶心、呕吐、多汗等症状。饭后 30min 一次 10～15ml，每日 2 次。

壮骨伸筋胶囊 由淫羊藿、熟地黄、鹿衔草、骨碎补、肉苁蓉、鸡血藤、红参、狗脊、茯苓、威灵仙、豨莶草、醋延胡索、山楂、洋金花、葛根组成。能补益肝肾，强筋骨，活络止痛。用于肝肾两虚、寒湿阻络所致的神经型颈椎病，症见肩臂疼痛、麻木、活动障碍；神经根型颈椎病见上述证候者。一次 6 粒，每日 3 次。4 周为 1 个疗程。关节红肿热痛者慎用；本品含有洋金花等毒性成分，不可过量、久服。

第三节 腰痛

【特别提示】本类中成药多含有草乌等毒性成分，不可过量、久服；感冒发热者、孕妇均忌用。

通络祛痛膏 由当归、川芎、红花、山柰、花椒、胡椒、丁香、肉桂、干姜、荜茇、大黄、薄荷脑、冰片、樟脑组成。能活血通络，散寒除湿，消肿止痛。用于瘀血停滞、寒湿阻络所致的腰部、膝部骨性关节炎，症见关节刺痛或钝痛、关节僵硬、屈伸不利；或外感寒湿瘀阻脉络所致，症见腰腿疼痛有定处，重着而痛，肢重步艰，遇寒湿邪后腰腿疼痛加重，自觉肢端冷痹，得热减轻，多有下肢麻木刺痛感，苔白腻，脉沉而迟缓；骨性关节炎、创伤性关节炎、强直性脊柱炎、脊柱关节病见上述证候者。贴患处。一次 1～2 贴，每日 1 次。15 天为 1 个疗程。

腰痹通胶囊 由三七、川芎、延胡索、白芍、狗脊、独活、熟大黄、牛膝组成。能活血化瘀，祛风除湿，行气止痛。用于腰腿疼痛，痛有定处，痛处拒按，轻者俯仰不便，重者因痛剧而不能转侧，腰椎间盘突出症见上述证候者。饭后服，一次 3 粒，每日 3 次。

腰疼丸 由补骨脂、续断、牛膝、南藤、吉祥草、山药组成。能行气活血，散瘀止痛。用于腰部闪跌扭伤、劳损，症见腰痛甚则累及下肢，活动受限，遇劳加重；急性腰扭伤，肝肾不足、劳累过度或陈旧性腰部受伤所致的腰肌劳损、腰椎椎管狭窄症见上述证候者。一次 1～2 丸，每日 2 次。

腰痛宁胶囊 由马钱子粉、全蝎、乳香、没药、土鳖虫、僵蚕、川牛膝、苍术、麻黄、甘草组成。能消肿止痛，疏散风邪，调经通络。用于寒湿瘀阻经络所致的腰椎间盘突出症、坐骨神经痛、腰肌劳损、腰肌纤维炎、风湿性关节炎，症见腰腿痛、关节痛及肢体活动受限等。黄酒兑少量温开水送服：一次 4～6 粒，每日 1 次。睡前 30min 服。

腰椎痹痛丸 由五加皮、桑寄生、千年健、骨碎补、续断、独活、制草乌、威灵仙、秦艽、海风藤、萆薢、当归、白芷、桃仁、红花、赤芍、防风、防己、桂枝组成。能壮筋骨，益气血，祛风除湿，通痹止痛。用于肝肾不足、寒湿阻络所致的腰椎病，症见腰膝酸软、筋骨无力、遇寒加重等症状；腰肌劳损见上述证候者。一次 2g，每日 3 次。

壮骨关节丸（胶囊） 由狗脊、淫羊藿、独活、骨碎补、续断、补骨脂、桑寄生、鸡血藤、熟地黄、木香、乳香、没药组成。能补益肝肾，养血活血，舒筋活络，理气止痛。用于肝肾不足、血瘀气滞、脉络痹阻所致的骨性关节炎、腰肌劳损，症见关节肿胀、疼痛、麻木、活动受限，颈、腰、膝部痛有定处，重者遇风寒湿邪或疲劳而加重，得温热则减轻；舌淡苔白而腻，脉沉细而迟缓；各部位骨关节炎、强直性脊柱炎、脊柱骨关节炎、腰肌劳损等见上述证候者。浓缩丸，一次 10 丸；水丸，一次 6g；胶囊，一次 2 粒。均一日 2 次，早晚饭后服用。疗程为一个月。

第四节 骨质增生、骨性关节炎

【特别提示】本类中成药关节红肿热痛者慎用；感冒发热者和腹泻者不宜用或停药；本类中成药多含有破血成分，故孕妇忌用或慎用。不可过量、久服，应遵医嘱使用。

穿龙骨刺片 由穿山龙、淫羊藿、狗脊、川牛膝、熟地黄、枸杞子组成。能补肾健骨，活血止痛。用于肾虚血瘀所致的骨性关节疼痛，畏寒肢冷，遇寒加重，得热则缓解，腰部及膝部骨性关节炎见上述证候者。一次 6~8 片，每日 3 次。

附桂骨痛片 由附子、制川乌、党参、当归、炒白芍、淫羊藿、醋乳香、肉桂组成。能温阳散寒，益气活络，消肿止痛。用于阳虚寒湿所致颈椎及膝部骨性关节炎，症见骨关节疼痛、屈伸不利，麻木肿胀、遇热则减、遇寒加重，平时患者多畏寒肢冷。饭后一次 6 片，每日 3 次。疗程 3 个月。如需继续治疗，必须停药 1 个月后遵医嘱用。

骨刺宁片（胶囊） 由三七、土鳖虫组成。能活血化瘀，通络止痛。用于瘀阻脉络所致的骨刺、骨性关节炎，症见关节疼痛、肿胀、麻木、活动受限。饭后口服，一次 4 片（粒），均一日 3 次。

骨刺片（胶囊） 由昆布、骨碎补、党参、桂枝、威灵仙、牡蛎（煅）、杜仲叶、鸡血藤、附片、制川乌、制草乌、延胡索、白芍、三七、马钱子粉组成。能散风邪，祛寒湿，舒筋活血，通络止痛。用于颈椎、胸椎、腰椎、跟骨等骨关节增生性疾病，对风湿、类风湿性关节炎有一定疗效。一次 3 片（粒），均一日 3 次。

骨刺丸 由制川乌、制天南星、白芷、甘草、穿山龙、红花、制草乌、秦艽、当归、薏苡仁（炒）、绵萆薢、徐长卿组成。能祛风止痛。用于骨质增生，风湿性关节炎，风湿痛。水蜜丸，一次 6g；大蜜丸，一次 1 丸；一日 2~3 次。

骨刺消痛片 由川乌、草乌、穿山龙、薏苡仁、红花、秦艽、白芷、萆薢、天南星、当归、徐长卿、骨刺组成。能祛风止痛。用于风湿痹阻、瘀血阻络所致的痹病，症见关节疼痛，屈伸不利；舌质淡红，舌苔薄白或腻，脉浮缓或濡缓；骨性关节炎、风湿性关节炎、类风湿关节炎等痹病见上述证候者。一次 4 片，每日 2~3 次。

抗骨质增生胶囊（丸、颗粒） 由熟地黄、酒肉苁蓉、鸡血藤、狗脊、女贞子、淫羊藿、骨碎补、炒莱菔子、牛膝组成。能补腰肾，强筋骨，活血止痛。用于骨性关节炎、肝肾不足、瘀血阻络证，症见关节肿胀、麻木、疼痛、活动受限，苔白腻，脉沉而迟缓；创伤性关节炎、强直性脊柱炎见上述证候者。胶囊，一次 5 粒；水蜜丸，一次 2.2g；小蜜丸，一次 3g；颗粒，开水冲服，一次一小袋，均每日 3 次。

第五节 **骨质疏松症**

【特别提示】本品含有破血逐瘀成分，孕妇忌用；治疗骨质疏松应遵医嘱并配合其他综合治疗；饮食宜清淡易消化而营养均衡，适量补充牛乳、豆制品等，以促进吸收。

骨松宝胶囊（颗粒） 由淫羊藿、续断、赤芍、川芎、三棱、莪术、知母、生地黄、牡蛎组成。能补肾壮骨，活血强筋。用于肝肾不足所致的骨痿，症见背痛，腰痛膝软，骨脆易折；骨性关节炎、骨质疏松症见上述证候者。颗粒：开水冲服，一次1袋，治疗骨折及骨关节炎，每日3次；预防骨质疏松，一次1袋，每日2次，30天为1个疗程。胶囊：口服，一次2粒，用于骨痿（骨质疏松症）引起的骨折、骨痛，一日3次，用于预防更年期骨质疏松症，一日2次。

肾骨胶囊 由牡蛎制成。能滋阴潜阳，补肾壮骨。用于肝肾不足所致的骨质疏松、小儿佝偻病，症见骨痛、肌肉痉挛，骨脆易折；原发性、继发性及特发性骨质疏松症。或先天禀赋不足，肾虚精亏等导致的骨髓失养，症见小儿筋骨痿弱，坐立行走无力，头颅软化，囟门闭合较迟，牙齿晚出，甚则鸡胸龟背等五软五迟症，小儿佝偻病、软骨病、钙缺乏症见上述证候。饭后一次1～2粒，每日3次，服药后要多饮水。

壮骨止痛胶囊 由补骨脂、淫羊藿、枸杞子、女贞子、骨碎补、狗脊、川牛膝组成。能补益肝肾，壮骨止痛。用于原发性骨质疏松症属肝肾不足型，症见腰背疼痛、腰膝酸软、四肢骨痛、肢体麻木、步履艰难、舌质偏红或淡、脉细弱等。口服。一次4粒，一日3次，3个月为1个疗程。服用1～2个疗程。

第六节 **风湿/类风湿病（痹证）**

一、风寒湿痹

【特别提示】本类中成药风湿热痹者不宜用；因多含有草乌、川乌、马钱子等数种毒性药物，故孕妇、儿童、身体过度虚弱者、高血压病、心脏病、肝肾功能不全、癫痫、破伤风、甲亢患者均忌服，亦不可过量、久服。马钱子有大毒，过量使用可引起肢体颤抖、惊厥、呼吸困难，甚至昏迷，一旦中毒，应立即停药急救。

安阳精制膏 由生川乌、生草乌、乌药、白蔹、白芷、白及、木鳖子、木通、木瓜、三棱、莪术、当归、赤芍、肉桂、大黄、连翘、血竭、阿魏、乳香、没药、儿茶、薄荷脑、水杨酸甲酯、冰片组成。能消积化瘀，逐瘀止痛，舒筋活血，追风散寒。用于癥瘕积聚，风寒湿痹，手足麻木及风湿性关节炎、类风湿关节炎出现的肢体麻木、拘挛疼痛、胃寒疼痛、乳腺增生、肝脾大。外用：贴于皮肤未破损的患处。

宝光风湿液 由防风、秦艽、木瓜、当归、白芍、白术、牛膝、红花、甘草、红曲、独活、桑寄生、川芎、羌活、鹿角胶、鳖甲胶组成。能祛风除湿，养血通络，补养肝肾。用于风湿、类风湿疾病，肩周炎、骨质增生、新旧软组织损伤等引起的肝肾血亏、风寒痹痛、骨节疼痛、手足麻木等症。摇匀后服：一次10~20ml，每日2~3次。

大活络丸 由蕲蛇、乌梢蛇、全蝎、地龙、天麻、威灵仙、制草乌、肉桂、细辛、黄芩、麻黄、羌活、防风、松香、广藿香、豆蔻、僵蚕、天南星、牛黄、乌药、木香、沉香、丁香、青皮、香附、人工麝香、安息香、冰片、两头尖、赤芍、没药、乳香、血竭、黄连、贯众、葛根、水牛角浓缩粉、大黄、玄参、红参、白术、甘草、熟地黄、当归、何首乌、骨碎补、龟甲、狗脊、豹骨组成。能祛风散寒，除湿止痛，活络止痛。温黄酒或温开水送服，一次1丸，每日1~2次。

代温灸膏 由肉桂、辣椒、生姜、肉桂油组成。能温经通络，散寒镇痛。用于脘腹冷痛，虚寒泄泻，腰背或四肢关节冷痛；慢性虚寒型胃肠炎、慢性风湿性关节炎。贴于皮肤未破损的患处。

丁公藤风湿药酒 由丁公藤、桂枝、麻黄、羌活、当归、川芎、白芷、补骨脂、乳香、猪牙皂、苍术、厚朴、香附、木香、白术、山药、菟丝子、小茴香、苦杏仁、泽泻、五灵脂、蚕沙、陈皮、黄精、枳壳、白酒制成。用于风寒湿痹，手足麻木，腰腿酸痛，跌扑损伤。一次10~15ml，每日2~3次。或外用涂擦皮肤未破损的患处，若有肿痛黑瘀，用生姜捣碎炒热，加入药酒适量，搽患处。孕妇可外用搽患处，但忌搽腹部和内服。

风寒双离拐片 由地枫皮、千年健、制川乌、制草乌、红花、乳香、没药、制马钱子、防风、木耳组成。能祛风散寒，活血通络。用于风寒痹阻、瘀血阻络所致的痹痛，症见关节疼痛、腰腿疼痛、冷痛或刺痛、局部畏寒恶风、四肢麻木、屈伸不利；或关节疼痛重着、麻木、局部畏寒，遇阴寒天气疼痛加重，腰膝酸软，头昏，耳鸣，舌苔白，脉弦；类风湿关节炎、骨关节炎见上述证候者。黄酒送服：一次8片，每日2次。

风湿定片（胶囊） 由八角枫、徐长卿、白芷、甘草制成。能散风除湿，通络止痛。用于风湿阻络所致的痹病，症见关节疼痛；风湿性关节炎，类风湿关节炎，肋间神经痛，坐骨神经痛见上述证候者。片剂：一次4片，每日2次，6天为1个疗程。胶囊：一次2粒，每日2次。6天1个疗程。

风湿骨痛片（丸、颗粒、胶囊） 由制川乌、制草乌、红花、木瓜、乌梅、麻黄、甘草组成。能温经散寒，通络止痛。用于寒湿闭阻经络所致的痹病，症见腰脊疼痛、四肢关节冷痛，喜温怕冷畏寒；或关节肿胀，局部僵硬，肢体麻木，活动不利，或颈、肩、腰、背疼痛，遇寒痛增，苔白腻；脉弦紧；风湿性关节炎、类风湿关节炎、强直性脊柱炎、骨性关节炎、腰椎骨质增生见上述证候者。水丸：每次10~15粒（丸）；胶囊（片剂），一次2~4粒（片）；颗粒，一次1小袋；均每日2次。

风湿马钱片 由马钱子粉、炒僵蚕、全蝎、乳香、没药、牛膝、苍术、麻黄、甘草组成。能祛风除湿，活血祛瘀，通络止痛。用于风湿闭阻、瘀血阻络所致的痹病，症见关节疼痛、刺痛或疼痛较甚；痛有定处，得热则痛减轻，遇寒痛加重；关节屈伸不利，局部皮色不红，也不发热；苔薄白，脉浮紧；风湿性关节炎、类风湿关节炎、坐骨神经痛见上述证候者。常用量一次3~4片；极量一次5片；每日1次。睡前温开水送服。7日为1个疗程，两个疗程间需停药2~3天。

风湿痛药酒　由石南藤、麻黄、桂枝、小茴香、苍术、羌活、白芷、蚕沙、猪牙皂、泽泻、乳香、没药、川芎、当归、牡丹皮、苦杏仁、香附、木香、陈皮、枳壳、厚朴、菟丝子、补骨脂、黄精、石耳、白术、山药组成。能温经散寒，通络止痛。用于寒湿闭阻经络所致的痹病，症见腰脊疼痛、四肢关节冷痛、风湿性关节炎、跌打损伤所致陈旧性局部肿痛、软组织损伤、腰肌劳损。一次10~15g，每日2次。

风湿液　由桑寄生、牛膝、鹿角胶、鳖甲胶、羌活、独活、秦艽、防风、当归、白芍、川芎、红花、白术、红曲、木瓜、甘草组成。能补益肝肾，养血通络，祛风除湿。用于肝肾血亏、风寒湿邪所致的痹病，症见骨节疼痛、四肢麻木；风湿性关节炎、类风湿关节炎见上述证候者。此外，本品还用于外伤引起的软组织损伤、肩周炎、强直性肩周炎、增生性关节炎。口服液一次10~15ml，每日2~3次。

冯了性风湿跌打酒　由丁公藤、桂枝、麻黄、羌活、当归、川芎、白芷、补骨脂、乳香、猪牙皂、苍术、厚朴、香附、木香、白术、山药、菟丝子、小茴香、苦杏仁、泽泻、五灵脂、牡丹皮、没药、蚕沙、黄精、陈皮、枳壳组成。能祛风湿，活血止痛。主治风湿痹痛，筋脉拘挛，屈伸不利，腰腿酸痛，四肢麻木；风湿性关节炎、类风湿关节炎、中风后遗症、软组织损伤及跌扑损伤等见上述证候者。一次10~15ml，每日2~3次。亦可外用：取之涂擦皮肤未破损的患处，若有肿痛黑瘀，用生姜捣碎热敷，加入药酒适量，涂擦患处。

附桂风湿膏　由生姜、鲜葱、生附子、生草乌、肉桂、吴茱萸、桂枝、丁香、北细辛、麻黄、干姜、羌活、独活、苍术、川芎、白芷、防风、生天南星、生白附子、山柰、乳香、没药、当归、冰片、薄荷脑、肉桂油、木香、厚朴、陈皮、甘草、地黄、杜仲、川牛膝、千年健、骨碎补、地枫皮、锁阳、韭菜子、淫羊藿、水杨酸甲酯组成。能祛风除湿，散寒止痛。用于寒湿瘀阻所致的痹病，症见腰腿冷痛、四肢麻木，或跌打损伤所致的局部肿痛。局部外用：贴于清洁并经温热后皮肤未破损的患处。

复方海蛇酒　由海蛇、过岗龙、何首乌、丁公藤、川牛膝、熟地黄、防风、龙眼肉、豆豉黄、枸杞子、巴戟天、杜仲、汉桃叶、红花、半枫荷、鸡血藤、两面针、桂枝、菊花、川芎、当归、羌活、独活、陈皮、党参、木瓜、黑老虎根制成。能祛风除湿散寒，活血通络止痛。主治风湿痹痛、四肢麻木、关节酸痛、风湿性关节病、慢性腰痛及腰肌劳损等。一次10~15ml，每日3次。孕妇忌用或慎用。

复方雪莲胶囊　由天山雪莲、川乌、草乌、羌活、独活、延胡索、木瓜、香加皮组成。能温经散寒，祛风逐湿，舒筋活络。用于风寒湿闭阻所致的痹病，症见关节冷痛、屈伸不利、局部畏风寒；甚则肢体变形、活动受限；骨关节炎、类风湿关节炎、风湿性关节炎、强直性脊柱炎见上述证候者。一次2粒，每日2次。

狗皮膏　生川乌、生草乌、肉桂、官桂、羌活、独活、青风藤、香加皮、防风、铁丝威灵仙、苍术、蛇床子、麻黄、高良姜、小茴香、白芷、丁香、木瓜、油松节、当归、赤芍、苏木、大黄、续断、川芎、乳香、没药、冰片、樟脑组成。能祛风散寒，活血止痛。用于风寒湿邪、气血瘀滞所致的痹病，症见四肢麻木、腰腿疼痛、筋脉拘挛；或跌打损伤或风湿瘀滞所致的脘腹冷痛、行经腹痛、寒湿带下、积聚痞块。外用：用生姜擦净皮肤未破损的患处，将膏药加温软化，贴于患处或穴位。

骨龙胶囊 由狗腿骨、穿山龙组成。能散寒、镇痛，舒筋活血，祛风利湿，强筋壮骨。主治风湿痹痛，如慢性风湿、类风湿疾病。一次 4～6 粒，一日 3 次，一个月为 1 个疗程。

骨痛灵酊 由雪上一枝蒿、干姜、龙血竭、乳香、没药、冰片组成。能温经散寒，祛风通络，活血止痛。用于骨性关节炎、风湿性关节炎、类风湿关节炎风寒瘀阻证，症见筋骨肌肉疼痛麻木、关节不利、活动受限；如颈项、腰腿部痛有定处，肢重而艰，遇风寒湿邪后加重，得热后减轻，多有下肢麻木刺痛感；不发热或微热，苔白腻，脉弦紧或沉而迟缓。每次取本品 25ml，浸于纱布上，贴敷患处，覆盖一层塑料薄膜，再盖 3～4 层毛巾，将热水袋（水温 90℃左右）置于毛巾上热敷，胸、腰部位敷 40min，其余部位敷 30min，每日 1 次；20 天为 1 个疗程。

关节止痛膏 由辣椒流浸膏、樟脑、薄荷素油、颠茄流浸膏、水杨酸甲酯、盐酸苯海拉明组成。能活血散寒，温经镇痛。用于寒湿瘀阻所致的风湿关节痛及关节扭伤，症见关节酸痛，不肿或肿胀而不红不热，遇寒加重，遇热则减，舌苔淡白或白腻，脉弦紧或浮紧；或因扭伤致关节局部肿胀、疼痛、活动受限而未见皮肤破损；风湿性关节炎、类风湿关节炎、急性闭合性关节损伤见上述证候者。外用：贴于皮肤未破损的患处。

国公酒（史国公酒） 由白芷、乌药、羌活、川芎、当归、独活、紫草、盐补骨脂、醋青皮、栀子、麸炒苍术、麸炒枳壳、佛手、木瓜、牛膝、防风、姜厚朴、枸杞子、玉竹、炒白术、红花、红曲、制天南星、牡丹皮、广藿香、白芍、槟榔、麦冬、陈皮、五加皮组成。能散风祛湿，舒筋活络。主治经络不和，风寒湿痹引起的手足麻木、半身不遂、口眼㖞斜、腰膝酸痛、下肢痿软、行走无力；或四肢麻木、筋脉拘挛、屈伸不利等；风湿性关节炎、类风湿关节炎、中风后遗症见上述证候者。口服，一次 10ml，每日 2 次。

寒痹停片 由青风藤、马钱子、制草乌、制川乌、地黄、淫羊藿、薏苡仁、乳香、没药、乌梢蛇组成。能温经散寒，祛风除湿，化瘀通络。用于风寒湿闭，瘀血阻络所致的痹病，症见关节冷痛、刺痛或疼痛夜甚，关节肿胀、屈伸不良，局部微恶风寒；风湿性关节炎、类风湿关节炎、骨关节炎见上述证候者。一次 3～4 片，每日 3 次。

寒湿痹颗粒（片） 由附子、制川乌、麻黄、桂枝、细辛、威灵仙、木瓜、白术、当归、白芍、黄芪、甘草组成。能祛寒除湿，温经通络。用于风湿闭阻所致的痹病，症见肢体关节疼痛、困重或肿胀、局部畏寒；皮色不红，触之不热，遇寒痛增，得热痛减，舌质暗淡，苔白腻或白滑，脉弦紧或沉迟；风湿性关节炎、类风湿关节炎、骨关节炎、强直性脊柱炎见上述证候者。颗粒，开水冲服，无糖型一次 3g（如为减糖型则 5g）；片剂，一次 4 片；均每日 3 次。

虎力散（胶囊） 由制草乌、三七、断节参、白云参组成。能驱风散寒，舒筋通络。用于风寒湿闭、瘀血阻络所致的痹病，症见关节冷痛、刺痛或疼痛夜甚、屈伸不利、局部微恶风寒，肢体麻木；类风湿关节炎；亦用于跌打损伤见瘀血阻络者，症见局部肿胀疼痛、皮肤瘀斑。散剂或胶囊剂，用开水或温黄酒送服，一次 0.3g，每日 1～2 次；尚可将散剂或胶囊剂内容物撒于伤口处。

黄瑞香注射液 由黄瑞香制成。能祛风散寒，活血通络。用于风寒湿闭、瘀血阻络所致的痹病，症见关节冷痛、刺痛或疼痛夜甚、屈伸不良、局部微恶风寒、肢体麻木；亦用于跌打损伤，类风湿关节炎、风湿性关节炎、坐骨神经痛见上述所致者。肌内或穴位注射：一次 2～4ml，每日 1～2 次；10 日为 1 个疗程。

活络丸 由蕲蛇、地龙、全蝎、铁丝威灵仙、附子、肉桂、竹节香附、细辛、麻黄、羌活、乌梢蛇、豹骨、白芷、防风、松香、广藿香、草豆蔻、豆蔻、乌药、木香、沉香、丁香、青皮、香附、赤芍、没药、乳香、血竭、人工麝香、安息香、冰片、天麻、天竺黄、僵蚕、黄连、黄芩、葛根、熟大黄、玄参、水牛角浓缩粉、朱砂、人工牛黄、人参、白术、茯苓、甘草、熟地黄、当归、川芎、何首乌、骨碎补、龟甲组成。能祛风除湿，舒筋活络。用于风寒湿瘀所致的痹病，症见肢体疼痛、手足麻木、筋脉拘挛，或中风偏瘫、口眼㖞斜、半身不遂、言语謇涩、吐词不清，或肢体关节疼痛、屈伸不利、手足麻木不仁、筋脉拘急、畏寒喜暖、腰腿沉重、行走不便，舌暗淡，苔白腻，脉沉或沉缓；风湿性关节炎、类风湿关节炎、骨关节炎见上述证候者。温黄酒或温开水送服：一次 1 丸，每日 2 次。

活血风湿膏 由川乌、草乌、地黄、白蔹、白及、肉桂、白芷、大黄、当归、赤芍、羌活、苦参、木鳖子、乌药、甘草、独活、玄参、柳枝、薄荷脑、水杨酸甲酯组成。能祛风散寒，活血止痛。用于骨关节炎颈、膝关节疼痛及活动不利，属"风寒痹阻，血行瘀滞"证者。外用贴敷患处，一次 1～2 贴，一日 2 次，一次贴12h。

寄生追风酒（寄生追风液） 由独活、白芍、槲寄生、熟地黄、杜仲、牛膝、秦艽、桂枝、防风、细辛、党参、甘草、当归、川芎、茯苓组成。能补肝肾，祛风湿，止痹痛。用于肝肾两亏，风寒湿痹，腰膝冷痛，屈伸不利；风湿性关节炎、腰肌劳损、跌打损伤后期见上述证候者。一次 20～30ml，每日 2～3 次。

姜脑止痛搽剂 由生姜、樟脑组成。能祛风除湿，温经通络，散寒止痛。主治各种风寒湿痹、骨痛肌肉疼痛；风湿性关节炎、肩周炎、风湿性肌炎、骨性关节炎；亦可用于软组织扭挫伤。外用：涂擦于皮肤未破损患处，一次 3～5ml，每日 2～3 次。不可内服；久置有微量沉淀，摇匀外用不影响疗效。

金钱白花蛇药酒 由白花蛇、乌梢蛇、马钱子、五加皮、老鹳草、豨莶草、千年健、地枫皮、陈皮、红花、川牛膝、肉桂、杜仲、甘草组成。能祛风除湿，散寒止痛，活血通络。用于风寒湿闭、瘀血阻络所致的痹病和痿证，症见关节疼痛、屈伸不良、四肢无力、手足麻木；遇寒加重、得热则减；骨关节炎、风湿性关节炎、类风湿关节炎、重症肌无力见上述证候者。口服，一次 4～6ml，每日 3 次。

马钱子散 由制马钱子、地龙组成。能祛湿，通经络。用于风湿闭阻所致的痹病，症见关节疼痛，臂痛腰痛、周身疼痛、肢体肌肉萎缩；类风湿关节炎见上述证候者。每晚用黄酒或开水送服：一次 0.2g，如无反应，可增至 0.4g，最大剂量不超过 0.6g；老幼及体虚者均酌减。

木瓜丸 由牛膝、制川乌、制草乌、白芷、海风藤、威灵仙、木瓜、狗脊、当归、川芎、鸡血藤、人参组成。能祛风散寒，除湿通络。用于风寒湿闭阻所致的痹病，症见关节疼痛、肿胀、屈伸不利、局部恶风寒、肢体麻木、腰膝酸软，遇阴寒加重、得热痛减轻，舌苔薄白，脉弦紧；类风湿关节炎、关节风湿症、骨关节炎见上述证候者。一次 30 丸，每日 2 次。

祛风舒筋丸　由制川乌、制草乌、桂枝、麻黄、防风、威灵仙、木瓜、秦艽、海风藤、青风藤、穿山龙、老鹳草、茄根、骨碎补、牛膝、茯苓、苍术、甘草组成。能祛风散寒，除湿活络。用于风湿闭阻所致的痹病，症见关节疼痛，局部恶风寒，屈伸不利，四肢麻木，腰膝疼痛；类风湿关节炎见上述证候者。一次 1 丸，每日 2 次。

祛风止痛丸（胶囊、片）　由老鹳草、槲寄生、续断、威灵仙、独活、制草乌、红花组成。能祛风寒，补肝肾，壮筋骨。用于风寒湿邪痹阻，肝肾亏虚所致痹病，症见关节肿胀、腰膝疼痛、四肢麻木；局部畏寒、遇阴冷天气疼痛加剧，腰膝酸软，头晕耳鸣，舌苔白，脉弦；类风湿关节炎、骨关节炎见上述证候者。片剂（胶囊）：一次 6 片（粒），每日 2 次。丸剂：每次 2.2g，一日 2 次。

去痹舒肩丸　由桂枝、羌活、威灵仙、秦艽、地龙、黄芪、黄精、当归、淫羊藿、巴戟天、骨碎补、三七、延胡索、夏天无组成。能祛风寒，强筋骨，益气血，止痹痛。用于风寒湿闭阻所致的肩痹，症见肩部疼痛，日轻夜重，肩部怕冷，遇热痛减而缓解，肩部肌肉萎缩；肩周炎见上述证候者。饭后一次 7.5g，每日 2 次。疗程 4 周。

塞隆风湿酒　由塞隆骨制成。能祛风散寒除湿，通络止痛，补益肝肾。用于肢体关节疼痛、肿胀、屈伸不利，肌肤麻木，腰膝酸软；类风湿关节炎、关节风湿症、骨关节炎见上述证候者。口服，一次 30ml，每日 3 次。疗程 1 个月。

散风活络丸　由乌梢蛇、草乌、白附子、蜈蚣、地龙、胆南星、人工牛黄、冰片、防风、威灵仙、骨碎补、海风藤、细辛、麻黄、桂枝、附子、红花、赤芍、桃仁、乳香、川芎、当归、熟地黄、熟大黄、黄芩、草豆蔻、白术、党参、木香、石菖蒲、香附、牛膝、赭石、茯苓组成。能温经通络，搜风除湿，养血益气，祛痰逐瘀。用于面神经炎、脑血管意外、风湿性关节炎、类风湿关节炎等。成人一次 1～2 丸；7 岁以上儿童服成人剂量的 1/2，3～7 岁者服成人剂量的 1/3 量；均每日 3 次。

少林风湿跌打膏　由生川乌、生草乌、肉桂、乌药、三棱、莪术、三七、血竭、土鳖虫、白及、白蔹、乳香、没药、儿茶、白芷、当归、木瓜、大黄、冰片、薄荷脑、连翘、赤芍、水杨酸甲酯组成。能散瘀活血，舒筋止痛，祛风散寒。用于跌打损伤，风湿痹痛，症见伤处瘀阻疼痛、腰肢酸麻；或关节肿胀疼痛，屈伸不利，晨僵，遇寒加剧，得热则减；风湿性关节炎、类风湿关节炎、强直性脊柱炎见上述证候者。外用：贴患处，每 1～2 天 1 次。

麝香风湿胶囊　由人工麝香、制川乌、全蝎、乌梢蛇、地龙、露蜂房、黑豆组成。能祛风散寒，除湿活络。用于风寒湿闭阻所致的痹病，症见关节疼痛、局部恶风寒、屈伸不利、手足拘挛；类风湿关节炎见上述证候者。一次 4～5 粒，每日 3 次。

麝香镇痛膏　由人工麝香、生川乌、辣椒、红茴香根、樟脑、水杨酸甲酯、颠茄流浸膏组成。能散寒，活血，镇痛。用于寒湿瘀阻经络所致痹病及关节扭伤，青紫肿痛，活动受限。外用：贴于皮肤未破损的患处。

伸筋活络丸　由制马钱子、制川乌、制草乌、木瓜、全蝎、川牛膝、杜仲、续断、当归、珍珠透骨草、木香制成。能舒筋活络，祛风除湿，温经止痛。用于风寒湿邪闭阻脉络所致的痹病，症见肢体关节冷痛、屈伸不利、手足麻木、半身不遂。成人男子一次 2～3g，女子一次 1～2g，一日一次，晚饭后服用。服药后应卧床休息 6～8h。

神农药酒 由寻骨风、防风、杜仲、五加皮、老鹳草、络石藤、牛膝、路路通、射干、钩藤、莲蓬草、香茶菜、虎杖、草乌、独活、苍术、爬岩香、威灵仙、徐长卿、伸筋草、八棱麻、金荞麦、山姜、八角麻、川芎、丹参、当归、大血藤、木香、红花、柴胡、鸡血藤、三百棒、三七、拳参、老虎蔸、蜘蛛抱蛋组成。能祛风散寒，活血化瘀，舒筋通络。用于风寒湿瘀阻所致的痹病，症见关节肌肉疼痛、酸楚、麻木、肿胀，手足沉重，活动不便，肌肉麻木不仁，苔白腻，脉濡缓；骨关节炎、坐骨神经痛等见上述证候者。每次 25ml，每日 2 次。尚可对未破损的患部皮肤、关节在热水浴（敷）后，用药棉蘸少许药酒涂擦、按摩、揉捏，每日 1～2 次，连续 5～7 天为 1 个疗程。

舒筋活血酒 由黄藤、秦艽、白芍、丹参、枸杞子、鸡血藤、生川乌、生草乌、乌梢蛇、海桐皮、海风藤、伸筋草、木瓜、当归、牛膝等组成。能祛风除湿，舒筋活络。用于风寒湿痹、筋骨疼痛、四肢麻木；风湿性关节炎、类风湿关节炎、各种骨性骨关节病见上述证候者。一次 20～30ml，每日 2 次。

舒筋丸 由马钱子粉、麻黄、独活、羌活、桂枝、甘草、千年健、牛膝、乳香、没药、木瓜、地枫皮、防风、杜仲、续断组成。能祛风除湿，舒筋活血。用于风寒湿痹，四肢麻木，筋骨疼痛；恶风畏寒，遇寒加重，舌暗淡，苔白，脉弦紧或迟；类风湿关节炎、骨关节炎、坐骨神经痛见上述证候者。一次 1 丸，每日 1 次。

疏风定痛丸 由马钱子粉、麻黄、乳香、没药、桂枝、羌活、独活、防风、千年健、木瓜、地枫皮、牛膝、杜仲、自然铜、甘草组成。能祛风散寒，活血止痛。用于风寒湿闭阻、瘀血阻络所致的痹病，症见关节疼痛、冷痛、刺痛或疼痛夜甚、屈伸不利、局部恶寒，腰腿疼痛，四肢麻木及跌打损伤所致的疼痛；类风湿关节炎、骨关节炎见上述证候者。一次 1 丸，每日 2 次。

天和追风膏 由生草乌、生川乌、麻黄、细辛、羌活、白芷、独活、高良姜、肉桂、威仙灵、蜈蚣、蛇蜕、海风藤、乌药、红花、桃仁、苏木、赤芍、乳香、没药、龙血竭、当归、牛膝、续断、香加皮、冰片、红大戟、麝香酮、肉桂油、薄荷脑、辣椒浸膏、丁香罗勒油、樟脑、水杨酸甲酯组成。能温经散寒，祛风除湿，活血止痛。用于风寒湿痹阻、瘀血阻络所致的痹病，症见关节疼痛，局部恶风寒，腰背酸痛，屈伸不利，四肢麻木。外用：贴患处。

小活络丸（片） 由胆南星、制川乌、制草乌、地龙、乳香、没药组成。能祛风除湿，活络通痹，散寒化痰，活血止痛。用于风寒湿邪闭阻、痰瘀阻络所致的痹病，症见肢体关节疼痛，或冷痛，或刺痛，或疼痛夜甚，关节屈伸不利，麻木拘挛。黄酒或温开水送服，一次 1 丸，每日 2 次。

新型狗皮膏 由生川乌、生草乌、洋金花、蟾酥、高良姜、官桂、白屈菜、花椒、八角茴香油、羌活、防己、麻黄、透骨草、当归、红花、乳香、没药、白花菜子、薄荷油、冰片、樟脑、水杨酸甲酯、盐酸苯海拉明组成。能祛风散寒，舒筋活血，活络止痛。用于风寒湿痹所致的痹病，症见腰腿疼痛、肌肉酸痛、筋脉拘挛、关节不利；或急性扭伤，风湿痛，以及各种痹病、闪腰岔气见上述证候者。外用：贴于皮肤未破损的患处。

雪莲药酒 由雪莲花、熟地黄、肉苁蓉、枸杞子、制川乌、秦艽、羌活、独活、藁本、甘草、当归、红花、白酒组成。能补肾强筋，通经活血，散寒祛风，宣痹止痛。

用于风寒湿痹，久治不愈兼有肾虚者，症见关节痛或肿胀压痛而不红不热，关节功能活动受限，遇风寒或过劳则加重，畏寒怕冷，手足麻木。口服，一次15～30ml，每日2～3次。

雪莲注射液 由天山雪莲花精制而成。能散寒止痛，活血化瘀。用于寒湿闭阻、瘀血所致的痹病，症见关节或肌肉疼痛，遇寒加重；风湿性关节炎、类风湿关节炎、骨关节炎见上述证候者。此外，据文献还有用于坐骨神经痛、臂丛神经麻痹、偏头痛等的报道。肌内注射：一次2～4ml，每日1次；10日为1个疗程。

一枝蒿伤湿祛痛膏 由复方一枝蒿流浸膏、樟脑、冰片、薄荷脑、颠茄流浸膏、冬青油组成。能祛风除湿，散寒活血，消肿止痛。用于寒湿瘀阻经络所致的关节疼痛如风湿性关节炎、类风湿关节炎，症见关节酸痛，不肿或肿胀而不红不热，遇寒加重，遇热则减，不发热，舌苔淡白或白腻，脉弦紧或浮紧。亦用于扭伤、跌打损伤，症见关节局部肿胀、疼痛、活动受限而未见皮肤破损；急性闭合性关节损伤见上述证候者。外用贴于患处。

云香祛风止痛酊（云香精） 由白芷、大皂角、桂枝、木香、莪术、五味藤、豆豉姜、千斤拔、朱砂根、羊耳菊、檫树（枫荷桂）、虎杖、买麻藤、过岗龙、广西海风藤、穿壁风、香樟、徐长卿、山豆根、细辛、薄荷脑、樟脑组成。能祛风除湿，活血止痛。用于风湿骨痛、伤风感冒、头痛、肚痛、胃气痛、冻疮。口服，一次0.5～1ml，每日2～3次。小儿酌减；外用时取适量，涂擦皮肤未破损的患处。孕妇与未满3岁的小儿忌内服。

止痛透骨膏 由急性子、白芷、藤黄、威灵仙、川芎、蜂蜜制成。能祛风散寒，活血行气滞，通络止痛。用于风寒瘀阻所致的腰、膝部骨性关节炎，症见关节疼痛、肿胀、功能障碍、舌质暗或有瘀斑，脉沉而迟缓；骨性关节炎、创伤性关节炎、强直性脊柱炎、脊柱骨关节病见上述证候者。外用：先清洁患部皮肤、拭干后将膏药膜揭去，再把膏药贴在皮肤未破损的患处。腰椎部位贴药时取坐姿位，每次3～5贴；膝关节部位贴药时取屈膝约90°，每次2～4贴，屈伸不利者可加贴委中穴1贴，2天换药1次，可连续贴敷2周。冬季或寒冷使膏药变硬时，应加热（烤）软化后，并晾至与体温相近时才使用。

追风透骨丸（片、胶囊） 由制川乌、制草乌、麻黄、桂枝、细辛、白芷、秦艽、防风、羌活、天麻、当归、川芎、赤芍、香附、地龙、乳香、没药、朱砂、茯苓、白术、天南星、干松、赤小豆、甘草组成。能祛风除湿，通经活络，散寒止痛。用于风寒湿痹，症见肢节疼痛、局部畏寒、肢体麻木；舌淡，苔白腻，脉弦紧或濡缓；骨关节炎、类风湿关节炎、坐骨神经痛见上述证候者。水蜜丸，一次6g；片剂（胶囊），一次4片（粒），每日2次。

二、风湿热痹

【特别提示】本类中成药药性偏寒，寒湿痹病慎用；部分中成药含具有活血功用的药物，孕妇忌服。饮食宜清淡易消化而营养均衡，忌食肉类、鱼虾、豆类、油腻、辛辣食物；忌烟酒和茶。

当归拈痛丸 由羌活、茵陈、猪苓、泽泻、黄芩、苦参、防风、升麻、粉葛、炒白术、苍术、党参、当归、知母、甘草制成。能清热利湿，祛风止痛。用于湿热闭阻所致的痹病，症见关节红肿热痛，或足胫红肿热痛；亦可用于疮疡。一次 9g，每日 2 次。

二妙丸 由苍术、黄柏制成。能燥湿清热。用于湿热下注，足膝红肿热痛，下肢丹毒，白带，阴囊湿痒。一次 6～9g，每日 2 次。

风湿圣药胶囊 由土茯苓、黄柏、威灵仙、羌活、独活、防风、防己、桂枝、青风藤、穿山龙、蚕沙、绵萆薢、桃仁、红花、当归、人参、玉竹、桂枝、五味子制成。能清热祛湿，散风通络。用于风湿热瘀阻所致的痹病，症见关节红肿热痛、屈伸不利、肢体困重；风湿性关节炎、类风湿关节炎（关节未变形者）见上述证候者。一次 4～6 粒，每日 3 次。

风痛安胶囊 由石膏、黄柏、防己、薏苡仁、连翘、木瓜、滑石粉、通草、桂枝、姜黄、忍冬藤、海桐皮制成。能清热利湿，活血通络。用于湿热阻络所致的痹病，症见关节红肿热痛，肌肉酸楚；风湿性关节炎见上述证候者。一次 3～5 粒，每日 3 次。

滑膜炎颗粒（片） 由夏枯草、枸骨叶、土茯苓、防己、薏苡仁、丹参、当归、泽兰、川牛膝、丝瓜络、豨莶草、黄芪、女贞子组成。能清热祛湿，活血通络。用于急慢性滑膜炎及膝关节术后的患者。颗粒：开水冲服，一次冲服 1 袋（12g），每日 3 次。片剂：一次 3 片，每日 3 次。急性滑膜炎关节积液较多者，可采用关节穿刺术抽出过多的积液后，再服用本品治疗。

昆明山海棠片 由昆明山海棠制成。能祛风除湿，舒筋活络，清热解毒。用于类风湿关节炎，红斑狼疮；痹病症见关节或肌肉局部疼痛，屈伸不利，局部红肿，触之有灼热感，或有发热感，口渴，溲黄，舌质红，苔黄腻；或红斑狼疮热毒内蕴，伤及血分，发于肌肤或累及筋骨而出现面部或躯干、四肢斑疹鲜红，四肢肌肉关节疼痛、肿胀，可伴有发热、舌红苔黄燥、脉滑数等。一次 2 片，每日 3 次。有文献报道本品曾引起肝功能损害；可引起骨髓抑制、周围白细胞减少、血小板减少或贫血，故用药期间应定期检查血象，不可过量、久服；本品可引起妇女月经紊乱或闭经，男子精子减少，影响生育，有生育要求者不宜用；使用本品如出现消化道不良反应，如恶心、胃痛、腹泻、皮疹或皮肤色素沉着，应立即停药；肾功能不全者慎用。

雷公藤多苷片 有效成分为雷公藤多苷。能祛风解毒，除湿消肿，舒筋通络。用于风湿热瘀、毒邪阻滞所致的类风湿关节炎、肾病综合征、白塞综合征、麻风反应、自身免疫性肝炎。按体重 1～1.5mg/（kg·d），分 3 次服用。主要不良反应有消化系统损害，如呕吐、腹泻、肝功能损伤、转氨酶升高，甚至消化道出血；生殖系统损害，如妇女月经紊乱、不规则或闭经，男子精子密度下降、活性减弱，部分患者性功能减退；皮肤、黏膜损害，如色素沉着、瘀点、紫斑；血液系统损害：红细胞、白细胞或血小板减少。孕妇忌用；白细胞、血小板减少、贫血者慎用；肝病、严重心血管病及老年患者慎用；有生育要求者慎用。

雷公藤片 由雷公藤提取物制成。有抗炎及免疫抑制作用。用于治疗类风湿关节炎。一次 1～2 片，每日 2～3 次。不良反应与注意事项参见"雷公藤多苷片"。

三妙丸 由苍术、黄柏、牛膝制成。能清热燥湿。用于湿热下注所致的痹病，症见足膝红肿热痛，下肢沉重，小便黄少。一次 6～9g，每日 2 次或每日 3 次。

湿热痹颗粒（片、胶囊） 由苍术、关黄柏、粉萆薢、薏苡仁、防己、连翘、川牛膝、地龙、防风、威灵仙、忍冬藤、桑枝组成。能祛风除湿，清热消肿，通络定痛。用于湿热阻络的痹病，症见肌肉或关节红肿热痛，有沉重感，行走不便，发热，口渴不欲饮，小便色黄；类风湿关节炎、强直性脊柱炎、痛风、骨关节炎见上述证候者。颗粒：开水冲服，一次1袋。片剂，一次6片；胶囊，一次4粒；均每日3次。

四妙丸 由盐黄柏、苍术、薏苡仁、牛膝制成。能清热利湿。用于湿热下注所致的痹病，症见足膝红肿、筋骨疼痛。一次6g，每日2次。

痛风定片 由秦艽、黄柏、川牛膝、延胡索、赤芍、泽泻、车前子、土茯苓组成。能清热祛湿，活血通络定痛。用于湿热瘀阻所致的痹病，症见关节红肿热痛，伴有发热，汗出不解，口渴心烦，小便黄，舌红苔黄腻，脉滑数；痛风见上述证候者；亦用于高尿酸血症。一次4粒（片）。每日3次。

豨桐胶囊（丸） 由豨莶草、臭梧桐叶组成。能清热祛湿，散风止痛。用于风湿热痹，症见关节红肿热痛；风湿性关节炎见上述证候者。胶囊：一次2～3粒，每日3次。丸剂：一次10粒，每日3次。

豨莶丸 由豨莶草制成。能清热祛湿，散风止痛。用于风湿热阻络所致的痹病，症见肢体麻木，腰膝酸软，筋骨无力，关节疼痛。亦用于中风、半身不遂，风疹湿疮。一次1丸，每日2～3次。

三、其他痹证

【特别提示】 饮食宜清淡易消化而营养均衡，忌食肉类、鱼虾、豆类、油腻、辛辣食物；忌烟酒和茶。

白芍总苷胶囊 有效成分为白芍总苷，能抗炎、调节免疫。用于类风湿关节炎。一次0.6g，每日2～3次。

风痛灵 由乳香、没药、血竭、樟脑、冰片、麝香草脑、薄荷脑、水杨酸甲酯、丁香罗勒油组成。能活血化瘀，消肿止痛。用于扭挫伤痛，冻疮红肿，痹痛症见肌肉关节疼痛，痛如刀割、针刺样，压痛明显，局部皮色紫暗；舌质紫暗有瘀斑，脉弦涩；风湿性关节炎、类风湿关节炎、强直性脊柱炎、痛风见上述证候者。外用：适量涂擦患处，一日数次。必要时湿毛巾热敷后，再擦药。

骨质宁搽剂 由云母石、枯矾、黄连组成。能活血化瘀，消肿止痛。用于瘀血阻络所致的骨性关节炎、软组织损伤，症见肿胀、麻木、疼痛及活动功能障碍。外用适量，涂擦患处，每日3～5次。

胡蜂酒 由鲜胡蜂组成。能祛风除湿。用于风湿痹阻所致的痹病，症见关节疼痛，肢体沉重；急性风湿病、风湿性关节炎见上述证候者。一次15～25ml，每日2次。

筋骨痛消丸 由丹参、威灵仙、鸡血藤、香附、乌药、秦艽、地黄、白芍、桂枝、川牛膝、甘草组成。能活血行气，温经通络，消肿止痛。用于血瘀寒凝所致的骨关节炎，症见膝骨性关节疼痛、肿胀、活动受限；或压痛明显，活动障碍；或局部肿胀青紫而疼痛；舌淡边有瘀斑，脉沉迟而涩；软组织损伤、肩周炎、肩锁关节脱位、顽固性跟痛症、下肢静脉曲张等见上述证候者。温开水送服：一次 6g，每日 2 次。30 天为 1 个疗程。

鹿瓜多肽注射液　由梅花鹿骨、甜瓜组成。能有效促进机体内影响骨形成和吸收的骨源性生长因子合成，并有多种生物活性。主要用于风湿性关节炎、类风湿关节炎、强直性脊柱炎、各种类型骨折、创伤修复及腰腿疼痛等。肌内注射：一次 2～4ml，每日 2 次。或静脉滴注：8～12ml/d，加入 250～500ml 5%葡萄糖或 0.9%氯化钠注射液中使用，10～15 日为 1 个疗程。

三两半药酒　由当归、炙黄芪、牛膝、防风组成。能益气活血，祛风通络。用于气血不和、感受风湿所致的痹病，症见肢体疼痛，筋脉拘挛。一次 30～60ml，每日 2～3 次。

三七药酒　由三七、莪术、全蝎、补骨脂、土鳖虫、淫羊藿、四块瓦、叶下花、当归、牛膝、五加皮、制川乌、苏木、大血藤、川芎、血竭、红花、乳香、没药、延胡索、香附制成。能舒筋活络，散瘀镇痛，祛风除湿，强筋壮骨。主治跌打损伤，风湿痹痛，四肢麻木；风湿性关节炎、类风湿关节炎、坐骨神经痛、肥大性脊柱炎或外伤所致的陈旧性伤痛。一次 10～15ml，每日 3 次。

山药丸　由山药、马钱子粉、麻黄、自然铜（煅、醋淬）、千年健、乳香、没药、杜仲、牛膝、羌活、木香、狗脊、红花、防风、续断、地枫皮、柴胡、甘草组成。能强筋壮骨，滋补肝肾，活血化瘀止痛。用于痹证，痿证，跌打损伤及风湿性关节炎、类风湿关节炎、进行性肌萎缩、脊髓病变、软组织挫伤等属于肝肾不足，筋骨失养，经络痹阻者。一次 1 丸，每日 1～2 次。小儿酌减。

麝香跌打风湿膏　由跌打风湿流浸膏、颠茄流浸膏、枫香脂、冰片、薄荷油、丁香罗勒油、樟脑、肉桂油、水杨酸甲酯、人工麝香组成。能祛风除湿，化瘀止痛。用于风湿痛，跌打损伤，肿痛诸证。外用：贴于皮肤未破损的患处，贴敷前应先清洁皮肤，热敷后再贴敷，起效较好。

天麻丸（片）　由天麻、羌活、独活、粉草薢、盐杜仲、牛膝、附子、地黄、玄参、当归组成。能祛风除湿，通络止痛，补益肝肾。用于风湿瘀阻、肝肾不足所致的痹证，症见肢体拘挛，手足麻木，腰膝酸软，行走不便，舌苔薄白或白腻；脉弦紧或濡缓；风湿性关节炎、类风湿关节炎、中风后遗症见上述证候者。水蜜丸，一次 1 丸；大蜜丸，一次 1 丸；片剂，一次 6 片，均每日 2～3 次。

通滞苏润江片（胶囊）　由番泻叶、秋水仙、诃子、盒果藤、巴旦仁、西红花、司卡摩尼亚脂组成。能开通阻滞，消肿止痛。用于关节骨痛，风湿病，类风湿关节炎，坐骨神经痛。片剂，一次 3～4 片；胶囊，一次 5～7 粒；均一日 2 次。由于秋水仙为毒性药，主含秋水仙碱等，当出现无力、食欲减退、恶心、呕吐或腹胀、腹泻等不良反应时，应及时就医。本品不宜长期、过量服用。服药期间应定期进行血常规、肝、肾功能检查。

尪痹颗粒　由生地黄、续断、伸筋草、附片、熟地黄、淫羊藿、骨碎补、独活、桂枝、白芍、威灵仙、知母、防风、皂角刺、羊骨、狗脊、红花组成。能补肝肾，强筋骨，祛风湿，通经络。用于风湿性及类风湿关节炎、骨性关节炎、大骨节病、结核性关节炎、氟骨病、膝关节创伤性滑膜炎（慢性期）等，属肝肾两虚型，症见筋脉痹痛拘急、僵硬畸形、肌肉、关节疼痛、局部肿大、畏寒乏力、腰膝酸软或疼痛、屈伸不利、手足痿痹痛等。开水冲服，一次 10～20g，每日 3 次。

乌金活血止痛胶囊 由赤芍、倒提壶、金荞麦组成。能活血化瘀，通络止痛。用于气滞血瘀所致的腰腿痛、风湿关节痛、癌痛。一次 1～2 粒，每日 1～2 次。一日最大剂量不得超过 4 粒；体质虚弱者可用蜂蜜、大枣煎汤送服。孕妇、小儿和心脏病患者忌服；本品有小毒，不宜过量服用，老年体弱者慎用。

益肾蠲痹丸 由骨碎补、熟地黄、当归、徐长卿、土鳖虫、僵蚕、蜈蚣、全蝎、露蜂房、广地龙、乌梢蛇、延胡索、鹿衔草、淫羊藿、寻骨风、老鹳草、鸡血藤、葎草、生地黄、虎杖组成。能温补肾阳，益肾壮督，搜风剔邪，蠲痹通络。用于症见发热，关节疼痛、肿大、红肿热痛、屈伸不利、肌肉疼痛、瘦削或僵硬，畸形的顽痹（类风湿关节炎）。一次 8～12g，每日 3 次。

瘀血痹颗粒（胶囊、片） 由当归、丹参、乳香、没药、姜黄、川牛膝、红花、威灵仙、川芎、炙黄芪、香附组成。能活血化瘀，通络止痛。用于风湿性关节炎、类风湿关节炎等肌肉关节疼痛。颗粒，一次 10～20g；胶囊（片剂），一次 5～6 粒（片）；均每日 2～3 次。

云南白药酊 由三七、重楼、紫金龙、玉葡萄根、滑叶跌打、大麻药、制黄草乌、金铁锁、石菖蒲、西南黄芩制成。能活血散瘀，消肿止痛，舒筋活络。主治跌打损伤、风湿麻木、筋骨及关节疼痛、肌肉酸痛、蚊虫叮咬及冻疮；也用于斑秃、新生儿硬皮病、肿痛等症。口服，一次 3～5ml，每日 3 次；极量一次 10ml。或外用：取适量涂擦皮肤未破损的患处，每日 3～5 次。

中华跌打药酒 由金不换、鹅不食草、岗梅、独活、制川乌、樟脑、牛膝、乌药、刘寄奴、过江龙、两面针、鸡血藤等 32 味组成。能消肿止痛，舒筋活络，止血生肌，活血祛瘀。用于风湿痹痛、跌打损伤、创伤出血等。一次 15～20ml，每日 2 次；创伤宜伤后 24h 才服用。若外用：取适量涂擦皮肤未破损的患处，每日 1～2 次。

祖师麻片（膏） 由祖师麻制成。能祛风除湿，活血止痛。主治风湿证。用于风湿痹病及关节炎、类风湿关节炎。饭后口服，片剂：一次 3 片，每日 3 次。外用膏药：温热软化后贴敷皮肤未破损的患处。如伴有胃部疾患者可配合健胃药使用。

第七节 痿证

【特别提示】本类中成药多具有滋肝补肾之功，性偏温燥，若为痿证、痹病湿热阻络实证者慎用，有外感发热者忌用；因部分含有活血通络之品，有碍胎气，故妊娠忌用；忌生冷食品。

健步强身丸 由龟甲、白芍、黄柏、知母、熟地黄、当归、牛膝、豹骨、菟丝子、杜仲炭、补骨脂、锁阳、附子、枸杞子、续断、羌活、独活、秦艽、防风、木瓜、黄芪、人参、白术、茯苓、生地黄、当归组成。能补脾健骨，宣痹止痛。用于肝肾不足、风湿阻络所致的痹病、痿证，症见筋骨痿软、腰腿酸痛或腰脊痿软、足膝无力或下肢痿软无力、关节屈伸不利（遇冷更甚）、不能久立、行走（步履）艰难；腿胫肌肉萎缩；眩晕耳鸣、形体消瘦；舌淡苔薄，脉细无力；重症肌无力、骨关节炎、类风湿关节炎见上述证候者。大蜜丸，一次 1 丸，水蜜丸，一次 6g，均每日 2 次；淡盐水或温开水送服。

健步丸　由醋龟甲、盐黄柏、熟地黄、酒白芍、当归、盐知母、牛膝、豹骨、锁阳、羊肉、干姜、陈皮组成。能补肝肾，强筋骨。用于肝肾不足，腰膝酸软，下肢痿弱，肌肉麻木不仁，皮肤干枯失泽，步履艰难；舌红少苔，脉细涩，重症肌无力见上述证候者。一次 9g，每日 2 次。

第十三章

五官科疾病用中成药

第一节 眼科疾病

一、感染性眼病

（一）内服药

【特别提示】饮食宜清淡易消化，忌辛辣油腻食物和烟酒；应用本类中成药过程中视力下降或减退者，应及时就医检查并做相应治疗；本类中成药为内治药，有外眼症状者，要配合外用眼药水或其他方法治疗，以便尽早取得疗效；部分中成药含冰片，孕妇忌用。

金菊五花茶颗粒　由木棉花、槐花、葛花、金银花、野菊花、甘草组成。能清热利湿，凉血解毒，清肝明目。用于急性结膜炎、肠炎、咽喉炎等属大肠湿热所致的泄泻、痢疾、便血、痔血、目赤、口舌溃疡等。冲服，每次1袋，每日1~2次。

开光复明丸　由黄连、黄芩、黄柏、栀子、大黄、龙胆、玄参、地黄、菊花、防风、炒蒺藜、羚羊角粉、石决明、红花、当归、赤芍、泽泻、冰片组成。能清热散风，退翳明目。用于肝胆热盛引起的暴发火眼、暴风客热、椒疮、凝脂翳、睑弦赤烂等眼部感染者；症见红肿痛痒、眼睑赤烂、云翳气蒙、羞明多眵等。一次1丸，每日2次。用本品治疗时，可配合抗炎滴眼液而增强疗效；有眼科手术指征者，应尽快手术治疗。

龙泽熊胆丸　由龙胆、地黄、盐泽泻、当归、栀子、菊花、盐车前子、决明子、柴胡、防风、黄芩、木贼、黄连、薄荷脑、大黄、冰片、熊胆粉组成。能清热散风，止痛退翳。用于风热或肝经湿热引起的目赤肿痛、羞明多泪。一次4粒，每日2次。

明目蒺藜丸　由蒺藜、蝉蜕、菊花、薄荷、连翘、黄柏、木贼、蔓荆子、密蒙花、旋覆花、荆芥、防风、白芷、栀子、石决明、黄芩、黄连、决明子、地黄、当归、赤芍、川芎、甘草组成。能清热散风，退翳明目。主治肝肺内热引起的暴发火眼，眼睑烂痛发痒，云蒙翳障，羞明多泪，迎风流泪；用于眼睑脓肿、睑腺炎、虹膜睫状体炎、葡萄球菌性角膜溃疡、急性球后视神经炎及由微小核糖核酸病毒感染引起的急性出血性角膜炎、腺病毒-3型感染引起的角膜炎等属风热证见上述证候者。一次6g，每日2次。3~7岁小儿服成人1/3剂量；7岁以上儿童服成人1/2剂量。

明目上清片（丸）　由桔梗、熟大黄、天花粉、石膏、麦冬、玄参、栀子、蒺藜、蝉蜕、甘草、陈皮、菊花、车前子、当归、黄芩、赤芍、黄连、枳壳、薄荷脑、连翘、荆芥油组成。能清热散风，明目止痛。用于外感风热所致的暴发火眼，红肿作痛，头昏眼花，眼边刺痒，眼睑脓肿；重型卡他性结膜炎，葡萄球菌感染性结膜炎或角膜炎、溃疡，急性虹膜睫状体炎等属肝胃蕴积实热而致疾病患者。蜜丸，一次 1 丸；水蜜丸，一次 6～9g；片剂，一次 4 片；均每日 2～4 次。儿童 3～7 岁者服成人 1/3 剂量；7 岁以上儿童服成人 1/2 剂量。

清火眼丸　由黄藤、黄连、龙胆、梅片组成。能清热解毒，泻火，消肿，止痛。主治肝火旺盛引起的凝脂翳、瞳孔紧小以及脾胃湿热，复感风邪所致的目赤肿胀，羞明流泪，灼痒疼痛，大便秘结，小便黄赤，脉弦数，舌尖红赤，舌苔黄腻；睑缘炎、睑腺炎、急性结膜炎、角膜炎或溃疡、急性虹膜睫状体炎、进行性翼状胬肉等见上述证候者。一次 4～6 丸，每日 3 次。

（二）外用药

【特别提示】部分中成药含麝香，孕妇慎用。

白敬宇眼膏　由炉甘石、硼砂、冰片、无水硫酸铜、硫酸氢黄连素、白芷浸膏组成。能清热消肿，止痛止痒。用于肝肾火盛所致的暴发火眼、眼边刺痒、溃烂肿痛、胬肉攀睛、云翳多蒙、视物昏花、迎风流泪；急性细菌性结膜炎、眼睑炎见上述证候者。外用：取少许点眼角内，闭目 3～5min；每日 3 次。本品含麝香，孕妇慎用；睑缘炎有痂皮者应先洗净并去除痂皮后再用药；每次用药不宜太多，以免溢出。

板蓝根滴眼液　由板蓝根组成。能清热解毒。主要用于病毒性感染性眼疾。滴患眼：一次 1～2 滴，每日 3～5 次。

复方熊胆滴眼液　由熊胆粉、天然冰片组成。能清热降火，退翳明木。用于肝火上炎、热毒伤络所致的白睛赤红、眵多、羞明流泪；急性细菌性结膜炎、流行性角膜炎见上述证候者。滴入眼内，一次 1～2 滴，每日 4～6 次。虚寒证者不宜用；亦不能与其他滴眼液交叉使用。

金珍滴眼液　由金银花、密蒙花、野菊花、薄荷、珍珠、冰片组成。能疏风、清热、明目。用于慢性卡他性结膜炎属风热滞目症，症见眼睑红赤、羞明流泪、眼灼热痒痛，干涩不爽、久视疲劳等。滴患眼：一次 1～2 滴，每日 3～5 次。

马应龙八宝眼膏　由人工牛黄、人工麝香、煅炉甘石、珍珠、琥珀、硼砂、硇砂、冰片组成。能清热退赤，止痒去翳。用于风火上扰所致眼睛红肿、流泪、眼睑红烂或睑弦赤烂、椒疮；沙眼、急性细菌性角膜炎（暴风客热）见上述证候者。亦用于病毒性角膜炎、老年性白内障。点入眼内适量，每日 2～3 次。用于睑缘赤烂时，宜先用温水洗净痂皮，暴露疮面后涂敷。

清凉眼药膏　由熊胆、薄荷脑、冰片、西瓜霜、硼砂、炉甘石、凡士林组成。能消炎，抑菌，收敛止痒，退赤消肿。用于睑缘赤烂，椒疮，粟疮；急性卡他性结膜炎、沙眼、睑缘炎见上述证候者。外用：取少许点眼角内或眼睑患处，闭目 3～5min，每日 1～3 次。

　　双黄连滴眼剂　由金银花、黄芩、连翘组成。能辛凉解表，清热解毒。用于轻中度感染性眼疾。滴患眼：一次 1～2 滴，每日 3～5 次。

　　特灵眼药散　由牛黄、麝香、熊胆、珍珠、冰片、硼砂、琥珀、珊瑚、海螵蛸、红丹、大青盐、石斛、炉甘石组成。能明目退翳，清热消肿。用于聚星翳、凝脂翳、宿翳等；沙眼、眼睑炎、病毒性结膜炎、化脓性角膜炎或角膜云翳、斑翳等；症见白睛赤肿、眵泪热结、赤膜下垂、黑睛星翳；舌红苔黄、脉数。用玻璃棒蘸冷开水，取药粉少许，点于眼睑缘或眼睑穹窿部患处，每日 3 次。

　　熊胆眼药水　由熊胆汁的干燥品制成。能清热解毒，祛翳明目，镇痛止痒。用于目赤痒痛证，急性或慢性卡他性结膜炎、流行性出血性结膜炎、流行性角结膜炎等；尚可用于解除视疲劳。滴患眼：一次 1～2 滴，每日 3～5 次。

　　鱼腥草滴眼液　由鱼腥草组成。能清热解毒利湿。用于感染性结膜炎、眼睑炎（疖）或睑缘炎（疖）、角膜炎等。每次 1～2 滴，滴于眼睑内，每日 5～6 次。据临床观察，同时用鱼腥草适量煎汤，热敷患眼部，其效更好。

二、非感染性眼病

（一）内服药

　　【特别提示】本类中成药部分含有活血化瘀、行气之功的药物，孕妇慎用；有手术指征者宜手术治疗。忌辛辣、油腻肥甘食物和烟酒；可配合针灸、穴位注射或静脉滴注相关药物治疗。服药期间应密切观察眼底及其他相关检查，以防病变发展。

　　拨云退翳丸　由蝉蜕、蛇蜕、木贼、密蒙花、蒺藜、菊花、荆芥穗、蔓荆子、薄荷、黄连、地骨皮、楮实子、天花粉、当归、川芎、花椒、甘草组成。能散风清热，退翳明目。用于风热上扰所致的目翳外障、视物模糊、隐痛流泪；黑睛宿翳，胬肉攀睛。一次 1 丸，每日 2 次。

　　补益蒺藜丸　由沙苑子、炙黄芪、菟丝子、芡实、炒白术、山药、白扁豆、茯苓、当归、陈皮组成。能健脾补肾，益气明目。用于脾肾不足，眼目昏花，眼外观正常，无障翳，自觉视力下降，昏渺蒙昧不清，兼有头晕，体倦乏力，食少便溏，舌淡少苔，脉细弱；视神经萎缩见上述证候者。一次 2 丸，每日 2 次。

　　复方血栓通胶囊　由三七、黄芪、丹参、玄参组成。能活血化瘀，益气养阴。用于治疗血瘀兼气阴两虚证的视网膜静脉瘀阻或阻塞，症见视物模糊、视力下降或视觉异常、眼底瘀血征象、神疲乏力、咽干口干、视物缥缈或视瞻昏渺等；以及血瘀兼气阴两虚的稳定型劳累性心绞痛（胸痹）。一次 3 粒，每日 1～3 次。有出血征象者停药或忌用。

　　复明片（胶囊、颗粒）　由羚羊角、蒺藜、木贼、菊花、车前子、夏枯草、决明子、人参、山茱萸、石斛、枸杞子、菟丝子、女贞子、石决明、黄连、谷精草、木通、熟地黄、山药、泽泻、茯苓、牡丹皮、地黄、槟榔组成。能滋补肝肾，养阴生津，清肝明目。用于青光眼，初中期白内障及肝肾阴虚引起的羞明畏光、视物模糊等病。颗粒，开水冲服，一次 1 袋（2g）；片剂（胶囊），一次 5 片（粒）；均一日 3 次。一疗程 30 天。

　　和血明目片　由蒲黄、丹参、地黄、墨旱莲、菊花、黄芩、决明子、车前子、茺蔚子、女贞子、夏枯草、龙胆、郁金、木贼、赤芍、牡丹皮、山楂、当归、川芎组成。能凉血止血、滋阴化瘀、养肝明目。用于阴虚肝旺,热伤络脉所引起的眼底出血。口服,一次 5 片,一日 3 次。

　　琥珀还睛丸　由熟地黄、地黄、酒肉苁蓉、杜仲、枸杞子、菟丝子、沙苑子、天冬、麦冬、知母、石斛、黄连、黄柏、党参、山药、茯苓、当归、川芎、琥珀、水牛角浓缩粉、羚羊角粉、青葙子、菊花、苦杏仁、枳壳、炙甘草组成。能补益肝肾,清热明目。用于肝肾两亏,虚火上炎所致的内外翳障、瞳孔散大、视力减退、夜盲昏花、目涩羞明;或眼外部无异常,无痛无不适,唯觉视物昏渺、蒙昧不清,伴见头晕耳鸣,腰膝酸软,脉细数,舌红苔少;慢性球后视神经炎、视神经萎缩、视网膜色素变性、泪囊吸收功能不良(溢泪症)见上述证候者。一次 2 丸,每日 2 次。

　　金花明目丸　由熟地黄、盐菟丝子、枸杞子、五味子、白芍、黄精、黄芪、党参、川芎、菊花、炒决明子、车前子、密蒙花、炒鸡内金、金荞麦、山楂、升麻组成。能补肝,益肾,明目。用于老年性白内障早、中期属肝肾不足、阴血亏虚证,症见视物模糊、头晕、耳鸣、腰膝酸软等。一次 4g,一日 3 次,饭后服用。

　　明目地黄丸(胶囊)　由熟地黄、酒山茱萸、牡丹皮、山药、茯苓、泽泻、枸杞子、菊花、当归、白芍、蒺藜、煅石决明组成。能滋肾,养肝,明目。用于肝肾阴虚,目涩畏光,视物模糊,迎风流泪。大蜜丸:一次 1 丸(9g),一日 2 次。胶囊:一次 3 粒,一日 3 次。

　　明珠口服液　由制何首乌、枸杞子、益母草、当归、白芍、赤芍、红花、决明子、珍珠母、夏枯草、菊花、车前子、茯苓、冬瓜子、甘草组成。能滋肝补肾,养血活血,渗湿明目。用于肝肾阴虚所致的视力下降、视物变色或变形;中心性浆液性脉络膜视网膜病变见上述证候者。一次 10ml,每日 3 次。疗程 1 个月。

　　芍杞颗粒　由枸杞子、白芍、菊花、当归等 6 味药组成。能滋肾养肝明目。用于肾精不充,肝血不足,目失濡养而形成的弱视等症。温开水冲服:一日 3 次,一次 1 袋。

　　石斛夜光丸　由石斛、甘草、肉苁蓉、五味子、防风、川芎、枳壳、黄连、蒺藜、青葙子、山羊角、天冬、人参、茯苓、山药、枸杞子、菟丝子、苦杏仁、牛膝、菊花、决明子、生地黄、熟地黄、麦冬、水牛角浓缩粉组成。能滋阴补肾,清肝明目。用于肝肾两亏,阴虚火旺所致的内障目暗,视物模糊,两眼昏花;白内障、开角型青光眼等见上述证候者。水蜜丸,一次 6g;大蜜丸,一次 1 丸;均一日 2 次。

　　双丹明目胶囊　由女贞子、墨旱莲组成。能滋肾养肝明目。用于 II 型糖尿病视网膜病变单纯型,证属肝肾阴虚瘀血阻络,症见视物模糊、双目干涩、头晕耳鸣、咽干口燥、五心烦热、腰膝酸软等。口服,一次 4 粒,一日 3 次,饭后温开水送服。疗程为 4 个月。

　　益视颗粒　由党参、当归、五味子、山药、制何首乌、金樱子、覆盆子、厚朴、木香、白术、山楂、石楠叶、菟丝子、六神曲组成。能滋肾养肝,健脾益气,调节视力。用于肝肾不足、气血亏虚引起的青少年假性近视及视疲劳者。开水冲服,一次 15g,一日 3 次。

　　增光片　由党参、枸杞子、当归、远志、麦冬、石菖蒲、茯苓、泽泻、五味子、牡丹皮组成。能补益气血，滋养肝肾，明目安神，增强视力。用于大、中、小学生视力迅速下降的中、轻度近视。一次4~6片，每日3次。

障眼明片（胶囊） 由熟地黄、菟丝子、枸杞子、肉苁蓉、山茱萸、白芍、川芎、酒黄精、黄芪、党参、甘草、决明子、青葙子、蕤仁、密蒙花、蔓荆子、菊花、石菖蒲、车前子、升麻、葛根、关黄柏组成。能补益肝肾，退翳明目。用于肝肾不足所致的干涩不舒、单或双眼复视、视物模糊、多视、不能久视、腰膝酸软或轻度视力下降；早、中期年龄相关性白内障（圆翳内障）见上述证候者。一次4片（粒），每日3次。

止血祛瘀明目片 由丹参、三七、赤芍、地黄、墨旱莲、茺蔚子、牡丹皮、女贞子、夏枯草、毛冬青、大黄、黄芩等组成。能化瘀止血，滋阴清肝，明目。用于阴虚肝旺、热伤络脉所致的眼底出血。口服，一次5片，一日3次。

（二）外用药

【特别提示】部分中成药含麝香、冰片，孕妇慎用。

麝香明目滴眼液 由珍珠、麝香、冬虫夏草、石决明、黄连、黄柏、大黄、冰片、蛇胆汁、猪胆膏、炉甘石、紫苏叶、荆芥组成。能消翳明目，用于老年性初、中期白内障。取本品1支（0.3g）倒入装有5mL生理盐水的滴眼瓶中，摇匀，即可滴眼，每次3滴（每滴1滴闭眼）。

四味珍层冰硼滴眼液（珍视明滴眼液） 由珍珠层粉、天然冰片、硼砂等组成。能清热解痉，祛翳明目。用于肝阴不足、肝气偏盛所致的不能久视、轻度眼胀、眼痛；青少年远视力下降、视疲劳、轻度开角型青光眼见上述证候者。滴于眼内，一次1~2滴，每日3~5次；必要时可酌情增加。

夏天无眼药水 由夏天无提取物制成。能活血、明目、舒筋。用于血瘀筋脉阻滞所致的青少年视力下降、不能久视者。外用：滴入眼睑内，一次1~2滴，每日3~5次。本品有散瞳作用，故青光眼或疑似青光眼患者不宜使用；本品含有原阿片碱成分，故不宜滴入眼内过多，次数过频。

消朦眼膏 由珍珠粉、冰片、硼砂组成。能明目退翳。用于白内障，角膜炎症，角膜溃疡所致的角膜瘢痕（角膜白斑、云翳、斑翳）及角膜混浊。涂入结膜囊内，涂后最好作温热敷30min，一次适量（如绿豆大小），一日4次。

障翳散 由人工麝香、丹参、红花、茺蔚子、牛胆干膏、羊胆干膏、盐酸小檗碱、青葙子、决明子、蝉蜕、荸荠粉、硼砂、木通、黄芪、山药、没药、昆布、海藻、珍珠、琥珀、海螵蛸、炉甘石、天然冰片、维生素B_2、无水硫酸钙组成。能行滞祛瘀，退障消翳。用于老年性白内障、圆翳内障、角膜翳障属气滞血瘀证；症见视物模糊，或单眼复视、阅读不能持久；早、中期阶段年龄相关性白内障见上述证候者。临用时，将本品倒入滴眼用溶剂中，摇匀后滴入眼内，一次1~2滴，每日3~4次。

珍珠明目滴眼液 由珍珠液、冰片制成。能清肝明目，止痛退翳。用于早期老年白内障、慢性结膜炎、眼干涩、昏花、视疲劳等。滴入眼内，滴后闭眼片刻，一次1~2滴，每日3~5次。

第二节 耳科疾病

一、耳鸣耳聋

【特别提示】本类中成药应辨证应用；饮食宜清淡而营养均衡，忌辛辣、油腻之品和烟酒；注意外耳道清洁卫生，配合外用药等综合治理；伴有高血压的患者应配合降压药治疗。

耳聋丸（胶囊） 由龙胆、黄芩、栀子、泽泻、木通、地黄、当归、九节菖蒲、羚羊角、甘草组成。能清肝泻火，利湿通窍。用于肝胆湿热所致的头晕头痛、耳聋耳鸣、耳内流脓；或听力下降，耳鸣如蝉，伴头痛眩晕，面红目赤，口苦咽干，烦躁易怒，舌红苔黄，脉弦数；神经性耳聋见上述证候者。一次 1 丸（粒），每日 2 次。

耳聋左慈丸 由熟地黄、山茱萸、山药、泽泻、茯苓、牡丹皮、竹叶柴胡、磁石组成。能滋肾平肝。用于阴虚阳亢，耳鸣耳聋，头晕目眩；或耳内蝉鸣，伴头晕头痛，面红目赤，口苦咽干，烦躁不宁，或有手足心热，盗汗，腰膝酸软，舌红苔少，脉细数或弦细数；神经性耳鸣、神经性耳聋见上述证候者。水蜜丸，一次 6 粒；小蜜丸，一次 9 粒；大蜜丸，一次 1 丸；均每日 2 次。

通窍耳聋丸 由龙胆、熟大黄、黄芩、栀子、芦荟、青黛、天南星、当归、北柴胡、木香、醋青皮、陈皮组成。能清肝泻火，通窍润便。用于肝经热盛所致的耳鸣耳聋、听力下降、耳疮耳疖、耳底肿痛、目赤口苦、胸膈满闷、大便秘结。一次 6g，每日 2 次。

二、感染性耳病

滴耳油 由黄柏、冰片、五倍子、薄荷油、核桃油组成。能清热解毒，燥湿消肿。用于肝经湿热蕴结所致的耳鸣耳聋、听力下降、耳内生疮、肿痛刺痒、破流脓水、久不收敛。外用滴耳：先擦净脓水，然后滴入耳内 2～3 滴，每日 3～5 次。用药期间避免游泳，保持耳道清洁卫生；耳道炎症消失后，可行耳膜修复、鼓室成型或中耳乳突根治术，以尽快恢复听力。

耳炎液 由白矾、竹叶柴胡、硼砂、麝香草酚组成。能清热消肿，敛湿去脓。用于肝胆湿热所致的脓耳，症见耳底肿痛，内耳流脓；急慢性化脓性中耳炎见上述证候者。

红棉散 由枯矾、胭脂粉、炉甘石、冰片组成。能化毒收敛，止痒消肿。用于肝经郁热，耳内生疮，流脓痛痒；小儿胎热耳疖，肿痛不已，流水流脓，旋愈旋发；化脓性中耳炎、慢性单纯性中耳炎、外耳道炎、耳部湿疹等。先用消毒棉签擦净耳内脓水，去除痂皮后，再用少量药粉于患处治疗。

第三节 鼻科疾病

【特别提示】本类中成药多含有苍耳子，有小毒，不可过量、久服；部分中成药含有盐酸麻黄碱，高血压、青光眼患者慎用；驾驶员、高空作业者等不宜用。注意鼻道清洁卫生，及时清除鼻涕，多做低头、侧头运动，以利鼻涕排出。

鼻窦炎口服液 由苍耳子、辛夷、白芷、薄荷、荆芥、竹叶柴胡、川芎、栀子、黄芩、龙胆、川木通、茯苓、黄芪、桔梗组成。能疏散风热，清热利湿，宣肺通窍。用于发热犯肺、湿热内蕴所致的鼻塞不通，流黄稠涕；急慢性鼻炎、鼻窦炎见上述证候者。一次 10ml，每日 3 次。

鼻舒适片 由苍耳子、野菊花、鹅不食草、白芷、防风、墨旱莲、白芍、胆南星、蒺藜、甘草、马来酸氯苯那敏组成。能清热消炎，通窍。用于慢性鼻炎、过敏性鼻炎、慢性鼻窦炎引起的喷嚏、流涕、鼻塞、头痛。一次 4～5 片，每日 3 次。

鼻咽清毒颗粒 由野菊花、重楼、两面针、苍耳子、夏枯草、茅莓根、龙胆、丹参组成。能清热解毒，化痰散结。用于痰热毒瘀蕴结所致的鼻咽部慢性炎症，鼻咽癌放射治疗后分泌物增多。开水冲服，一次 20g，每日 2 次。30 天为 1 个疗程。

鼻炎滴剂 由金银花、盐酸麻黄碱、辛夷油、黄芩苷、冰片组成。能散风，清热，宣肺，通窍。用于风热蕴肺所致的鼻塞、鼻流清涕或浊涕，发热，头痛；慢性鼻炎见上述证候者。滴鼻：一次 2～4 滴，一个月为 1 个疗程。

鼻炎康片 由野菊花、黄芩、猪胆粉、麻黄、薄荷油、苍耳子、广藿香、鹅不食草、当归、马来酸氯苯那敏组成。能清热解毒，宣肺通窍，消肿止痛。用于风邪蕴肺所致的伤风鼻塞，鼻窒，鼻部疾病、急、慢性鼻炎，过敏性鼻炎。一次 4 片，每日 3 次。

鼻炎片（丸） 由苍耳子、辛夷、防风、荆芥、白芷、桔梗、麻黄、细辛、连翘、野菊花、知母、黄柏、五味子、甘草组成。能祛风宣肺，清热解毒。用于急慢性鼻炎风热蕴肺证，症见鼻塞、流涕、发热、头痛。片剂，一次 3～4 片；丸剂，一次 6g，均每日 3 次。

鼻渊舒胶囊（口服液） 由辛夷、苍耳子、栀子、黄芩、柴胡、薄荷、川芎、细辛、白芷、茯苓、川木通、桔梗、黄芪组成。能疏风清热，祛湿通窍。用于鼻炎、鼻窦炎属肺经风热及胆腑郁热者。胶囊，一次 3 粒；口服液，一次 10ml，均每日 3 次；1 周为 1 个疗程。

鼻渊通窍颗粒 由辛夷、苍耳子、麻黄、白芷、薄荷、藁本、黄芩、连翘、野菊花、天花粉、地黄、丹参、茯苓、甘草组成。能疏风清热，宣塞通窍。用于急慢鼻渊（急性鼻窦炎）属外邪犯肺证，症见前额或颧骨部压痛，鼻塞时作，流涕黏白或黏黄，或头痛，或发热，苔薄黄或白，脉浮。开水冲服，一次 15g，一日 3 次。

鼻渊丸 由苍耳子、辛夷、金银花、野菊花、茜草组成。能祛风宣肺，清热解毒，通窍止痛。用于鼻塞鼻渊，通气不畅，流涕黄浊，嗅觉不灵，头痛，眉棱骨痛。一次 12 丸，每日 3 次。

苍耳子鼻炎胶囊（丸） 由苍耳子、石膏、白芷、冰片、辛夷、薄荷、黄芩组成。能疏风清肺热，通鼻窍，止头痛。用于风热型鼻炎，包括急慢性鼻炎、鼻窦炎、过敏性鼻炎。胶囊：饭后服，一次2粒，每日3次。滴丸：一次28丸，一日3次。

畅鼻通颗粒 由桂枝、白芍、荆芥、防风、薄荷、黄芩、当归、甘草组成。能调和营卫，解表散风。用于营卫失和所致的恶风有汗，头痛、喷嚏，或鼻塞时轻时重、疹块色白发痒；过敏性鼻炎、荨麻疹（风团）见上述证候者。开水冲服，一次1袋（12g），每日3次。

藿胆丸（片、滴丸） 由广藿香叶、猪胆粉组成。能清风热，通鼻窍。用于慢性鼻炎、慢性副鼻窦炎，由风热上扰引起的鼻塞、时流涕。水丸：一次3～6g，每日2次。片剂：一次3～5片，一日2～3次。滴丸：一次4～6粒，一日2次。

利鼻片 由蒲公英、黄芩、苍耳子、辛夷、薄荷、白芷、细辛组成。能清热解毒，祛风开窍。用于风热蕴肺水肿的伤风鼻塞、鼻渊及急性鼻炎、鼻窦炎等鼻流清涕或浊涕。一次4片，每日2次。

千柏鼻炎片（胶囊） 由千里光、卷柏、羌活、决明子、麻黄、川芎、白芷组成。能清热解毒，活血祛风。用于毒邪久留、气滞血瘀所致的急慢性鼻炎、慢性肥厚性鼻炎、鼻窦炎、咽炎等。片剂：一次3～4片；胶囊：一次2粒；均每日3次；2周为1个疗程，症状减轻后减量。

芩芷鼻炎糖浆 由黄芩、白芷、苍耳子、辛夷、麻黄、薄荷、鹅不食草组成。能清热解毒通窍。用于急性鼻炎。一次20ml，每日3次。

通窍鼻炎片（胶囊、颗粒） 由炒苍耳子、黄芪、防风、白芷、辛夷、炒白术、薄荷组成。能散风固表，宣肺通窍。用于风热蕴肺、表虚不固所致的鼻塞时轻时重，鼻流清涕或浊涕，前额头痛；鼻室、鼻渊等鼻病；慢性鼻炎、过敏性鼻炎、鼻窦炎见上述证候者。片剂，一次5～7片；颗粒，开水冲服，一次1袋；胶囊，一次4～5粒，均每日3次。

香菊胶囊（片） 由化香树果序（去除种子）、夏枯草、黄芪、防风、辛夷、野菊花、白芷、川芎、甘草组成。能祛风通窍，解毒固表。用于表虚不固所致的鼻渊、鼻室等鼻病；即急慢性鼻窦炎，一次2～4粒（片）；均每日3次。

辛芳鼻炎胶囊 由辛夷、水牛角浓缩粉、黄芩、龙胆、柴胡、白芷、川芎、细辛、薄荷、菊花、荆芥穗、防风、蔓荆子、桔梗、枳壳组成。能解表散风，清热解毒。用于风热蕴肺所致的慢性鼻炎（鼻室）、鼻窦炎（鼻渊）。一次6粒，每日2～3次。

辛芩颗粒（片） 由细辛、黄芩、荆芥、防风、白芷、苍耳子、黄芪、白术、桂枝、石菖蒲组成。能益气固表，祛风通窍。用于肺气不足、风邪外袭所致的鼻痒、喷嚏、流清涕、易感冒；过敏性鼻炎见上述证候者。颗粒：开水冲服，一次20g，每日3次。片剂：一次3片，一日3次。

辛夷鼻炎丸 由苍耳子、辛夷、薄荷、紫苏叶、防风、山白芷、菊花、广藿香、鹅不食草、板蓝根、鱼腥草、三叉苦、甘草组成。能祛风宣肺，清热解毒。用于风热上攻、热毒蕴肺所致的鼻塞、鼻流清涕或浊涕、发热、头痛；慢性鼻炎、过敏性鼻炎、神经性头痛见上述证候者。丸剂：一次3g，每日3次。胶囊：一次6粒，一日2～3次。

第四节 咽喉病

一、急慢喉瘖、声音嘶哑

【特别提示】若属阴虚火旺者慎用；忌辛辣、油腻食物和烟酒；避免过度用声；孕妇不宜用；凡声带小结肌纤维化应手术治疗。

甘桔冰梅片 由桔梗、薄荷、射干、蝉蜕、乌梅、冰片、甘草、青果组成。能清热开音。用于风热犯肺引起的失音声哑。口服，一次 2 片，一日 3~4 次。

黄氏响声丸 由桔梗、薄荷、薄荷脑、蝉蜕、诃子肉、胖大海、浙贝母、方儿茶、川芎、酒大黄、连翘、甘草组成。能疏风清热，化痰散结，利咽开音。用于风热外束、痰热内盛所致的急慢喉瘖，症见声音嘶哑、咽喉肿痛、咽干灼痛、咽中有痰，或寒热头痛，或便秘尿赤；急慢性咽喉炎及声带小结、声带息肉初起见上述证候者。炭衣丸，饭后服，一次 8 丸（每丸重 0.1g），或 6 丸（每丸重 0.133g）；糖衣丸，一次 20 粒，每日 3 次。

金嗓开音丸（片、胶囊、颗粒） 由金银花、连翘、玄参、板蓝根、赤芍、黄芩、桑叶、菊花、前胡、焯苦杏仁、牛蒡子、泽泻、胖大海、僵蚕、蝉蜕、木蝴蝶组成。具有清热解毒，疏风利咽的功效。用于风热邪毒引起的咽喉肿痛，声音嘶哑，急性、亚急性咽炎、喉炎。水蜜丸，一次 60~120 丸；大蜜丸，一次 1~2 丸；片剂，一次 3 片；胶囊，一次 3 粒；颗粒，一次 1 袋；均一日 2 次。

金嗓散结丸（胶囊、颗粒） 由金银花、丹参、板蓝根、马勃、蒲公英、桃仁、红花、醋三棱、醋莪术、玄参、麦冬、浙贝母、泽泻、炒鸡内金、蝉蜕、木蝴蝶组成。能清热解毒，活血化瘀，利湿化痰。用于热毒蕴结、气滞血瘀所致的声音嘶哑、声带充血、肿胀；慢性喉炎（慢喉瘖）、声带小结、声带息肉见上述证候者。颗粒，开水冲服，一次 1 袋；水蜜丸，一次 60~120 粒；大蜜丸，一次 1~2 丸；胶囊，一次 2~4 粒，均每日 2 次。

青果丸 由青果、金银花、黄芩、北豆根、麦冬、玄参、白芍、桔梗组成。能清热利咽，消肿止痛。用于咽喉肿痛，失音声哑，口干舌燥，肺燥咳嗽；风热、火毒上攻引起的腭扁桃体炎、急性咽炎、急性喉炎、支气管炎等。蜜丸，每次 2 丸；水丸，每次 8g；均每日 2 次。

清喉利咽颗粒 由黄芩、西青果、桔梗、橘红、竹茹、胖大海、紫苏梗、枳壳、醋香附、沉香、紫苏子、桑叶、薄荷脑组成。能清热利咽，宽胸润喉。用于外感风热所致的咽喉发干、声音嘶哑；急、慢性咽炎、扁桃体炎见上述证候者。开水冲服，一次 1 袋，每日 2~3 次。

清咽滴丸 由人工牛黄、薄荷脑、青黛、冰片、诃子、甘草组成。能清热解毒，消肿止痛，敛疮生肌。用于外感风热所致的急喉瘖，症见咽痛、咽干、口渴，或微恶风、发热、咽部红肿、舌边尖红、苔薄白或薄黄、脉浮数或滑数；急性咽炎见上述证候者。含服：一次 4～6 丸，每日 3 次。

清咽润喉丸　由射干、山豆根、桔梗、炒僵蚕、栀子、牡丹皮、青果、金果榄、麦冬、玄参、知母、地黄、白芍、浙贝母、甘草、冰片、水牛角浓缩粉组成。能清热利咽，消肿止痛。用于风热内壅，肺胃热盛，胸膈不利，口渴心烦，咳嗽痰多，咽喉肿痛，失音声哑。温开水送服或含化，一次 2 丸，一日 2 次。

清音丸　由诃子、川贝母、百药煎、葛根、茯苓、甘草、天花粉、乌梅肉组成。能清热利咽，生津润燥。适用于风热邪毒壅塞肺胃，或火毒夹攻肺胃而引起的声嘶、喉痹；慢性咽炎、慢性喉炎、扁桃体炎等病，症见声音嘶哑、咽喉肿痛、口舌干燥、咽喉不利等。随时将药噙在口中溶化，缓缓下咽。每天可服 3～5 丸。

西瓜霜润喉片　由西瓜霜、冰片、薄荷素油、薄荷脑组成。能清音利咽，消肿止痛。用于防治咽喉肿痛、声音嘶哑、喉痹、喉蛾、口糜、口舌生疮、牙痛；急慢性咽喉炎、急性扁桃体炎、口腔溃疡、口腔炎、牙龈肿痛等病。每小时含服小片 2～4 片，大片 1～2 片。

余甘子喉片　由余甘子、冰片、薄荷脑组成。能清热润燥，利咽止痛。用于燥热伤津引起的咽喉干燥疼痛。含服，每隔 2h1～2 片，一日 6～8 次。

二、急慢性咽炎（咽痛）、扁桃体炎

【特别提示】忌辛辣、油腻食物和烟酒。

北豆根片（胶囊）　由北豆根提取物组成。能清热解毒，消肿利咽，止咳祛痰。用于咽喉肿痛、腭扁桃体炎、慢性支气管炎、上呼吸道感染症。每次 60mg，每日 3 次。

冬凌草片　由冬凌草制成。能清热消肿。用于急性腭扁桃体炎、咽炎、喉炎、口腔炎；有人试用于咽喉部肿瘤的辅助治疗。一次 2～5 片，每日 3 次。

复方红根草片　由红根草、鱼腥草、金银花、野菊花、穿心莲组成。能清热解毒，利咽，止痛，止痢。用于火毒内盛、湿热蕴结所致的急性咽喉炎（急喉痹、喉瘖）、扁桃体炎、肠炎、痢疾。一次 4 片，每日 3～4 次。

复方黄芩片　由黄芩、十大功劳、虎杖、穿心莲组成。能清热解毒，凉血消肿，清三焦热。用于咽喉肿痛，口舌生疮，感冒发热，痈疽疮疡；新近用于轻度尿路感染（热淋：症见小便短数，灼热刺痛，尿色黄赤，少腹痉挛、胀痛，或有腰痛拒按，大便秘结，苔黄腻，脉滑数；急性膀胱炎见上述证候者）。一次 4 片，每日 3～4 次。

复方鱼腥草片　由鱼腥草、黄芩、板蓝根、连翘、金银花组成。能清热解毒。用于外感风热引起的咽喉疼痛；急性咽喉炎、咽炎、腭扁桃体炎有风热证候者。口服；每次 4～6 片，每日 3 次。

功劳去火片（胶囊）　由功劳木、黄芩、黄柏、栀子组成。能清热解毒。用于实热火毒所致的急性扁桃体炎、咽炎、急性胆囊炎、急性肠炎。糖衣片，一次 5 片；薄膜衣，一次 3 片；胶囊，一次 5 粒；均每日 3 次。

桂林西瓜霜（胶囊、含片）　由西瓜霜、黄芩、黄连、黄柏、射干、山豆根、大黄、浙贝母、青黛、薄荷脑、无患子果、煅硼砂、冰片、甘草组成。能清热解毒，消肿止痛。用于风热上攻、肺胃热盛所致的喉痹、乳蛾、口疮、口糜烂、牙宣，症见咽喉肿痛、喉核肿大、口舌生疮、牙龈肿痛或出血；急慢性咽炎、扁桃体炎、口腔炎、牙龈炎见上述证候者。散剂：喷、吹或敷于患处，一次适量，一日数次；重症宜兼内服一次 2g，每日 3 次。胶囊：口服，一次 2～4 粒，每日 3 次；其内容物亦可见前述取出外用。含片：一次含服 2 片，5 次/日。5～7 日为 1 个疗程。

喉炎丸 由熊胆、人工牛黄、冰片、五倍子、细辛、人指甲、水牛角浓缩粉、珍珠、蟾酥、黄连、硼砂（煅）、人工麝香组成。能清热解毒，利咽消肿。用于热毒侵袭咽喉的疾病，如急性咽炎、病毒性咽峡炎、急性腭扁桃体炎、急性喉炎；对痈疽热疖、背疮、无名肿毒等也有效。咽喉疾病多内服治疗，痈、疽、疮、疖多外用调敷为主。一次 10 丸，每日 3 次。用开水将药丸调成糊状，涂敷于未破损皮肤红肿患处，若已破损者则调敷于破损处的四周，每日数次，保持湿润，直至红肿消退。孕妇忌用；红肿将溃烂或出脓处勿用。

猴耳环消炎片（胶囊） 由猴耳环干浸膏制成。能清热解毒，凉血消肿，止泻。用于上呼吸道感染（感冒），急性咽炎，急性扁桃体炎，急性胃肠炎，亦用于细菌性痢疾。片剂，一次 3～4 片；胶囊，一次 2 粒，均每日 3 次。

黄连上清丸（片、颗粒） 由黄连、栀子、连翘、炒蔓荆子、防风、荆芥穗、白芷、桔梗、黄芩、菊花、黄柏、甘草、川芎、石膏、薄荷、酒大黄、旋覆花组成。能清热解毒，通便，散风止痛。用于上焦风热诸证，若头昏脑涨、牙龈肿痛、口舌生疮、咽喉红肿、耳痛耳鸣、暴发火眼、大便干燥、小便黄赤。丸剂，一次 3g；片剂，一次 6 片；颗粒，开水冲服，一次 1 袋，均每日 2 次。

蓝芩口服液 由板蓝根、黄芩、栀子、胖大海、黄柏组成。能清热解毒，利咽消肿。用于急性咽炎、扁桃体炎、肺胃湿热所致的咽痛、咽干、咽部灼热等症。一次 20ml（2 支），每日 3 次。

利咽解毒颗粒 由板蓝根、大青叶、金银花、连翘、薄荷、牛蒡子、天花粉、川贝母、大黄、黄芩、地黄、玄参、麦冬、僵蚕、山楂、桔梗组成。能清肺利咽，解毒退热。用于外感风热所致的咽痛、咽干、喉核红肿、两腮肿痛、发热恶寒；急性扁桃体炎（急性乳蛾）、急性咽炎（急喉痹）、腮腺炎（痄腮）见上述证候者。开水冲服，一次一袋，每日 3～4 次。

罗汉果玉竹颗粒 由罗汉果、玉竹组成。能滋阴清肺，止咳化痰。用于咽干口燥，干咳无痰，神疲乏力，舌红少苔，脉细而数；气管炎、咽喉炎、腭扁桃体炎、百日咳等。每次 1 块，每日 2 次；小儿酌减，开水冲化后服用。

牛黄解毒片（丸、胶囊、软胶囊） 由人工牛黄、石膏、大黄、黄芩、桔梗、冰片、雄黄、甘草组成。能清热解毒，消肿止痛。用于火热内盛所致的咽喉肿痛、牙龈肿痛、口舌生疮、目赤肿痛、便秘；咽喉炎、面颊炎、腭扁桃体炎、牙龈炎、舌炎、急性胰腺炎、原发性血小板增多症。蜜丸，一次 1 丸；片剂，一次 2 片；胶囊，一次 2 粒；软胶囊，一次 1 粒；均每日 2～3 次。

双料喉风散 由山豆根、人工牛黄、冰片、黄连、珍珠、人中白、甘草、青黛、寒水石组成。能清热解毒，消肿利咽。用于肺胃热毒炽盛所致的急性咽喉炎、腭扁桃体炎、口腔溃疡、牙龈炎、化脓性中耳炎、鼻窦脓肿等。口腔咽喉诸证：吹敷患处，每瓶分六次吹敷患处，每日 3 次；用药 30min 以后可进食。鼻炎：取少许药吸入鼻内，每日 1～3 次。皮肤溃烂：先用浓茶洗净患处，后敷药粉于患处，每日 1 次。如用于口腔、咽喉处，先漱口去除口腔食物残渣，用药后禁食 30～60min，以免影响疗效。

五味沙棘散　由沙棘膏、木香、白葡萄干、甘草、栀子组成。能清热利咽。用于风热喉痹、急性咽炎、慢性支气管炎，症见肺热久咳，喘促痰多，胸中满闷，胸胁疼痛。散剂：一次用开水冲服 1 袋，每日 3 次。

五味麝香丸　由人工麝香、诃子、黑草乌、木香、藏菖蒲组成。能消炎，止痛，祛风。用于腭扁桃体炎、咽峡炎、流行性感冒、炭疽病、风湿性关节炎、神经痛、胃痛、牙痛。睡前服或含化：每次 2～3 丸，每日 1 次，极量每日 5 丸。本品有毒，慎用；孕妇忌服。

新癀片　由肿节风、三七、人工牛黄、猪胆粉、肖梵天花、珍珠层粉、水牛角浓缩粉、红曲、吲哚美辛组成。能清热解毒，活血化瘀，消肿止痛。用于热毒瘀血所致的咽喉肿痛、牙痛、胁痛、黄疸、各种无名肿痛；咽炎、复发性口疮、急性牙周炎或根尖炎、虫咬皮炎等。一次 2～4 片，每日 3 次，小儿酌减。外用：用冷开水调化，敷患处。

咽速康气雾剂　由人工牛黄、人工麝香、冰片、蟾酥、珍珠、雄黄组成。能清热解毒，消肿止痛。用于肺胃热盛所致的急性扁桃体炎（乳蛾）、咽喉炎、急性单纯性咽炎，症见咽部红肿、咽痛。外用前，先将本品充分摇匀，倒置，喷头圆口对准口腔，闭气，按阀门上端喷头，药液呈雾状喷入口腔，闭口数分钟，一次 3 下，每日 3 次；7 日为 1 个疗程。因含有蟾酥、雄黄，不可过量、久服；更不能进入眼内。如用于口腔、咽喉处，先漱口去除口腔食物残渣，用药后禁食 30～60min，以免影响疗效。高热重症者应综合治疗。

一清胶囊（颗粒）　由黄连、大黄、黄芩等组成。能清热燥湿，泻火解毒，化痰止血。用于湿热毒邪所致上呼吸道感染、咽炎、腭扁桃体炎、牙龈炎，症见身热烦躁、目赤口疮、咽喉牙龈肿痛、大便秘结等以及热盛迫血妄行所致的吐血、咯血、鼻出血、大便隐血、痔疮出血等。胶囊，每次 2 粒；颗粒，每次 1 袋；均每日 3 次。

银黄颗粒（片，含片）　由金银花提取物、黄芩提取物制成。能清热疏风，利咽解毒。用于外感风热、肺胃热盛所致的咽干、咽痛、喉核肿大、口渴、发热；急慢性扁桃体炎、急慢性咽炎、上呼吸道感染见上述证候者。含片：一次 2 片，一日 10～20 片，分次含服。颗粒：开水冲服，一次 1～2 袋，每日 2 次。片剂：口服，一次 2～4 片，每日 4 次。

银蒲解毒片　由山银花、蒲公英、野菊花、紫花地丁、夏枯草组成。能清热解毒。用于风热型急性咽炎，症见咽痛、充血、咽干或具灼热感，舌苔薄黄；湿热型肾盂肾炎，症见尿频短急，灼热疼痛，头身疼痛，小腹坠胀，肾区叩击痛。每次 4～5 片，每日 3～4 次。

众生丸　由蒲公英、紫花地丁、黄芩、岗梅、赤芍、天花粉、玄参、当归、防风、柴胡、皂角刺、人工牛黄、白芷、胆南星、虎杖、夏枯草、板蓝根组成。能清热解毒，活血凉血，消炎止痛。用于上呼吸道感染、急慢性咽喉炎、腭扁桃体炎、疮毒等。每次

4～6丸，每日3次。外用：捣碎，用冷开水调匀，涂患处。

珠黄吹喉散 由黄连、黄柏、珍珠、人工牛黄、儿茶、雄黄、西瓜霜、硼砂、冰片组成。能解毒化腐生肌。用于热毒内蕴所致的咽喉口舌肿痛、糜烂、急性咽炎（急喉痹）、口疮、舌炎等。外用：吹于患处，每日3～5次。

珠黄散 由珍珠、人工牛黄组成。具有清热解毒，去腐生肌的功效。用于热毒内蕴所致的咽痛、咽部红肿、糜烂、口腔溃疡久不收敛。取药少许吹患处，一日2～3次。

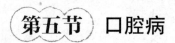

第五节 口腔病

一、口腔溃疡、口腔炎

【**特别提示**】部分中成药含有冰片，孕妇忌用。

冰硼散 由冰片、硼砂、朱砂、玄明粉组成。能清热解毒，消肿止痛。用于热毒蕴结所致的咽喉疼痛、牙龈肿痛、口舌生疮；急性咽炎（急喉痹）、牙周炎（牙宣）、口腔炎、口腔溃疡等口疮。外用吹敷患处，每次少量，一日数次。若属阴虚火旺者、孕妇慎用；本品含有玄明粉，可泌入乳汁，易引起婴儿腹泻，故哺乳期妇女不宜用；因含有朱砂，不可过量、久服。

复方珍珠口疮颗粒 由珍珠、五倍子、苍术、甘草组成。能燥湿，生肌止痛。用于心脾湿热证口疮（复发性口腔溃疡），症见口疮，周围红肿，中间凹陷，表面黄白，灼热疼痛，口干口臭，舌红。每次1袋，开水100ml溶解，分次含于口中，每口含1～2min后缓缓咽下，10min内服完。一日2次。饭后30min服用。疗程5天。

复方牛黄清胃丸 由大黄、炒牵牛子、栀子、芒硝、黄芩、连翘、姜厚朴、枳实、白芷、桔梗、石膏、猪牙皂、玄参、黄连、炒山楂、陈皮、香附、荆芥穗、薄荷、防风、菊花、甘草、人工牛黄、冰片组成。能清热泻火，解毒通便。用于胃肠湿热所致的口舌生疮，牙龈肿痛，咽膈不利，大便秘结，小便短赤。每次2丸，每日2次。

口腔溃疡散 由青黛、白矾、冰片组成。能清热、消肿、止痛。用于火热内蕴所致的口舌生疮、黏膜破溃、红肿灼热痛；复发性口疮、急性口炎见上述证候者。外用：用消毒棉球蘸敷患处，每日2～3次。

口腔溃疡药膜 由硼砂、冰片、朱砂、寒水石、儿茶、白及胶、甘油组成。能清热解毒，消肿止痛。用于复发性口炎、阿弗他口炎等口疮病；症见口腔黏膜溃疡，或大或小，纳食疼痛。外用：贴于患处，每日2～3次。饭后和晚上使用。

口腔炎气雾剂 由露蜂房、蒲公英、皂角刺、忍冬藤组成。能清热解毒，消炎止痛。用于口腔炎、口腔溃疡、咽喉炎等；对小儿口腔炎症有特效。口腔喷雾用。每次向口腔挤喷药液适量，一日3～4次。过敏体质者慎用，向口腔喷入药物时应屏住呼吸。

口炎颗粒 由石膏、知母、地黄、玄参、青蒿、川木通、淡竹叶、板蓝根、儿茶、芦竹根、甘草组成。能清热解毒。用于胃火上炎所致的口舌生疮，牙龈肿痛。开水冲服，一次 3~6g，一日 3 次。

口炎清颗粒（胶囊）　由天冬、麦冬、玄参、山银花、甘草组成。能滋阴清热，解毒消肿。用于阴虚火旺所致的口腔炎、口疮。颗粒，开水冲服，一次 2 袋；胶囊，一次 4 粒；每日 1~2 次。

连芩珍珠滴丸　由连翘、黄芩、栀子、青黛、煅石膏、珍珠层粉、人工牛黄、甘草、薄荷脑、冰片组成。能清热泻火，解毒止痛。用于复发性口疮（轻型口疮或口炎性口疮）心脾积热证，症见口腔溃疡、疼痛、伴有心烦急躁、口热口干、舌质偏红而干、苔黄而腻、脉弦细数等。口服，一次 4 粒，一日 1~2 次。

梅花点舌丸（胶囊）　由牛黄、人工麝香、蟾酥、熊胆粉、冰片、硼砂、雄黄、葶苈子、乳香、没药、血竭、珍珠、沉香、朱砂组成。能清热解毒，消肿止痛。用于火毒内蕴所致的疮痈初起，咽喉、牙龈肿痛，口舌生疮；急性咽炎（急喉痹）、化脓性皮肤病（疔疮）、牙周炎（牙宣）、口腔炎（口疮）等炎症。丸剂，一次 3 丸；胶囊，一次 1 粒，每日 1~2 次。外用：用醋化开丸剂或胶囊剂内容物，敷患处。

清胃黄连丸　由黄连、石膏、桔梗、知母、玄参、赤芍、地黄、牡丹皮、天花粉、连翘、栀子、黄柏、黄芩、甘草组成。能清胃火，解毒消肿。用于口舌生疮，齿龈、咽喉肿痛。一次 9g，每日 2 次。

上清丸　由连翘、菊花、白芷、薄荷、川芎、荆芥、防风、桔梗、栀子、黄芩、黄柏、大黄组成。能清热散风，解毒泻火，通便。用于鼻窦炎，病毒性感冒，急性溃疡病，牙龈炎，牙周炎，结膜炎（火眼）；症见口舌生疮、牙龈肿痛、头晕耳鸣、目赤、大便秘结等。一次 6g，每日 1~3 次。

锡类散（含片）　由人工牛黄、象牙屑、青黛、珍珠、壁钱炭、人指甲（滑石粉制）、冰片组成。能解毒化腐，敛疮。用于心胃火盛所致的咽喉糜烂肿痛、喉痹、口疮、口腔黏膜糜烂或溃疡、复发性口腔溃疡；还有报道有用于火热偏盛引起的鼻炎、消化道溃疡等。散剂：每用少许，吹敷患处，每日 1~2 次。含片：一次含服 1~2 片，每隔 1~2h 一次。

二、牙科疾病

【特别提示】 忌辛辣、油腻食物和烟酒。注意口腔卫生。

补肾固齿丸　由熟地黄、生地黄、丹参、鸡血藤、紫河车、骨碎补、漏芦、牡丹皮、山药、五味子、枸杞子、醋郁金、炙黄芪、野菊花、茯苓、盐泽泻、肉桂、牛膝组成。能补肾固齿，活血解毒。用于肾虚血热所致的牙周病、牙齿酸软、咀嚼无力、松动移位、牙龈出血。一次 4g，每日 2 次。

齿痛冰硼散　由硼砂、硝石、冰片组成。能散郁火，止牙痛。用于火热内闭引起的牙龈肿痛，口舌生疮；复发性口疮及口炎、牙龈炎、牙周炎见上述证候者。吹敷患处，每次少许，每日数次。

齿痛消炎灵颗粒　由石膏、地黄、荆芥、防风、牡丹皮、青黛、细辛、白芷、青皮、甘草组成。能疏风清热，凉血止痛。用于脾胃积热，风热上攻受阻的头痛，口干，口臭，便秘燥结，牙龈肿痛；急性根尖周炎、智齿冠周炎、急性牙龈炎、牙周炎、急性牙髓炎见上述证候者。开水冲服，每次 1 袋，每日 3 次。

丁细牙痛胶囊（酊） 由丁香叶、细辛组成。能清热解毒，疏风止痛。用于风火牙痛，症见牙痛阵作，遇风即发，受热加重，甚则齿痛连及头部面部；或伴有牙龈肿胀，患处红、肿、热、痛，得凉痛减；或伴有口渴喜凉饮，便干溲黄，舌红或舌尖红，苔薄黄或苔白少津，脉浮数或脉弦；急性牙髓炎、急性根尖周炎见上述症状者。胶囊：一次 4 粒，一日 3 次；饭后白开水送服，疗程 7 天。酊剂：外用适量，涂擦患牙处，或用药棉蘸取药液 1～2 滴塞入龋齿窝内。重症可反复使用。

复方牙痛酊 由宽叶缬草、凤仙花、红花、樟木组成。能活血散瘀，消肿止痛。用于牙龈炎、龋齿引起的牙痛或牙龈肿痛。口腔用药，一日 3 次，每 5 日为 1 个疗程。牙龈炎用小棉球浸湿本品适量涂擦于患牙龈袋内和肿胀处；治龋齿牙痛可用药棉蘸取本品填塞于龋洞内，适当时候取出。

复方牙痛宁搽剂 由花椒、薄荷脑、松花粉、冰片、茵陈、荜茇、八角茴香、荆芥、甘草、丁香组成。能消炎止痛。用于牙周肿痛、口腔炎、咽喉炎及牙痛、牙龈炎、牙周炎、口腔溃疡。还有人用于软组织损伤及咳嗽等。口腔用药：用小棉球蘸药液涂敷并放在肿痛患处，每日 2 次。或临睡前使用。

金栀洁龈含漱液 由金银花、栀子、薄荷、黄芩、苦参、黄柏、茵陈、地肤子、石菖蒲、独活、蛇床子、艾叶组成。能清热解毒，驱风除湿，芳香避秽，消肿止痛。用于牙龈炎、口腔溃疡及胃热或湿热所致的牙龈炎、牙周炎、牙龈出血、口腔溃疡、口臭、牙痛、口腔黏膜炎、牙髓炎、龋齿等。含漱：一次 10ml，含漱 3min，每日 3 次。亦可用消毒棉蘸药液直接涂擦患部，每日数次。7～10 日为 1 个疗程。勿吞服。

速效牙痛宁酊 由芫花根、地骨皮组成。能活血化瘀，理血止痛。用于风虫牙痛，龋齿性急、慢性牙髓炎，牙本质过敏，楔状缺损。外用适量，涂擦患牙处，或用药棉蘸取药液 1～2 滴塞入龋齿窝内。重症可反复使用。

脱牙敏糊剂 由高良姜片、花椒、四季青叶组成。能辛香辟秽，清热解毒，止痛消肿。用于患牙不能耐受冷、热、酸、甜等刺激的牙齿敏感症。外用。用棉签将患牙擦干，再用棉签蘸本品适量，于患牙敏感处来回涂擦，轻者涂擦数次，重者涂擦 1～2min，每日 3～4 次；于患处保持 5～10min。每日早晚使用本品刷牙可预防牙本质过敏。用药局部有麻辣感，能耐受。

牙痛散 由马蜂窝、白芷、花椒、高良姜、丁香、吴茱萸、黄连、细辛、冰片组成。能疏风止痛，清热解毒，消肿。用于牙痛、牙龈炎、牙周炎等；症见牙龈疼痛红肿、口干欲饮，舌红苔黄，脉数。外用：取少许，涂敷患处。

牙痛药水 由荜茇、高良姜、丁香、细辛、冰片组成。能止痛，消炎，防蛀。用于风火牙痛、牙龈红肿疼痛，神经性牙痛；还有人外用于冻疮有止痛止痒之效。外用：涂擦患处。破溃处不可用。

牙痛一粒丸 由蟾酥、甘草、朱砂、雄黄组成。能镇痛消肿。用于风火牙痛、牙龈肿痛、龋齿、牙龈炎等对症治疗。外用：每次取 1 粒填入牙洞内或肿痛附近的牙缝处，外塞一块消毒棉花，防止药丸滑脱，并注意将含药后的唾液及时吐出，不可咽下。用药时或用药后可有麻舌感。

第十四章

补益类用中成药

【特别提示】本类中成药体实者、感冒者均慎用；饮食宜清淡而均衡营养，忌辛辣、油腻、刺激性大不易消化的食物和烟酒；失眠者忌浓茶。

第一节　气虚证

参苓白术丸（散、颗粒、胶囊）　由人参、茯苓、白术、山药、甘草、炒白扁豆、莲子、炒薏苡仁、砂仁、桔梗组成。能补脾胃，益肺气。用于脾胃虚弱，食少便溏，气短咳嗽，肢体倦怠；泄泻、厌食、无名水肿，以及小儿肺炎或肺门淋巴结核、支气管哮喘、肺气肿、慢性肺心病、老年性呼吸道感染所致的咳嗽等。散剂，饭前服，一次6～9g；大蜜丸，一次1丸；水蜜丸，一次6g；胶囊，一次3～4粒；均每日2～3次。颗粒，开水冲服，一次1袋，一日3次。

人参养荣丸　由人参、白术、炙甘草、当归、白芍、炙黄芪、陈皮、肉桂、远志、熟地黄、茯苓、五味子组成。能温补气血。用于心脾不足，气血两亏，形瘦神疲，食少便溏，病后虚弱，舌淡，脉细弱。水蜜丸，一次6g；大蜜丸，一次1丸；均每日1～2次。

十全大补丸（口服液）　由熟地黄、党参、炒白术、茯苓、炙黄芪、当归、酒白芍、肉桂、川芎、炙甘草组成。能温补气血。用于因气血两虚、面色苍白、气短心悸、头晕自汗、体倦乏力、四肢不温、月经量多、食欲不佳；贫血、心悸、自汗、眩晕等见上述证候者。口服液，一次1～2ml；浓缩丸，一次8～10丸；水蜜丸，一次6g；大蜜丸，一次1丸；均一日3次。

玉屏风胶囊（颗粒、口服液）　由黄芪、防风、炒白术组成。能益气，固表，止汗。用于表虚不固，自汗恶风，面色㿠白，或体虚易感风邪者。胶囊，一次2粒；颗粒，一次1袋；口服液，一次10ml；均一日3次。

第二节　阴虚证

大补阴丸　由熟地黄、龟甲、知母、黄柏、猪脊髓组成。能滋阴降火。用于阴虚火旺，潮热盗汗，咳嗽，咯血，耳鸣，遗精。水蜜丸：一次6g，一日2～3次。大蜜丸：

一次1丸，一日2次。

肝肾滋（颗粒、口服液） 由枸杞子、党参、阿胶、麦冬、黄芪组成。能滋养肝肾，补益气血，明目安神。用于肝肾阴虚、气血两亏所致的目眩昏暗、心烦失眠、肢倦乏力、腰腿酸软；贫血、球后视神经炎、视神经萎缩、神经衰弱、失眠等见上述证候者。颗粒：开水冲服，一次10g；口服液：一次10ml；均每日2次，早晚服用。

河车大造丸 由熟地黄、龟甲、紫河车、天冬、麦冬、杜仲、牛膝、黄柏组成。能滋阴清热，补肾益肺。用于肺肾两亏，虚劳咳嗽，骨蒸潮热，盗汗遗精，腰膝酸软。水蜜丸，一次6g；小蜜丸，一次9g；大蜜丸，一次1丸；均一日2次。

六味地黄丸（颗粒、胶囊） 由熟地黄、山茱萸、山药、牡丹皮、茯苓、泽泻组成。能滋阴补肾，益肝。用于肾阴亏损，头晕耳鸣，腰膝酸软，骨蒸潮热，盗汗遗精，消渴。胶囊，一次8粒；颗粒，开水冲服，一次1袋（5g）；水蜜丸，一次6g；小蜜丸，一次9g；大蜜丸，一次一丸；均每日2次；浓缩丸一次8g，每日3次。

麦味地黄丸（胶囊、口服液、片） 由熟地黄、山茱萸、山药、麦冬、牡丹皮、茯苓、泽泻、五味子组成。能滋肾养肺。用于肺肾阴亏，潮热盗汗，咽干咯血，眩晕耳鸣，腰膝酸软，消渴。口服液，一次10ml；水蜜丸，一次6g；小蜜丸，一次9g；大蜜丸，一次1丸，均一日2次。胶囊（片剂）：一次3～4粒（片），一日3次。

强力健身胶囊 鸡血藤、黄精、金樱子、牛蒡子、女贞子、鸡睾丸、菟丝子、甘草、远志、独脚球、肉苁蓉、黑老虎根、熟地黄、淫羊藿、蚕蛾。能益肾，养血。用于肝肾亏损，阴血不足，头晕目眩，面色萎黄，健忘失眠，肾虚腰痛。温开水或淡盐水送服，一次3粒，一日3次。

知柏地黄丸（颗粒） 由熟地黄、山茱萸、山药、知母、黄柏、茯苓、泽泻、牡丹皮组成。能滋阴降火。用于阴虚火旺，潮热盗汗，口干咽痛，耳鸣遗精，小便短赤。水蜜丸，一次6g；小蜜丸，一次9g；大蜜丸，一次1丸；颗粒，一次8g；均一日2次。浓缩丸，一次9丸，一日3次。

左归丸 由熟地黄、龟甲胶、鹿角胶、枸杞子、菟丝子、山茱萸、山药、牛膝组成。能滋肾补阴。用于真阴不足，腰酸膝酸，盗汗遗精，神疲口燥。一次9g，一日2次。

（第三节） 血虚证

八珍丸（颗粒、丸、口服液、胶囊） 由熟地黄、当归、党参、炒白术、茯苓、白芍、甘草、川芎组成。能补气益血。用于气血两亏，面色萎黄，四肢乏力，月经过多。颗粒，开水冲服，一次1袋；水蜜丸，一次6g；大蜜丸，一次1丸；口服液，一次10ml；胶囊，一次4粒；均每日2次。

复方胎盘片 由紫河车粉、党参、黄芪、陈皮、炒麦芽组成。能温肾益精，补气养血。用于气血虚弱所致的头晕目眩、面色无华、少气懒言、耳鸣健忘、咳喘痰多、自汗怕冷及贫血、神经衰弱等多种疾病恢复期属阳衰精损气血亏虚者；老年性慢性支气管炎见上述证候者。一次4片，一日3次。

归脾丸（颗粒、胶囊、合剂、片） 由炙黄芪、龙眼肉、党参、炒白术、当归、茯苓、炒酸枣仁、制远志、木香、炙甘草、大枣（去核）组成。能益气健脾，养血安神。用于心脾两虚，气短心悸，失眠多梦，头晕，肢倦乏力，食欲不振，崩漏便秘；慢性疲劳综合征、神经衰弱、贫血、功能性子宫出血、胃十二指肠溃疡出血见上述证候者。浓缩丸：一次 8～10 丸，一日 3 次。水蜜丸：一次 6g，一日 3 次。小蜜丸：一次 9g，一日 3 次。大蜜丸：一次 1 丸，一日 3 次。合剂：一次 10～20ml，一日 3 次。颗粒：开水冲服，一次 1 袋，一日 3 次。片剂：一次 4～5 片，每日 3 次。胶囊：一次 1～2 粒，一日 1～2 次。

黑归脾丸 由党参、黄芪、白术、甘草、黑枣、当归、茯苓、龙眼肉、木香、熟地黄、远志、酸枣仁组成。能健脾养心，益气补血。用于心脾两虚之面色萎黄、神疲乏力、心悸气短、健忘不寐、盗汗、纳少及月经先期，量多，舌淡，脉细；心脾两虚之贫血、再生障碍性贫血、血小板减少性紫癜、上消化道出血、冠心病、功能性子宫出血、经闭、不孕、绝经期综合征、神经衰弱。每次 60 粒，每日 2～3 次。

十一味参芪片（胶囊、颗粒） 由人参、黄芪、当归、泽泻、决明子、细辛、熟地黄、鹿角、菟丝子、枸杞子、天麻组成。能补气养血，健脾益肾，填精生髓，增强免疫功能。用于白细胞、红细胞、血小板减少、贫血等症；免疫力低下、倦怠乏力、气血两亏、食欲不振、术后体虚、疲劳综合征及性功能减退等症。颗粒，温开水冲服，一次 2g；片剂，一次 4 片；胶囊，一次 5 粒；均一日 3 次。

四物膏（颗粒、胶囊、片） 由当归、川芎、白芍、熟地黄组成。能调经养血。用于血虚所致的月经量少，色淡，头晕乏力。膏剂，一次 14～21g；颗粒，温开水冲服，一次 5g；胶囊，一次 5～7 粒；片剂，一次 4～6 片；均一日 3 次。

第四节 阳虚证

八子补肾胶囊 由菟丝子、枸杞子、五味子、蛇床子、金樱子、覆盆子、韭菜子、川楝子、淫羊藿、巴戟天、肉苁蓉、地黄、川牛膝、人参、鹿茸、海马组成。能补肾壮阳。用于肾阳不足所致的腰膝酸软或酸痛，头晕耳鸣，神疲健忘，体倦乏力，畏寒肢冷。一次 2 粒，每日 3 次。

参桂鹿茸丸 由人参、鹿茸、山茱萸、生地黄、龟甲、鳖甲、阿胶、杜仲、天冬、酸枣仁、琥珀、艾叶、泽泻、没药、乳香、延胡索、红花、西红花、怀牛膝、川牛膝、鸡冠花、赤石脂、香附、秦艽、黄芩、木香、砂仁、沉香、川芎、肉桂、甘草、续断、白术、茯苓、陈皮、白芍、当归、熟地黄组成。能补气养血，益精填髓，强身壮力。用于虚损劳伤，腰膝酸软，肌肉消瘦，体乏无力，须发早白及崩漏、贫血、泄泻、水肿、闭经、五迟、五软、阴疽等。空腹时用淡盐水送服，每次 60 丸（1 袋），每日 2 次。

参茸卫生丸 由鹿茸、鹿角、肉苁蓉、猪腰子、鹿尾、熟地黄、当归、白芍、制何首乌、龙眼肉、枸杞子、紫河车、人参、党参、黄芪、白术、锁阳、补骨脂、杜仲、牛膝、桑寄生、续断、狗脊、生地黄、麦冬、秋石、猪脊髓、茯苓、苍术、砂仁、木瓜、酸枣仁、远志、琥珀、陈皮、香附、木香、沉香、黄芩、清半夏、川芎、红花、乳香、没药、山茱萸、龙骨、牡蛎、莲子、肉豆蔻、大枣、甘草组成。能补肾健脾，养血益气。用于肾脾虚弱、气血两亏所致的体弱神疲、筋骨无力、心悸怔忡、腰膝酸痛、梦遗、滑精、自汗、盗汗、头昏眼花及妇女子宫虚寒所致的赤白带下、崩漏、腰痛、腹痛、面色无华，食少纳呆；贫血见上述证候者。一次1丸，每日2次。

龟鹿补肾丸（胶囊、口服液） 由菟丝子、锁阳、淫羊藿、续断、酸枣仁、金樱子、炙黄芪、山药、狗脊、制何首乌、熟地黄、炙甘草、陈皮、鹿角胶、龟甲胶、覆盆子组成。能壮筋骨，益气血，补肾壮阳。用于肾虚证、身体虚弱、精神疲乏、腰腿酸软、头晕目眩、精冷肾亏、夜多小便、健忘失眠、筋骨痿软、梦遗滑精等肝肾不足、肾虚、精血亏虚证。水蜜丸，每次4.5~9g；大蜜丸，每次6~12g；胶囊，每次2~4粒；口服液，每次1~2支；均每日2次。

龟鹿二胶丸 由龟甲胶、鹿角胶、巴戟天、补骨脂、续断、杜仲、熟地黄、当归、白芍、枸杞子、五味子、山药、山茱萸、麦冬、芡实、肉桂、附子（炮制）、牡丹皮、泽泻、茯苓组成。能温补肾阳，填精益髓。用于肾阳不足，精血亏虚，阳痿早泄，梦遗滑精，腰痛酸软，筋骨无力，眩晕耳鸣，眼目昏花，消渴尿多，神疲羸瘦，肢冷畏寒。水蜜丸，一次6g；大蜜丸，一次1丸；小蜜丸，一次20粒；均一日2次。

桂附地黄丸（颗粒、胶囊、片） 由肉桂、附子、熟地黄、山茱萸（酒制）、山药、茯苓、泽泻、牡丹皮组成。能温补肾阳。用于肾阳不足，腰膝酸软，肢体浮肿，小便不利或反多，痰饮喘咳，糖尿病、肾病性水肿见上述证候者。大蜜丸，一次1丸；小蜜丸，一次9g；胶囊，一次7粒；片剂，一次4~6片；均每日2次。浓缩丸：一次8丸，每日3次。

还少胶囊 由熟地黄、山药、枸杞子、山茱萸、五味子、牛膝、楮实子、杜仲、巴戟天、小茴香、肉苁蓉、远志、石菖蒲、茯苓、大枣组成。能益肾补脾，养血益精。用于腰肾两虚、精血亏耗所致的腰膝酸痛、阳痿、遗精、耳鸣、目眩或眩晕、机体瘦弱、食欲减退、牙根酸痛。一次5粒，每日2~3次。

海马补肾丸 由鲜雀肉、鹿筋、附子、肉苁蓉、覆盆子、淫羊藿、山药、党参、茴香、菟丝子、沙苑子、牛膝、五味子、海蛆、肉桂、甘草、豹骨、杜仲、海马、人参、龙骨、枸杞子、驴肾、狗肾、补骨脂、茯苓、黄芪、核桃仁、鹿茸、蛤蚧、狗脊、干海米、山茱萸、当归、母丁香、熟地黄组成。能滋阴补气，气血双补，强壮健脑。主治气血两亏、肾气不足，症见身体衰弱、面黄肌瘦、肋跳气短、腰酸腿痛、倦怠遗精、健忘失眠、肾虚咳嗽等。每次10粒，每日2次。

济生肾气丸（片） 由熟地黄、山茱萸、牡丹皮、山药、茯苓、泽泻、肉桂、附子、牛膝、车前子组成。温补肾阳，化气行水，利水消肿。用于肾虚水肿，腰膝酸重，畏寒肢冷，小便不利，痰饮喘咳。水蜜丸，一次6g；小蜜丸，一次9g；大蜜丸，一次1丸；均一日2~3次。

金匮肾气丸（片） 由地黄、酒山茱萸、山药、牡丹皮、泽泻、茯苓、桂枝、附子、牛膝、盐车前子组成。能温补肾阳，化气行水。用于肾虚水肿，腰膝酸软，小便不利，畏寒肢冷。大蜜丸，一次1丸；片剂，一次4片；均一日2次。

鹿角胶颗粒　由鹿角组成。能温补肝肾，益精养血。用于腰膝酸冷，虚劳消瘦。饭前温开水冲服：一次 1～2 包，每日 1～2 次。

青娥丸　由杜仲、补骨脂、核桃仁组成。能补肾强腰。用于肾虚腰痛、起坐不利、腰软乏力等。水蜜丸，每次 6～9g；大蜜丸，每次 1 丸；均一日 2～3 次。

右归丸（胶囊）　由熟地黄、附子、肉桂、山药、山茱萸、菟丝子、鹿角胶、枸杞子、当归、杜仲组成。能温补肾阳，填精止遗。用于肾阳不足，命门火衰，腰膝酸冷，精神不振，怯寒畏冷，阳痿遗精，大便溏薄，尿频而清。大蜜丸：一次 1 丸，一日 3 次。胶囊：一次 4 粒，一日 3 次。

第十五章

急症（证）用中成药

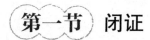

第一节 闭证

一、高热惊厥

【特别提示】用药期间应密切观察病情变化，及时对症处理。

安宫牛黄丸（胶囊、散） 由水牛角浓缩粉、冰片、麝香、珍珠、朱砂、雄黄、牛黄、黄连、黄芩、栀子、郁金组成。能清热解毒，镇惊开窍。用于热病，邪入心包，高热惊厥，神昏谵语；中枢昏迷及脑炎、脑膜炎、脑出血、中毒性脑病、脑梗死、脑损伤、败血症；还有用于顽固性荨麻疹、重症药疹、蛇咬伤、附睾炎等见上述证候者。散剂：成人一次 1.6g，小儿 3 岁以下者一次 0.4g，4～6 岁者一次 0.8g，每日 1 次。丸剂：成人一次 1 丸，小儿 3 岁以内者一次 1/4 丸，4～6 岁者一次 1/2 丸，每日 1 次。胶囊：成人一次 4 粒，小儿 3 岁以内一次 1 粒，4～6 岁一次 2 粒，每日 1 次。寒闭神昏者不得使用；孕妇忌服；忌辛辣、油腻食物和烟酒；肝肾功能不全者慎用；在治疗过程中如出现肢寒畏冷，面色苍白，冷汗，脉微欲绝，由闭证变为脱证时，应立即停药并急救；口服困难者宜鼻饲用药。

安脑丸（片） 由人工牛黄、水牛角浓缩粉、黄芩、珍珠、猪胆粉、朱砂、冰片、黄连、栀子、雄黄、郁金、石膏、煅赭石、珍珠母、薄荷脑组成。能清热解毒，醒脑安神，镇静息风，豁痰开窍。用于高热神昏、头痛眩晕、抽搐惊厥、中风窍闭等热病；可伴有头痛、耳鸣、肢麻、心悸、失眠；急性高热病如肺炎、伤寒性高热；原发性高血压伴头晕、急性脑血管意外等见上述证候者。一次 1～2 丸，每日 2～3 次。

复方牛黄消炎胶囊（牛黄消炎灵胶囊） 由人工牛黄、黄芩、栀子、朱砂、珍珠母、郁金、雄黄、冰片、石膏、水牛角浓缩粉、盐酸小檗碱组成。能清热解毒、镇静安神。用于气分热盛，高热烦躁；上呼吸道感染、肺炎、气管炎见上述证候者。每次 3～4 粒，每日 2 次。不宜久服，孕妇禁服。

局方至宝散（丸） 由水牛角浓缩粉、牛黄、玳瑁、朱砂、雄黄、琥珀、安息香、人工麝香、冰片组成。能清热解毒，开窍定惊。用于痰热内闭所致的热病，症见高热惊厥，神昏谵妄（语）。散剂，一次 2g；丸剂，一次 1 丸；均每日 1 次。小儿酌减。

羚羊角胶囊　由羚羊角精制而成。能平肝息风，散血解毒。用于肝风内动、肝火上扰、血热毒盛所致的高热惊痫、神昏、惊厥、子痫抽搐、癫痫发狂、头痛眩晕、目赤、翳障、温毒发斑。一次 0.3～0.6g，每日 1 次。若因阴虚火旺所致的发热慎用；本品寒凉，脾胃虚寒便溏者和妊妇均慎用；当病即止，不可过服、久服。

绿雪胶囊　由寒水石、滑石、石膏、青黛、玄参、升麻、水牛角浓缩粉、石菖蒲、朱砂、磁石、青木香、丁香、玄明粉、硝石、甘草组成。能清热解毒、镇静安神。用于外感热病、热盛动风，症见高热惊厥见上述证候者。散剂：每次 1.5～3g。胶囊：每次 4～8 粒；小儿酌减。虚风内动者、孕妇均忌服。

牛黄清宫丸　由人工牛黄、人工麝香、水牛角浓缩粉、金银花、连翘、黄芩、栀子、大黄、朱砂、地黄、麦冬、玄参、天花粉、雄黄、冰片、莲子心、郁金、甘草组成。能清热解毒，镇惊安神，止渴除烦。用于热入心包，热盛动风证，症见身热烦躁、昏迷，舌赤唇干、谵语狂躁，头痛眩晕，惊悸不安及小儿急热惊风。一次 1 丸，一日 2 次。本品为高热烦躁、热闭神昏所设，寒闭神昏忌用。孕妇忌服。不宜久服；肝肾功能不全者慎用。本品治疗高热神昏、小儿急惊风，难以口服者，可鼻饲给药。

牛黄清火丸（片、胶囊、散剂）　由大黄、黄芩、桔梗、山药、丁香、雄黄、薄荷脑、人工牛黄、冰片组成。能清热化痰，镇惊定搐。用于脏腑积热、痰火内闭所致的小儿流行性乙型脑炎、脑脊髓膜炎、大叶性肺炎、支气管炎、急性出血性或缺血性脑卒中；高热惊风、手足抽搐、烦躁口渴等。蜜丸，口服，一次 2 丸（每丸重 3g）；片剂，一次 1～2 片；胶囊，一次 5 粒；散剂，一次 0.2g；均每日 2 次。

牛黄醒脑丸　由人工牛黄、水牛角浓缩粉、麝香、冰片、雄黄、黄连、黄芩、郁金、珍珠、玳瑁、栀子、朱砂组成。能清热解毒，镇惊开窍。用于热入心包，热盛动风证，症见高热昏迷、谵妄、惊厥、烦躁不安，小儿惊风抽搐；舌红绛，苔干黄，脉数有力；乙型脑炎、流行性脑膜炎、中毒性脑病、脑血管病、小儿高热惊厥见上述证候者。成人一次 1 丸，每日 1 次；小儿 3 岁以内一次 1 丸，4～6 岁一次 1/2 丸。本品苦寒，脾胃虚寒者慎用；妊妇禁用；本品含朱砂，不可过服、久服。

牛黄镇惊丸　由牛黄、全蝎、炒僵蚕、珍珠、朱砂、雄黄、钩藤、胆南星、薄荷、制白附子、半夏、天竺黄、天麻、防风、琥珀、人工麝香、冰片、甘草组成。能镇惊安神，驱风豁痰。用于小儿惊风，高热抽搐，牙关紧闭，烦躁不安；高热惊厥、神志不清；小儿上感、流感、肺炎或其他急性传染病见上述证候者。水蜜丸，一次 1g；小蜜丸，一次 1.5g；大蜜丸，一次 1 丸；均每日 1～3 次。3 岁以下小儿酌减。

清开灵注射液（胶囊、软胶囊、颗粒、滴丸、片、泡腾片、口服液）　由胆酸、猪去氧胆酸、黄芩苷、水牛角（粉）、金银花、栀子、板蓝根、珍珠母（粉）组成。能清热解毒，化痰通络，醒神开窍。用于热病，症见热毒壅盛，高热不退、烦躁不安、咽喉肿痛，舌质红绛，苔黄或腻，脉数；神昏，中风偏瘫，神志不清；急性肝炎、上呼吸道感染、肺炎、脑血栓形成、脑出血见上述证候者。胶囊，一次 2～4 粒；软胶囊，一次 1～2 粒；颗粒，温开水冲服，一次 1～2 袋；滴丸，每次 10～20 小丸；片剂，一次 1～2 片；泡腾片，一次 1～2 片；口服液，一次 20～30ml；均每日 2～4 次。肌内注射：一次 2～4ml，每日 3 次。重症静脉滴注：一日 20～40ml 以 10%葡萄糖注射液 200ml 或

0.9%氯化钠注射液 100ml 溶解稀释后（4h 以内）缓慢滴注。有恶寒发热者忌用；使用本品前应对光检查，发现混浊、沉淀、变色、漏气等均禁用。有药物过敏史者不宜用，若出现变态反应（过敏反应）者应及时停用；本品不可与其他任何药物混合使用或同时静滴；与本品注射剂有配伍禁忌的药物有硫酸庆大霉素、青霉素、肾上腺素、阿拉明、乳糖酸红霉素、多巴胺、山梗菜碱、硫酸美芬丁胺等；用药期间应密切观察病情变化，及时对症处理。

三黄注射液 由大黄、黄芩、黄连组成。能泻火解毒，燥湿止痛，凉血。用于三焦热盛、湿毒蕴结所致的高热证，也用于抗生素联用解热药疗效不明显的尿路感染高热者。肌内注射：一次 2～4ml，每日 2～3 次。静脉滴注：一次 50ml，用 5%葡萄糖注射液或 5%葡萄糖 0.9%氯化钠注射液 500ml 稀释溶解后，缓慢滴注，每分钟 40～60 滴，每日 2 次。可见恶心、呕吐、腹绞痛、黄疸等；孕妇忌用；忌辛辣刺激性大的食物和烟酒；脾胃虚寒者慎用。

速效牛黄丸 由人工牛黄、水牛角浓缩粉、黄连、冰片、栀子、黄芩、朱砂、珍珠母、郁金、雄黄、石菖蒲组成。能清热解毒，开窍镇惊。主治痰火内盛所致的烦躁不安，神志昏迷；高血压引起的头晕目眩等。每次 1 丸，每日 2 次。孕妇慎用。

万氏牛黄清心丸（片） 由牛黄、朱砂、郁金、黄连、黄芩、栀子组成。能清热解毒，镇惊安神。用于邪热内闭引起的乙型脑炎、流行性脑脊髓炎、中毒性痢疾、中毒性肝炎等；症见高热烦躁、神昏谵妄或烦躁不安；也用于原发性高血压、脑血管意外等见上述证候者。小蜜丸，一次 2 丸；大蜜丸，一次 1 丸；浓缩丸，一次 4 丸；片剂，一次 4～5 片；均每日 2～3 次。3～7 岁者服成人 1/3 剂量；7～12 岁者服成人 1/2 剂量；12 岁以上者服成人剂量。

万应胶囊（锭） 由胡黄连、黄连、儿茶、冰片、香墨、熊胆粉、牛黄、牛胆汁、人工麝香组成。能清热，镇惊，解毒。用于口舌生疮，牙龈肿痛，咽喉肿痛，小儿高热，烦躁易惊。胶囊：每次 1～2 粒，每日 2 次。锭剂：每次 2～4 锭，每日 2 次，3 岁以内小儿酌减。孕妇慎用。

珍黄安宫片 由水牛角片、牛黄、大黄、黄芩提取物、黄芩提取物、朱砂、珍珠、竹沥、天竺黄、胆南星、青黛、郁金、冰片、石菖蒲组成。能镇静安神，清热解毒。用于痰热闭阻所致的烦躁、神昏谵语、惊风抽搐、癫狂不安、失眠多梦、头痛眩晕。一次 4～6 片，每日 3 次。虚寒证及脾胃虚弱者慎用；孕妇忌用；不可过量、久服。

紫雪颗粒（散、胶囊） 由水牛角浓缩粉、羚羊角、麝香、石膏、寒水石、滑石、玄参、升麻、朱砂、磁石、木香、沉香等 16 味组成。能清热开窍，止痉安神。用于热病、热入心包及热动肝风证，神昏谵语、惊风抽搐，斑疹吐血或鼻血，尿赤便秘；高热、喘促、昏迷、口鼻出血；脑炎、脑膜炎见上述证候者。颗粒剂、散剂、胶囊：一次 1.5～3g，每日 2 次；周岁内小儿一次 0.3g，5 岁以内小儿每增 1 岁递增 0.3g，每日 1 次；5 岁以上小儿酌情服用。若属虚风内动证者、孕妇均忌用；不能口服者可鼻饲，并对症综合急救治疗。

二、中风痰厥

【特别提示】本类中成药热病、阳闭脱证忌用；因多含有冰片，孕妇不宜用；不可过量、久服。

复方麝香注射液　由人工麝香、薄荷脑、郁金、石菖蒲、冰片、广藿香组成。能芳香开窍，通经活络，醒神止痛，豁痰开窍，醒脑安神。用于休克、昏迷，包括肝昏迷、神经系统感染、中毒性脑病等引起的高热昏迷、惊厥抽搐、躁动不宁、癫狂、头痛、便秘等症。肌内注射：一次 2～4ml，每日 1～2 次。穴位注射：一次 1ml，每日 1 次。静脉滴注：先取本品用 5%～10%葡萄糖注射液或 0.9%氯化钠注射液 250ml 溶解稀释摇匀后，再缓慢滴注，滴速以患者耐受良好为宜，一次 10～20ml。

化风丹　由紫苏叶、苍术、檀香、天麻、僵蚕、全蝎、天南星、荆芥、雄黄、药母、人工麝香、朱砂、硼砂、巴豆霜、冰片组成。能息风镇痉，豁痰开窍。用于风痰闭阻，中风偏瘫，癫痫，面神经麻痹，口眼㖞斜。一次 8～10 丸，一日 2～3 次，3 个月为一个周期。肝肾功能不全、造血系统疾病忌用。

十香返生丸　由苏合香、人工麝香、安息香、冰片、檀香、土木香、沉香、丁香、乳香、降香、郁金、醋香附、牛黄、煅金礞石、天麻、僵蚕、瓜蒌子、莲子心、朱砂、琥珀、诃子、广藿香、甘草组成。能开窍化痰，镇静安神。用于中风痰迷心窍所致的言语不清、神志昏迷、痰涎壅盛、牙关紧闭；脑出血、脑梗死见上述证候者。一次 1 丸，每日 2 次。

苏合香丸　由苏合香、冰片、水牛角浓缩粉、人工麝香、檀香、安息香、沉香、丁香、香附、木香、乳香、荜茇、白术、诃子、朱砂组成。能芳香开窍，行气止痛。用于痰迷心窍、寒凝痰阻、气滞血瘀所致的痰厥昏迷、中风偏瘫、肢体不利以及急性脑血管病、中暑、心绞痛、冠心病、心肌梗死；还有用于胆道蛔虫引起的腹痛症，过敏性鼻炎、双眼挤动症、小儿喘息症、癫痫头痛等。一次 1 丸，每日 1～2 次。服药后偶见过敏性皮疹，停药后可自行消失。

天黄猴枣散　由天竺黄、天麻、猴枣、珍珠、胆南星、僵蚕、冰片、薄荷脑、体外培育牛黄、珍珠层粉、全蝎组成。能除痰定惊，祛风清热。用于小儿痰多咳喘、发热不退、惊悸不眠等症。1～4 岁，一次 0.15g；4 岁以上，一次 0.3g，一日 1～2 次。

第二节　脱证

【特别提示】用药期间要严密观察，注意患者耐受情况，有药物过敏史者，尤其是过敏体质患者应避免使用。

参附注射液　由红参、附子片制成。能回阳救逆，益气固脱。临床主要用于阳气暴脱的脱厥证（感染性休克、失血性休克、失液性休克等）；也可用于阳虚（气虚）所致的惊悸、怔忡、喘咳、胃痛、泄泻、痹证。肌内注射：一次 2～4ml，每日 1～2 次；或用 5%～10%葡萄糖注射液或 0.9%氯化钠注射液 250ml 溶解稀释后使用,一次缓慢静脉滴注 100ml,或一次缓慢静脉推注 5～20ml。临床曾报道本品偶见药物性急性胃肠炎、过敏性休克;神昏闭证者不宜用;过敏体质者、孕妇均应慎用;因含有附片(有小毒),不宜长期使用。

参麦注射液 由红参、麦冬组成。能益气固脱,养阴生津,生脉。用于治疗气阴两虚之休克、冠心病、病毒性心肌炎、慢性肺心病、粒细胞减少症;能提高肿瘤患者的免疫功能,与化疗药物合用时,有一定增效作用,并能减少化疗药物所致的毒副作用。肌内注射:一次 2～4ml,每日 1 次。静脉滴注:一次 10～60ml(用 5%葡萄糖注射液 250～500ml 溶解稀释后缓慢滴注)。本品含有皂苷,不要与其他药物同时滴注,更不能混合使用;抢救重症患者日剂量不宜低于 200ml,剂量太小可能影响疗效。曾有文献报道,本品主要不良反应为过敏反应(休克)和输液反应,用药期间要严密观察,注意患者耐受情况,有药物过敏史者,尤其是过敏体质患者应避免使用。

生脉饮(颗粒、胶囊、口服液、注射液) 由红参、麦冬、五味子组成。能益气养阴,复脉固脱。用于气阴两虚所致的脱证,心悸,胸痹,症见心悸气短,四肢厥冷,面白汗出,脉微细;消渴、心肌梗死、病毒性心肌炎、冠心病、心绞痛见上述证候者。口服,一次 10ml,一日 3 次。注射液:肌内注射,一次 2～4ml,每日 1～2 次。静脉滴注:一次 20～60ml(用 5%葡萄糖注射液 250～500ml 溶解稀释后缓慢滴注)。本品含有皂苷,注射液不要与其他药物同时滴注,更不能混合使用;口服液:一次 10ml,每日 3 次。胶囊:一次 3 粒,每日 3 次。颗粒:温开水冲服,一次 1 袋,每日 3 次。热邪尚盛者,咳嗽且有表证未解者忌用。

四逆散(颗粒) 由附子、干姜、炙甘草组成。能温中祛寒,回阳救逆。温开水冲服,一次 2g,每日 3 次。本品性温热,若属湿热、阴虚、实热证者,孕妇,出现呕吐、腹痛、泄泻者均禁用或不宜用;因含有附子(有小毒),不宜长期使用。

第三节 中暑

【特别提示】部分中成药含有朱砂,不宜久服,肝肾功能不全者禁用。部分中成药含有冰片,孕妇忌用。

避瘟散 由朱砂、香榧草、檀香、冰片、丁香、人工麝香、薄荷脑、姜黄、白芷、零陵香、甘松、木香、玫瑰花组成。能祛暑避秽,开窍止痛。用于夏季暑邪所致的头目眩晕、头痛鼻塞、恶心、呕吐、晕车晕船。一次 0.6g。外用适量,吸入鼻孔。

红灵散 由雄黄、硼砂、煅金礞石、朱砂、硝石、人工麝香、冰片组成。能祛暑,开窍,避瘟。用于中暑昏迷或昏厥,头晕胸闷,恶心呕吐,腹痛泄泻及暑秽瘟毒引起的中暑、流行性脑膜炎、乙型脑炎或脑膜炎、食物中毒、霍乱、急性菌痢等。一次 0.6g,每日 1 次。温开水送服。还可外用,取适量用温开水涂敷百会、中脘穴。

藿香正气水(胶囊、软胶囊、片、颗粒、滴丸) 由广藿香油、紫苏叶油、苍术、厚朴、生半夏、陈皮、茯苓、白芷、大腹皮、甘草浸膏组成。能解表化湿,理气和中。

用于中暑、晕车晕船；胃肠型感冒、急性腹泻、痢疾、暑湿感冒，内伤气滞，头痛身重胸闷，或恶寒发热，脘腹胀痛，呕吐泄泻。水剂：宜先摇匀后再服用，一次 1~2 支，每日 2~3 次。软胶囊：一次 2~4 粒；每日 2~3 次。滴丸：一次 1~2 袋，一日 2 次。胶囊：一次 4 粒，一日 2 次。颗粒：温开水冲服，一次 1 袋，一日 2 次。片剂：一次 4~8 片，一日 2 次。本品毒性小，但含 40%~50%乙醇藿香正气水或液剂，对小儿、老人、孕妇、驾驶员或高空作业者、精细作业者、不饮酒者、对乙醇过敏者均不宜用或禁服；阴虚火旺者忌服。

痧药 由人工麝香、制蟾酥、冰片、大黄、雄黄、苍术、丁香、天麻、朱砂、麻黄、甘草组成。能祛暑解表，辟秽开窍。用于夏令贪凉饮冷，感受暑湿，症见猝然闷乱烦躁，腹痛吐泻，牙关紧闭，四肢逆冷；头晕目眩，不省人事；暑月痧胀见上述证候者。一次 10~15 丸，每日 1 次。外用：研细吹鼻取喷嚏。因含有毒性成分，孕妇禁用；一般患者也不可过量、久服；因含有麻黄等，高血压、心脏病患者、肾功能不全者均慎用；身体虚弱者慎用。

暑症片 由猪牙皂、细辛、薄荷、广藿香、木香、防风、陈皮、清半夏、桔梗、甘草、贯众、白芷、枯矾、雄黄、朱砂组成。能祛寒避瘟，化浊开窍。用于夏令中恶昏厥，牙关紧闭，腹痛吐泻，四肢发麻。一次 2 片，每日 2~3 次。必要时将片研成末，取少许吹入鼻内诱发打喷嚏。孕妇禁用。

正金油软膏（正金油） 由薄荷脑、薄荷素油、樟脑、樟油、桉油、丁香罗勒油组成。能驱风兴奋，局部止痒、止痛。用于中暑头晕，伤风鼻塞，蚊虫叮咬。外用：涂敷患处未破损处。

周氏回生丸 由五倍子、檀香、木香、沉香、丁香、人工麝香、雄黄、红大戟、山慈菇、千金子霜、冰片、六神曲、朱砂、甘草组成。能祛暑散寒，解毒辟秽，化湿止痛。用于霍乱吐泻、痧胀腹痛、夏季暑热外感风寒证、食物中毒、急性胃肠炎等。一次 10 丸，每日 2 次。姜水或温开水送服。孕妇忌服。不可过量、久服。

紫金锭 由山慈菇、红大戟、千金子霜、五味子、人工麝香、朱砂、雄黄组成。能避瘟解毒，消肿止痛。用于中暑，脘腹胀痛，恶心呕吐，痢疾泄泻，小儿痰厥；可外用治疗疮疖等。一次 0.6~1.5g，每日 1~2 次。外用：洗净患处，将药锭研碎，用温水或白醋调敷。孕妇忌用。年老体弱者慎用。

第四节 中毒、虫蛇咬伤

【**特别提示**】危重患者立即用相应的蛇毒血清急救。

季德胜蛇药片 由重楼、干蟾皮、地锦草、蜈蚣等组成。能清热解毒，消肿止痛。临床用于毒蛇、毒虫咬伤。第一次 20 片，以后每隔 6h 继续服 10 片，重症患者增加剂量 10~20 片，并适当缩短服用时间；不能口服者可改为鼻饲用药。还可将本品用开水调敷咬伤处，以缓解肿痛；脾胃虚弱者、体虚年迈者、肾功能不全者均慎用；孕妇禁用。

仁青常觉 由珍珠、朱砂、檀香、降香、沉香、诃子、牛黄、人工麝香、西红花等药味加工制成。能清热解毒，调和滋补。用于陈旧性胃肠炎、溃疡病、萎缩性胃炎、各种中毒症（自然毒、化学毒、矿物毒）、梅毒、麻风、陈旧热病、干黄水等。重病每日1丸，一般隔3～7天或10天服1丸。开水或酒泡，黎明空腹服用。

上海蛇药片　由万年青、穿心莲、墨旱莲等组成。能解蛇毒，消炎，强心，利尿，止血，抗溶血。用于蝮蛇咬伤，亦可用于五步蛇、眼镜蛇、银环蛇、蝰蛇、龟壳花蛇、竹叶青等毒蛇咬伤。第一次10片，以后一次5片，每4h一次，如病情减轻者，一次5片，一日3～4次。危重病例酌情增服。